reinhardt

AF754928

Reinhardts Gerontologische Reihe
Band 19

Johannes Kipp, Gerd Jüngling

Einführung in die praktische Gerontopsychiatrie

Zum verstehenden Umgang mit alten Menschen

4., aktualisierte Auflage
Mit 12 Abbildungen

Ernst Reinhardt Verlag München Basel

Dr. med. *Johannes Kipp,* Facharzt für Neurologie und Psychiatrie; Psychoanalytiker und Gruppentherapeut; seit 1978 Direktor der Klinik für Psychiatrie und Psychotherapie am Klinikum Kassel.

Gerd Jüngling, Lehrer, früher in der Erwachsenenbildung und im Ludwig-Noll-Verein für psychosoziale Hilfe e.V., Kassel, tätig.

Die erste und zweite Auflage erschienen unter dem Titel „Verstehender Umgang mit alten Menschen – Einführung in die praktische Gerontopsychiatrie".

Hinweis
Die Wiedergabe von Gebrauchsnamen, Handelsnamen, Warenbezeichnungen usw. in diesem Werk berechtigt auch ohne besondere Kennzeichnung nicht zu der Annahme, dass solche Namen im Sinne der Warenzeichen- und Markenschutz-Gesetzgebung als frei zu betrachten wären und daher von jedermann benutzt werden dürften.
Produkthaftung: Für Angaben über Dosierungsanweisungen und Applikationsformen kann vom Verlag keine Gewähr übernommen werden. Derartige Angaben müssen vom jeweiligen Anwender im Einzelfall anhand anderer Literatur auf ihre Richtigkeit überprüft werden.

Bibliografische Information der Deutschen Nationalbibliothek

Die Deutsche Nationalbibliothek verzeichnet diese Publikation in der Deutschen Nationalbibliografie; detaillierte bibliografische Daten sind im Internet über <http://dnb.d-nb.de> abrufbar.
ISBN 978-3-497-01852-9
ISSN 0939-558X
4. Auflage

Printed in Germany
Reihenkonzeption Umschlag: Oliver Linke, Augsburg
Satz: Rist Satz & Druck GmbH, 85304 Ilmmünster
Druck und Bindung: Friedrich Pustet, Regensburg

Ernst Reinhardt Verlag, Kemnatenstr. 46, D-80639 München
Net: www.reinhardt-verlag.de E-Mail: info@reinhardt-verlag.de

Inhalt

Vorwort

„Bemüht um einen verstehenden Umgang, galt es gleichsam mit klinisch-navigatorischen Mitteln in manchen Gebieten Neuland zu entdecken, da keinem Kartenwerk praxisnaher Darstellungen der Gerontopsychiatrie gefolgt werden konnte." So vermerkt es das Einführungskapitel der ersten Auflage dieser Schrift 1991 im J. Springer Verlag, die mittlerweile in der 4. Auflage beim Ernst Reinhardt Verlag erscheint. In den vergangenen Jahren ist der „Verstehende Umgang" von vielen Mitarbeitern in der Altenpflege und Altenarbeit, aber auch von Laien, die sich mit Problemen psychischer Alterskrankheiten auseinandersetzen wollten oder als Angehörige Betroffener dies mussten, mit Interesse gelesen worden, wie zahlreiche Rückmeldungen zeigen. Auch in Altenpflegeschulen hat dieses Buch Verwendung gefunden.

Inzwischen erfährt das Problem der Überalterung unserer Gesellschaft immer mehr öffentliche Aufmerksamkeit. Die Inanspruchnahme der Pflegeversicherung ist eine Selbstverständlichkeit geworden. Während nach ihrer Einführung neue Formen der Versorgung und Pflege realisiert wurden, wird jetzt wieder allerorts in den Bau von Pflegeheimen investiert. Nur im Aufbau alternativer Wohngruppen für Demenzkranke werden zögerlich alternative Angebote deutlich.

Neben organisatorischen Maßnahmen kommt es nach wie vor darauf an, gemeinsam mit den Betroffenen individuelle Entscheidungen zu treffen, ihre Schwierigkeiten und Wünsche ernst zu nehmen und nach individuellen Möglichkeiten zu suchen, wie für sie ein würdiges Leben im Alter möglich ist. Der Verstehenszugang ist dafür eine wesentliche Grundlage.

Wir möchten uns bei Frau Hildegard Wehler herzlich dafür bedanken, dass sie sich für die vorliegende Form der Entwicklung des „Verstehenden Umgangs" engagiert hat.

Kassel, Februar 2006 Johannes Kipp, Gerd Jüngling

1 Einführung

Die durchschnittliche Lebenserwartung ist in den entwickelten Industriegesellschaften ständig gestiegen. Jeder fünfte – und bald bereits jeder vierte Bürger – hat in Deutschland das sechste Lebensjahrzehnt überschritten. Wir alle können uns an der Wahrscheinlichkeit erfreuen, immer älter zu werden. Hierbei sollten wir uns allerdings bewusst sein, dass es „das Alter" schlechthin nicht gibt. Hierunter ist kein homogener Lebensabschnitt zu verstehen, sondern eine in sich differenzierte Phase, die einen Zeitraum von etwa 30 Jahren umfasst. Zu den erforderlichen Differenzierungen gehört, dass sich das psychische Erkrankungsrisiko in diesem Zeitraum verändert. Bis zum 75. Lebensjahr herrschen depressive und psychoreaktive Erkrankungen deutlich vor; bei Hochbetagten ist die Demenzerkrankung am häufigsten.

In den letzten Jahren hat sich die Situation alter Menschen in der Bundesrepublik einerseits verbessert. Sozialpolitisch hat hierzu auch die Einführung der Pflegeversicherung beigetragen. In einer Gesellschaft, in der „Jugendlichkeit" nahezu Kultstatus erreicht hat, gerät andererseits die Auseinandersetzung mit dem Alter – auch die jeweils ganz persönliche – leicht aus dem Blick. Dabei zeichnet sich in unserem Umgang mit alten Menschen heute eine Zukunft ab, die wir mit immer größer werdender Wahrscheinlichkeit als nicht unbeträchtliche Zeitspanne unseres Lebens erfahren werden. Im Alltag neigen wir allerdings dazu, uns von „den Alten" abzugrenzen. Je älter wir auch werden, wir wehren uns standhaft, uns selbst in diesen Kreis einzubeziehen. Auch der 70-Jährige versteht es, sich von denen abzugrenzen, die noch älter und gebrechlicher sind. Oma- oder Opatyp – nein, das ist man nun wahrhaftig nicht! Aber alles Abgrenzungsbemühen kann nicht verhindern, dass die Jahre fortschreiten.

Kann ein Buch über Gerontopsychiatrie einen Beitrag leisten, sich mit dem Alter auseinanderzusetzen? Können seine Aussagen über eine spezielle Problematik hinausreichen? Wir gehen davon aus, dass es auch die Auseinandersetzung mit dem Alter schlechthin nicht gibt. Alter wird differenziert bestimmt durch individuelle und überindividuelle Faktoren. Psychische Alterskrankheiten können als eine Facette der Auseinandersetzung mit dem Alter aufgefasst werden. Wir bemühen uns in der vorliegenden Schrift darum, alten Menschen verstehend zu begegnen. Wir versuchen, unsere Beziehungen zu ihnen zu reflektieren und aufzuzeigen, welche Handlungsmöglichkeiten sich daraus ergeben.

Die Beziehungen zwischen alten und jungen Menschen sind für beide Seiten nicht unbelastet (Schützendorf 2004). Daher ist es erforderlich, darauf vorzubereiten. Wir möchten aus einem aktiven Verstehenwollen heraus Hintergründe und Motive für die Gestaltung dieser Beziehungen herausarbeiten. Eine Barriere in diesen Beziehungen sind die unterschiedlichen biografischen Erfahrungen von jungen und alten Menschen. Menschen, die in der ersten Hälfte unseres Jahrhunderts aufgewachsen sind, haben völlig andere Vorstellungen, beispielsweise vom Umgang mit Lebensmitteln oder von der Erziehung. Diese Vorstellungen, aus der Vergangenheit stammend, wirken – wie kindliche Erfahrungen allgemein – in der Gegenwart fort. Wir konkretisieren dies anhand zahlreicher Fallbeispiele, in denen Lebensgeschichten skizzenhaft deutlich werden. Um eine möglichst authentische Darstellung zu erreichen, hat in diesen Passagen der Erstautor häufig die Ichform gewählt.

Zum verstehenden Umgang mit alten Menschen gehören Wissen und Einfühlungsvermögen gleichermaßen. Wissen und Einfühlungsvermögen benötigen wir besonders im Umgang mit psychisch kranken alten Menschen, die im Mittelpunkt der Ausführung stehen. Diese Menschen gehören vielleicht zu unserer Familie, leben in der Nachbarschaft, begegnen uns in einer außergewöhnlichen Situation oder wir sind professionell bemüht, ihnen zu helfen.

Verstehender Umgang mit alten psychisch Kranken wird möglich, wenn wir uns

- Wissen über Krankheiten aneignen, vor allem über psychische Erkrankungen im Alter,
- einfühlend damit beschäftigen, wie alte Menschen ihre Probleme handhaben, und
- schließlich unsere eigenen Gefühle gegenüber alten psychisch kranken Menschen vergegenwärtigen und reflektiert damit umgehen.

Der Text ist so aufgebaut, dass neben einer fachlichen Wissensvermittlung Gefühlsprozesse und Beziehungen beschrieben werden. Durch die Stichworte am Ende der Kapitel erfolgt ein Überblick zur Thematik in Fachbegriffen.

Im nächsten Kapitel wird auf Probleme des Alterns und auf Theorien hierüber eingegangen. Verluste im Alter werden hierbei als Auslöser psychischer Erkrankungen behandelt.

Das dritte umfangreiche Kapitel enthält die differenzierte Beschreibung psychischer Alterserkrankungen mit zahlreichen Praxisbeispielen. Dort werden diese Krankheiten nicht als Defizite, sondern als fehlgeschlagene Selbstheilungsversuche bzw. als Antworten auf Verluste differenziert beschrieben. Eingängige Merksätze erleichtern das Verständnis komplexer Sachverhalte. Die einen Überblick bietenden Abschnitte mit Fachbegriffen der Psychiatrie erlauben es, den vorliegenden Text auch als Hilfe bei Prüfungsvorbereitungen zu verwenden.

Im vierten Kapitel wird verdeutlicht, dass unser Umgang mit alten Menschen nicht nur davon abhängt, inwieweit wir sie verstehen, sondern auch von der sozialen Situation, in der wir ihnen begegnen bzw. in der wir sie beruflich betreuen. Aus dieser sozialpsychiatrischen Perspektive soll gleichsam ein Kompass für die unübersichtliche Landschaft der Unterstützungs- und Hilfsmöglichkeiten angeboten werden.

Im fünften Kapitel erfolgt die Darstellung der Diagnostik, wobei die Methoden des psychologischen, sozialen und funktionellen Assessments, die in den letzten Jahren entwickelt worden sind, dem Leser mit dem Ziel nahegebracht werden, pflegerische, soziale und medizinische Entscheidungen erst nach umfassender Abklärung der Problematik gemeinsam mit dem betroffenen alten Menschen zu treffen. Allerdings ist das Instrumentarium mit Fragebogen und Einschätzungsskalen so aufgebaut, dass die zwischenmenschlichen Beziehungen bei der Erhebung nicht berücksichtigt werden, ein Nachteil, der in Kauf genommen werden sollte, da in konkreten Fällen oft die Lebenswelt der Betroffenen nicht im Auge behalten wird. Für die Schulung haben diese neuen Formen der geriatrischen und gerontopsychiatrischen Untersuchung eine nicht zu unterschätzende Bedeutung.

Im letzten Kapitel wird auf die einzelnen pflegerischen und therapeutischen Methoden mit dem Ziel eingegangen, deren praktische Anwendung bei psychisch kranken alten Menschen zu vermitteln. Die praxisnahen Schilderungen der Möglichkeiten sollen dazu dienen, Anregungen für den eigenen täglichen Umgang mit alten Menschen zu bekommen.

Die benutzten gerontologischen und psychologischen Begriffe werden i.d.R. im Text erläutert. Bei Begriffen, die mehrfach im Text vorkommen, kann man im Stichwortverzeichnis am Ende des Buches die erklärenden Textstellen finden.

2 Altern und die Entstehung psychischer Alterskrankheiten

2.1 Ausgangspunkt

Psychische Erkrankungen im Alter haben in der Gesellschaft, aber auch in der Psychiatrie bisher nur wenig Interesse gefunden. Gerontopsychiatrie wird, von wenigen Ausnahmen abgesehen, an Universitäten nicht gelehrt und ist in den etablierten Fachgesellschaften bzw. -verbänden nur wenig repräsentiert. Erst in jüngerer Zeit ist eine *Deutsche Gesellschaft für Gerontopsychiatrie und -psychotherapie* (DGGPP) entstanden. Die psychiatrische Diskussion handelt oft nur von der Demenzerkrankung und den sie verursachenden hirnorganischen Veränderungen. Zudem wird die mit dieser Erkrankung verbundene Versorgungsproblematik thematisiert. Diese ist zwar in Kliniken und Pflegeheimen von nicht zu unterschätzender Bedeutung, die eingeengte Sicht verstellt aber den Blick auf andere psychiatrische Alterskrankheiten.

Da die Demenz vorwiegend organisch bedingt ist, sind auch organisch ausgerichtete Psychiater am meisten an der Alterspsychiatrie interessiert. Psychotherapeutische und psychodynamische Überlegungen sind, bis auf wenige Ausnahmen, der Alterspsychiatrie fremd. Psychoreaktive bzw. neurotische Erkrankungen kommen aber ebenso häufig vor wie Psychosen und Demenzerkrankungen (Cooper u. Sosna 1983). Deshalb ist eine andere Gewichtung notwendig. Die vorherrschende Fixierung auf das Problem der Demenz wird zwei Dritteln der psychisch Alterskranken nicht gerecht.

> *Gerontopsychiatrie ist nicht allein Psychiatrie der Demenz. Bis zum Alter von 75 (80) Jahren sind andere psychische Krankheiten häufiger und bedeutungsvoller.*

Psychische Erkrankungen im Alter sind nicht als isoliertes Phänomen zu begreifen. Neben der psychischen Symptomatik zeigen gerade psychisch kranke alte Menschen statistisch gehäuft auch körperliche Erkrankungen. Da die ärztliche Versorgung älterer Menschen hauptsächlich von den Hausärzten geleistet wird, haben psychiatrische Probleme auch für sie Relevanz, was sich darin zeigt, dass sie Psychopharmaka in hohen Raten verordnen. Die über 60-Jährigen bekommen mehr als die Hälfte aller Beruhigungs- und Schlafmittel verabreicht, obwohl ihre Gruppe nur ca. ein Viertel der bundesrepublikanischen Bevölkerung ausmacht (Meiner 1987).

Menschen im Alter leiden oft gleichzeitig an mehreren psychischen und körperlichen Krankheiten (Multimorbidität).

Die Einteilung psychischer Krankheiten erfolgt nach der internationalen Klassifikation ICD 10 (Dilling et al. 1991), bei der eine Krankheit durch kennzeichnende Symptome definiert wird. Die altersbedingten Veränderungen des Symptomspektrums werden in dieser Klassifikation jedoch nicht berücksichtigt. Dadurch kommt es, dass einzelne Krankheiten seltener diagnostiziert werden.

Wenn es um Fragen der Häufigkeit von Erkrankungen in der Bevölkerung geht (Epidemiologie), fasst man die vielen differenzierten Krankheiten in großen Krankheitsgruppen zusammen. So kommen die veröffentlichten Statistiken zustande.

2.2 Theorien des Alterns und die Beziehung zu alten Menschen

Mit dem Altern gehen körperliche und geistige Einschränkungen einher. Das ist Alltagserfahrung und wird auch durch zahlreiche Untersuchungen bestätigt. Die Wertung dieses Prozesses hat sich aber geändert. Wurde er lange Zeit als Defizitentwicklung *(Defizittheorie des Alters)* aufgefasst, in der die Summe von Fähigkeiten und Möglichkeiten als sich eindimensional verringernd gesehen wird, so hat diese Sicht in den letzten zwei Jahrzehnten ihre Dominanz verloren. Altern ist keineswegs ein homogener Vorgang und hängt nicht nur von biologischen, sondern auch von psychischen und sozialen Determinanten ab.

Bei der Frage, welche Form des Alterns am meisten Zufriedenheit gewährt, prallen zwei gegensätzliche Ansichten aufeinander (Lehr

1991). Nach der *Aktivitätstheorie* sind nur die älteren Menschen glücklich und zufrieden, die etwas leisten können und die von anderen Menschen gebraucht werden; eine These, die auch in vielen empirischen Untersuchungen bestätigt wurde. Die *Disengagementtheorie* stellt dagegen heraus, dass die alten Menschen zufrieden sind, die ihre sozialen Kontakte reduzieren und damit qualitativ verändern; eine Aussage, die wohl nur richtig ist, wenn es sich um eine Reaktion auf Belastungen handelt.

In der Bundesrepublik haben sich vor allem Psychologen (Lehr u. Thomae 1987) mit der Veränderung der Leistungsfähigkeit alter Menschen befasst. In den Untersuchungen wird deutlich, dass die Unterschiede zwischen den Individuen im Alter größer sind als Unterschiede zwischen jungen und alten Menschen und dass individuelle Persönlichkeitsmerkmale auch im Alter erhalten bleiben.

Altern ist kein eindimensionaler Abbauprozess. Interesse und Übung führen zu Leistungsverbesserungen.

Während sich zahlreiche medizinische und psychologische Arbeiten mit der Entwicklung der körperlichen bzw. geistigen Leistungsfähigkeit beschäftigen, werden Veränderungen im emotionalen Bereich nur wenig beschrieben. Einige psychoanalytische Autoren beschäftigen sich mit den sich verändernden Lebensaufgaben in den verschiedenen Lebensaltern (Nemiroff u. Colarusso 1985; Radebold 1992). Allerdings scheint das Interesse für diese Fragestellung in jüngerer Zeit zu wachsen (Peters 2004).

Auf den emotionalen Prozess des Alterns soll hier der Blick gerichtet werden, insbesondere soweit er sich in Selbstbeobachtung und Selbstreflexion zeigen kann (Kipp 1984).

Altersbedingte Veränderungen treten nicht erst in höherem Alter auf und vollziehen sich nicht von heute auf morgen. Wir sind auch in jüngeren biografischen Phasen immer in den Prozess des Alterns eingebunden. Da dieser Prozess sich sehr langsam entwickelt, ist er uns freilich kaum bewusst. Ein deutlicheres Bewusstsein von ihm erhalten wir erst, wenn wir uns mit denen vergleichen, die wir vor 20 oder auch 10 Jahren gewesen sind. Denken wir über die Entwicklung nach, die sich in diesen Zeitspannen vollzogen hat, so erkennen wir, dass sie nicht stetig gewesen ist. Sie wurde bestimmt durch eine Vielzahl körperlicher, psychischer und sozialer Situationen in ihren Wechselwirkungen. Diese haben teils bewusst, teils unbewusst dazu beigetragen, dass wir unser

Verhalten geändert haben. Wir lernen aufgrund unserer Erfahrung, und so verändert Erfahrung unsere Beziehungsformen und Verhaltensweisen. Versucht man, dieses auf einen Begriff zu bringen, so kann man zusammenfassen: Wir wiederholen alles, was Lust bereitet und unsere Wünsche befriedigt, und meiden, was mit Unlust oder Enttäuschung einhergeht. Wir wählen nach unseren Erfahrungen positive Beziehungsformen und Verhaltensweisen aus und versuchen, diese zu wiederholen, während wir von den negativen tunlichst Abstand nehmen. Zum Beispiel kann ein Mensch, der sein Leben lang immer wieder unter Schlafstörungen gelitten hat, so viel aus seinen Erfahrungen gelernt haben, dass guter Schlaf einer höchst komplexen Situation bedarf, dass das Bett, Geräusche, Bettgehzeit, Vermeidung von Kaffee etc. gewichtige Faktoren sind. Berücksichtigt er diese konsequent in seiner Lebensgestaltung, so schränkt er dadurch zwangsläufig seine Spielräume ein.

Häufig ist aber nicht vorhersehbar, ob eine Beziehung oder Handlung auch tatsächlich mit Lust oder Unlust einhergehen wird. Dann geht man älter werdend eher – „aus Erfahrung klug geworden" – einem Unlustrisiko aus dem Weg. Ein altes Ehepaar schwärmte beispielsweise von seinem Urlaub in einem Kärntener Dorf, dem sauberen Zimmer, dem guten Bett, dem hervorragenden Essen und der netten Gesellschaft – seit 28 Jahren hatten sie dort ihre Urlaubszeit verbracht. Mit der jahrelangen Wiederholung dieser sicheren Lustmöglichkeit ist das Paar Unlustrisiken aus dem Weg gegangen, die an einem anderen Urlaubsort hätten auftreten können. Aber: Dieses Vermeiden bedingt, dass die beiden ihre Beziehungsmöglichkeiten und Verhaltensweisen einschränken. Über viele Jahre hinweg sind Alternativen vernachlässigt worden. Mit der Zeit haben es die inzwischen Altgewordenen daher verlernt, Alternativen zu praktizieren.

In vielleicht weniger drastischer Weise als in dem Beispiel geschildert, vollzieht sich dieser Prozess bei den meisten Menschen. Wenn wir auf frühere Abschnitte unseres Lebens zurückblicken, so werden die meisten von uns erkennen, dass wir im Laufe des Alterns immer weniger bereit sind, uns auf wirklich Neues einzulassen. Darauf beruht auch eine sinnvolle Lebensführung: Umgangssprachlich gesagt sind wir reifer geworden. Diese Einschränkung wird nicht durch eine Unterdrückung von Wünschen verursacht, sondern vollzieht sich gewissermaßen ohne Not, indem Lusterfahrungen wiederholt und Unlustrisiken vermieden werden. Neue Erfahrungen und Lernmöglichkeiten werden bei den meisten Menschen mit zunehmendem Alter ausgeklammert, während die sichere Wunscherfüllung durch Wiederholung im Vordergrund steht. Damit kommt es aber zu einer ungewollten Einengung von Beziehungsformen und Verhaltensmöglichkeiten und letztlich zu einer selbstdestruktiven Entwicklung, die unseres Erachtens Freud (1920) schon beschreibt: „In reiferen Zeiten ist die Herrschaft des Lustprinzips sehr viel mehr gesichert..." und „Das Lustprinzip scheint geradezu im Dienste des Todestriebs zu stehen".

Es ist ein bedeutender Unterschied, ob die Einschränkung von Beziehungsmöglichkeiten und Verhaltensweisen durch Wünsche gesteuert oder durch Lebensumstände erzwungen wird. Werden Wünsche durch die Lebensumstände unterdrückt, leben sie als Lebensträume von neuen Beziehungen oder alternativem Verhalten im Inneren weiter. Fällt die Unterdrückung weg, so können diese Wünsche mitunter noch nach vielen Jahren real wirksam werden. Deutlich wird dieses zum Beispiel, wenn ein kürzlich verwitweter Ehepartner zur Verwunderung seiner Umwelt plötzlich auflebt und Dinge unternimmt, die man von ihm bzw. ihr früher nie erwartet hätte. „Mit 66 Jahren, da fängt das Leben an"? Allenfalls im populären Hit, denn man darf sich keinen Täuschungen hingeben und möglicherweise falsche Erwartungen hegen. Die Handlungsmöglichkeiten im Alter sind begrenzt. Für diese Grenzziehung sorgt neben dem, was hier erörtert wird, auch die Frage, welche Entfaltungsmöglichkeiten die Gesellschaft alten Menschen bietet.

Zu einer Reduktion von Beziehungsformen und Verhaltensweisen im Alter kommt es dadurch, dass im Laufe des Lebens positiv erlebte Beziehungsformen und Verhaltensweisen wiederholt und geübt, negative dagegen vermieden und verlernt werden.

Die Leistungsfähigkeit einer Person verändert sich im Laufe des Lebens langsam. Die Verhaltensweisen oder Leistungen, die geübt werden, bleiben erhalten, die vernachlässigten werden hingegen immer weniger verfügbar. Diese Aussage stimmt mit den aktuellen Alterstheorien überein. Sie steht auch im Einklang mit unserer Alltagserfahrung. Für uns ist ein an Jahren alter Mensch jung geblieben, wenn er Neues anfängt und damit Unlustrisiken eingeht. Alt ist für uns hingegen jemand, der jeder neuen Anforderung aus dem Weg geht und sich auf keine neuen Erfahrungen einlässt.

Die Reduktion von Beziehungsmöglichkeiten bzw. -formen und Verhaltensweisen wird auch durch die emotionale Einstellung bestimmt. Wer z.B. in neurotischem Ausmaß unter Angst leidet, wird beängstigenden Situationen aus dem Wege gehen und wird auf diese Weise Verhaltensmöglichkeiten verlernen, die weniger ängstliche Menschen weiter üben. Bei alten Menschen wird Angst, die zur Vermeidung von angstauslösenden Situationen führt, weniger auffallen, da man den Rückzug dem altersbedingt reduzierten Verhaltensinventar zuschreibt. Neurotische Symptome nehmen im Laufe des Lebens nicht zu. Sie sind im Alter jedoch stärker prägend, weil die neurotische Einschränkung sich mit dem beschriebenen Prozess des Alterns summiert. Traut sich beispielsweise eine jüngere Frau wegen neurotischer Angst nicht auf die Straße, so wird dieses als krankhaft auffallen. Eine alte Frau, die wegen „Schwindel" nicht mehr die Wohnung verlässt, wird sehr wahrscheinlich wegen „Durchblutungsstörungen" behandelt, und die eigentlich zugrunde liegende neurotische Angst wird dabei übersehen.

2.3 Bedeutung von Verlusten im Alter

Bislang haben wir Altern als einen lebenslangen Prozess betrachtet. Wie sieht aber nun das Schicksal alter Menschen selbst aus? Es wird durch eine Vielzahl von Faktoren geprägt, auf die hier im Einzelnen nicht eingegangen werden kann. Verwiesen sei stattdessen auf Simone de Beauvoir, die das „normale" Alter in seinen differenzierten Zügen beschrieben hat (Beauvoir 1972).

Wir wollen uns hier mit dem Schicksal alter Menschen eingegrenzter auseinandersetzen. Wir richten unsere Aufmerksamkeit auf Veränderungen, denen Menschen im Alter ausgeliefert sind und die wir als Verluste verstehen.

2.3.1 Verlustsituationen

Wenn Menschen alt werden, ergeben sich in ihrem Leben zahlreiche Veränderungen, die als Verluste verstanden werden müssen.

Körperlich lässt die Leistungsfähigkeit nach. Der jugendlich begeisterte Fußballer sieht sich schon mit 35 Jahren in die Altherrenmannschaft versetzt. Die Häufigkeit von Krankheiten nimmt mit dem Alter zu. Alte

Menschen leiden oft an mehreren Krankheiten gleichzeitig *(Multimorbidität)*. Bei Menschen, die über ihr ganzes bisheriges Leben hinweg relativ gesund gewesen sind, wirkt sich die erste schwerere Erkrankung im Alter häufig besonders niederschmetternd aus. Der durch Krankheiten auch in jüngeren Jahren Leidgeprüfte wird damit hingegen in der Regel besser zurechtkommen.

Psychische Veränderungen werden oft weniger stark erlebt. Sei es, dass diese Veränderungen sich nur allmählich vollziehen und ichsynton (mit sich selbst übereinstimmend) erlebt werden, sei es, dass durch diese Veränderungen (z.B. bei Demenz) die Möglichkeit ihrer Wahrnehmung eingeschränkt ist. Bewusst werden sie allerdings insbesondere dann, wenn damit verbundene körperliche Einschränkungen – z.B. der Sinnesorgane oder der Sexualität – auftreten. Psychische Einschränkungen werden auch dann als Verlust erfahren, wenn in Lebenskrisen Anforderungen gestellt werden, denen nicht mehr genügt werden kann.

Soziale und *berufliche Veränderungen* sind im Alter gleichfalls wesentlich. Insbesondere Männern ist der Verlust des Berufs und der Berufsrolle oft schmerzlich. Die soziale Konkurrenzfähigkeit reduziert sich – abgesehen von den wenigen, die z.B. als Politiker offensichtlich gerade erst im Alter besonders erfolgreich sind. Mit dem Austritt aus dem Erwerbsleben schränken sich zumeist die finanziellen Möglichkeiten ein, was den sozialen Freiheitsgrad verringern kann. Freilich ist dieses bei den „Neuen Alten" nicht so, die mit gefüllter Brieftasche und erhöhter Lebenserwartung, befreit von beruflichen Einschränkungen, tatsächlich neue Altersperspektiven entwickeln können. In der gesellschaftlichen Wirklichkeit der Bundesrepublik darf man allerdings nicht aus dem Blick verlieren, dass eine sehr große Anzahl alter Menschen in Armut lebt (Bueb 1987).

Gravierend wird der Verlust wichtiger Bezugspersonen erfahren. Hierbei tritt der Tod naher Menschen im Alter naturgemäß gehäuft auf und reißt erhebliche Lücken in einem immer grobmaschiger gewordenen Netz sozialer Kontakte.

Der unerwartete Verlust trifft meist tiefer als der erwartete. So wird der Tod des Ehemanns nach einer längeren Krankheit anders empfunden als der plötzliche Tod eines Sohnes durch einen Unfall, selbst wenn zu ihm kein sehr enger Kontakt mehr bestanden haben mag.

Körperliche, psychische und soziale Verluste sind in der Regel nicht eindeutig voneinander abzugrenzen. Was als bedeutender Verlust erlebt wird und was nicht, hängt jeweils vom Einzelnen ab, davon, was für ihn wichtig ist und welche individuellen Kompensationsmöglichkeiten er hat. Zudem können unterschiedliche Verluste für das Leben des Einzelnen ähnliche Folgen zeitigen. Verdeutlichen wir uns das an einem Beispiel. Jemand, der sein Selbstbewusstsein auf außergewöhnliche Reisen gründet, wird es verlieren, wenn er nicht mehr reisen kann. Es ist gleich, ob der Verzicht auf Reisen körperliche oder finanzielle Ursachen hat oder durch die Erkrankung des gewohnten Reisepartners bedingt ist. In dem genannten Beispiel wird auch deutlich, wie wir Verluste sehen: als von außen bedingtes Schicksal und als Ergebnis der Verarbeitung dieses Schicksals. Das Tragische besteht darin, dass gerade die durch die Lebenserfahrung ausgewählten und im Alter fortbestehenden wichtigen Beziehungs- und Verhaltensmöglichkeiten durch Verluste betroffen werden.

Verluste im Alter sind häufig zentrale Verluste und haben oft einen endgültigen Charakter. Sie treten im Alter vermehrt auf und treffen die über Jahrzehnte hinweg geübten Beziehungsformen und Verhaltensweisen.

2.3.2 Verluste lösen Krisen aus

Während sich im jüngeren Lebensalter nach einer gewissen Trauerzeit zumeist neue Möglichkeiten eröffnen, sind Verluste im Alter besonders verletzend. Beziehungen und Verhaltensweisen sind über viele Jahre hinweg eingeübt und Alternativen hierzu vernachlässigt worden. Die Perspektiven im Alter sind eingeschränkt. Nach einem Verlust ist ein neues Gleichgewicht zwischen Ich und Umwelt kaum ohne Rückzug oder starke Veränderungen zu erreichen. Auch bei einem „normalen“ Trauerprozess sind die Möglichkeiten der Neuanpassung reduziert. Verluste reißen Lücken, die umso größer sind, je unvorbereiteter wichtige Lebensbereiche des Betroffenen erfasst werden.

2.3.3 Psychische Alterskrankheiten als Antwort auf Verluste

Geht man über das Erheben der Anamnese im engeren Sinn hinaus und beschäftigt sich mit der Biografie des Patienten insgesamt, so wird deutlich, dass gerade psychische Erkrankungen, die erstmals im Alter auftreten, in zeitlicher Folge von Verlusten stehen. Gleiches gilt für psychosomatische Erkrankungen in fortgeschrittenen Lebensjahren (Radebold 1979). Bei bereits lange bestehenden oder phasenhaft auftretenden psychischen Erkrankungen wandelt sich das Krankheitsbild in der Folge von Verlusten, und die Symptomatik bekommt im Alter eine spezifische Ausprägung.

Wir begreifen psychische Erkrankungen nicht als einen Defekt, sondern als einen *Selbstheilungsversuch* nach einem erlittenen Verlust (Haag 1985). Sprachlich fassen wir dieses als *Antworten auf Verluste*. Man könnte auch von Kompensations- oder Adaptionsversuchen sprechen, zumeist auch von Fehladaptionen. Übrigens wird „erfolgreiches Altern" in einer hohen adaptiven Kompetenz an neue Situationen im Alter gesehen (Baltes u. Baltes 1989). Bei psychischen Alterskrankheiten ist diese Kompetenz eingeschränkt.

Die Bezeichnung *Selbstheilungsversuch* bezieht sich auf die durch Verluste entstandenen – bildhaft formuliert – Lücken oder Wunden. Wir verstehen die verschiedenen psychischen Erkrankungen im Alter als unterschiedliche, durch fehlende adaptive Kompetenz gekennzeichnete, missglückte Selbstheilungsversuche. Übrigens, dieses sei nur angemerkt, ist die Wirksamkeit von Selbstheilungsprozessen in der Medizin nicht zu unterschätzen (Beck 1987).

Psychische Alterskrankheiten sind also nicht als Defizite aufzufassen. Defizite oder vielmehr Verluste sind zwar Auslöser der Erkrankung, diese selbst ist aber gleichsam eine produktive, wenngleich krankhafte Antwort auf etwas, das schmerzlich tief in das Leben des Betroffenen eingegriffen hat. Von dieser Erkenntnis aus gelangt man zu einer veränderten Einschätzung von Krankheitsbildern und -verläufen.

Die Erkrankung kann als eine sinnhafte Auseinandersetzung mit erlittenen Verlusten verstanden werden. In der Therapie geht es darum, Symptome als Selbstheilungsprozess und damit als spezifische Auseinandersetzung des Individuums mit Verlusten zu verstehen.

Antworten in dem dargelegten Verständnis sind häufig erst der Schlüssel, spezifische Lücken bzw. Wunden zu erkennen, die, zuvor teils unbewusst verarbeitet, in Vergessenheit geraten sind. Veranschaulichen wir uns das an einem Beispiel.

Eine Patientin litt mehr als fünfzehn Jahre lang unter einer Schmerzerkrankung. Sie wurde mehrfach operiert, aber erst in einem Gespräch über ihre Lebensgeschichte fällt der Patientin auf, dass die Schmerzen erstmals bei der Beerdigung ihres Mannes kurzfristig aufgetreten waren – dieser Zusammenhang war durch die medizinische Auffassung der Symptomatik aus dem Blick geraten.

Mit einem solchen Verständnis psychischer Alterskrankheiten gelingt es auch besser, sich in Leidende einzufühlen, über Verluste und über die Wünsche, die die Verluste ausgleichen sollen, zu sprechen. In Kapitel 3 „Antworten auf Verluste" wird versucht, dieses Krankheitsverständnis zu vertiefen, indem systematisch die unterschiedlichen Antworten auf Verluste aufgezeigt werden.

Der Ansatz, psychische Alterskrankheiten nicht als Defizit, sondern als produktive Antwort aufzufassen, hilft, die Erkrankten in ihrer Situation besser zu verstehen. Aus diesem Verständnis heraus kann ein neuer, ein verstehender Umgang entwickelt werden.

Wie jeder neue Ansatz, so hat auch der vorliegende freilich seine Schwächen, an denen gearbeitet werden muss. Zahlreiche fachliche Gespräche und Fortbildungsveranstaltungen haben aber gezeigt, dass sich durch diesen Verstehensansatz Möglichkeiten der Weiterentwicklung von Therapien ergeben. Unser Ziel ist es, einen *verstehenden Umgang* zu entwickeln. Übrigens geht die Validation von ähnlichen Vorstellungen aus.

2.4 Psychoanalytische Gesichtspunkte der Antwortthese

In der Psychoanalyse wird ein Krankheitskonflikt auf frühkindliche Konflikte zurückgeführt. Uns gelingt es in der Therapie unserer Patienten meist nur, die jetzige Erkrankung als eine Antwort auf einen Verlust im Alter zurückzuführen und so die Psychodynamik der Erkrankung nachzuzeichnen. Warum ein alter Mensch auf einen Verlust in dieser oder jener Weise reagiert, hängt von der Persönlichkeitsstruktur und den früheren Beziehungserfahrungen ab. Eine psychodynamische Klärung, wie sich diese Persönlichkeitsstruktur entwickelt hat, kann in vielen Fällen nicht erfolgen, da in der Klinik meist keine längerdauernden psychoanalytischen Behandlungen möglich sind.

Bei der Beschreibung der Psychodynamik haben wir psychoanalytische Begriffe (Laplanche u. Pontalis 1973) benutzt. Es kommt uns darauf an, diese Begriffe nur dort einzuführen, wo sie unbedingt notwendig sind. Außerdem versuchen wir, sie möglichst anschaulich zu erläutern, was zum leichteren Verstehen beiträgt, jedoch manchmal nur auf Kosten der Exaktheit und der Komplexität möglich ist.

2.5 Verhaltenstherapeutische Gesichtspunkte der Antwortthese

Die adaptive Kompetenz, Veränderungen im Alter zu bewältigen, kann geübt werden. Neben individuellen, z. T. unbewussten Einstellungen, die ihre Prägung in der Kindheit erfahren haben, wird das Leben alter Menschen von zahlreichen Konventionen und Vorstellungen bestimmt, wie sich alte Menschen zu verhalten hätten. Diese Konventionen sind mitverantwortlich, dass häufig keine anderen als krankhafte Lösungen gefunden werden. So gilt es, um ein Beispiel zu nennen, für die ältere Generation als unschicklich, wenn eine Frau unverblümt ihr Interesse an einem Mann zeigt. Hier – wie auch in anderen Situationen – können *Rollenspiele* und Formen des *Selbstsicherheitstrainings* helfen, neue Einstellungen einzuüben. Auch andere Methoden der Verhaltenstherapie (Hirsch 1999), wie z. B. die kognitiven Therapieformen, sind im Alter erfolgreich angewandt worden.

2.6 Strukturelle Gesichtspunkte der Antwortthese

Grundsätzlich ist es möglich, die Antwortthese auch zur Grundlage einer strukturellen Theorie psychischer Alterskrankheiten heranzuziehen, indem die psychische Disposition als ein System begriffen wird, das sich durch interne und externe Faktoren (Verluste) in seinem wechselseitigen Zusammenhang verändert. Man kann sicherlich davon ausgehen, dass ein plötzlicher Verlust andere Kompensationsbemühungen zeitigt als ein sich langsam entwickelnder, der einen allmählichen Systemumbau ermöglicht.

Für Verluste im Alter ist typisch, dass sie meist nicht durch Alternativen kompensiert werden können. Dadurch sind die Kompensationsmuster auf folgende grundsätzliche Möglichkeiten eingeschränkt:

- Andere Systemstrukturen werden aktiviert, um die fehlenden Strukturen funktionell zu ersetzen (z.B. vom kontaktfreudigen Verhalten zum Rückzug).
- Die gesamte Systemfunktion wird eingeschränkt, um die Funktionsfähigkeit zu erhalten.
- Die fehlenden Strukturen werden dysfunktional ersetzt (z.B. äußere Erfahrungen durch Halluzinationen).
- Das Gesamtsystem geht auf frühere Entwicklungsstadien zurück und ermöglicht so neue Entwicklungen der noch erhaltenen Strukturen (z.B. Kompensation hirnlokaler Störungen, durch Regression).

2.7 Vorbeugung psychischer Alterserkrankungen

Altern ist ein lebenslanger Prozess. Wem es gelingt, Beziehungen und Verhaltensweisen nicht so stark einzuschränken, wie dies zumeist stattfindet, wird weniger unter Verlusten im Alter leiden.

Ein „Jungbleib-Training" ist nicht geeignet, die geschilderte Form des Alterns aufzuhalten. Die veröffentlichten Formen des Trainings körperlicher oder geistiger Fähigkeiten (z.B. Gehirn-Jogging) gehen mit monotonen Wiederholungen einher. Solche „egozentrischen Routinen" setzen der Reduktion von Beziehungsformen und Verhaltensweisen im Alter dauerhaft nichts entgegen. Ein „Interesse an der Welt", das Unlustrisiken in Kauf nimmt, kann dagegen zu einer Erweiterung von Beziehungen und Verhaltensmöglichkeiten führen. Ohne auf religiöse Gesichtspunkte eingehen zu wollen, führt Interesse für andere Menschen, in der christlichen Religion als Nächstenliebe bezeichnet, zu einer Bereicherung. Wenn es gelingt, uns auf andere einzustellen und nicht nur „unser Ding durchzuziehen", so eröffnet sich eine Vielfalt von Lebensperspektiven.

2.8 Chronisch psychische Erkrankungen, die bis ins Alter bestehen

Mit der These, dass psychische Erkrankungen als Antworten auf Verluste zu sehen sind, kann natürlich nicht jede psychische Erkrankung im Alter verstanden werden. Zahlreiche psychische Krankheiten sind chronisch. Bereits in jüngeren Lebensjahren aufgetreten, bestehen sie im Alter fort. Andere Krankheiten treten phasenhaft im Alter wieder auf. Diese

Erkrankungen sind nicht einfach auf Verluste zurückzuführen, wenngleich sie durch im Alter auftretende Verluste eine besondere Ausprägung bekommen. Gleichwohl, es ist an dieser Stelle wichtig, auf die Begrenztheit unserer Aussagen hinzuweisen, so interessant es wäre, auch früher entstandene Erkrankungen als Selbstheilungsversuche zu deuten (Böker u. Bremer 1983). Die Zusammenhänge zwischen Lebenssituation und Symptomatik in jüngeren Lebensaltern sind in der Regel schwieriger aufzuschlüsseln als bei Alterskranken, die hier im Zentrum der Darstellung stehen.

2.9 Psychische Erkrankung und Gehirnerkrankung

Wenn wir davon ausgehen, dass nicht das Defizit, sondern die Antwort auf das Defizit die Krankheit gestaltet, so geraten wir leicht in Konflikte mit neurologischen Erkenntnissen. Normalerweise werden psychische Alterserkrankungen wie die Demenzerkrankungen direkt auf Defizite des Gehirns bezogen. Dies trifft als allgemeine Aussage nicht zu. Hier muss zwischen allgemeinem hirnorganischen Abbau und hirnlokalem Psychosyndrom unterschieden werden.

Beim allgemeinen hirnorganischen Abbau, wie bei der Demenzerkrankung, kommen die Symptome bei der Bewältigung des Alltags allmählich zum Vorschein. Treten besondere Belastungen auf, z.B. ein Verlust der gewohnten Umwelt durch eine Krankenhauseinweisung, so werden die Symptome oft schlagartig deutlich. Der individuelle Verlauf der Demenz hängt nicht nur von den Gehirnstrukturen, sondern auch von der Persönlichkeit ab. Wenn z.B. jemand Gegenstände des täglichen Lebens nicht findet, weil er vergessen hat, wo er sie hingetan hatte, so kann er hilflos reagieren oder aber auch einen Wahn entwickeln, andere hätten ihn bestohlen. Die individuelle Ausgestaltung der Symptomatik hängt also von der Form der Verarbeitung und damit von der Persönlichkeit ab.

Anders stellt sich die Frage bei hirnlokalen Störungen, also bei Störungen, bei denen einzelne Hirnteile geschädigt sind. Sie führen zwar zu einer veränderten Reaktion des Gehirns insgesamt, die Symptomatik wird jedoch durch die lokale Störung gestaltet. Dieses betrifft insbesondere aphasische Störungen, d.h. durch lokale Gehirnschädigungen bedingte Sprachstörungen. In solchen Fällen ist die Symptomatik direkt aus dem lokalisierbaren Defekt abzuleiten und nicht als Antwort auf den Defekt zu interpretieren.

Bei lokalen Schädigungen des Gehirns gibt es Symptome wie Lähmungen und Hirnwerkzeugstörungen (Aphasie, Apraxie etc.), die auf Beschädigung der Steuerzentren zurückzuführen sind.

2.10 Verstehensprobleme in der Beziehung zu alten Menschen

Nachdem wir einen Verstehenszugang zu den psychischen Krankheiten im Alter zu eröffnen versucht haben, wollen wir auf einige Verstehensprobleme hinweisen, die sich aus der Beziehung zu alten Menschen ergeben.

2.10.1 Verstehen der Lebenserfahrungen älterer Menschen

Unsere Verstehensmöglichkeiten sind vom Generationsverhältnis abhängig. Wir haben – ungeachtet vieler Unterschiede – einen ähnlichen Erfahrungshintergrund wie jüngere oder gleichaltrige Patienten. Wir können ihr Verhalten mit unserem vergleichen. In Bezug auf ältere Patienten ergeben sich hingegen Probleme, da ihr Erfahrungshorizont über unseren hinausreicht. So ist das Erleben in der Kindheit in der ersten Hälfte des 20. Jahrhunderts für uns nur noch vermittelt nachzuvollziehen, für die älteren Patienten ist diese Kindheit aber konkrete biografische Erfahrung. Haben wir aufgrund unseres Alters die Weltkriege nicht miterleben müssen, so fehlt uns auch hier eine sehr prägende gemeinsame biografische Basis. Die Beispiele ließen sich fortsetzen. Es wird immer deutlich werden: Wenn wir mit älteren Menschen umgehen, so unterscheidet uns von ihnen, dass das, was für sie authentische Biografie ist, für uns nur „aus zweiter Hand" erfahrbar ist – wenn wir uns überhaupt mit Lebensumständen beschäftigen, die für uns schon Geschichte geworden sind.

Grundsätzlich kann man davon ausgehen, dass man sich am besten in Situationen einfühlen kann, die man zumindest selbst erlebt haben könnte. Die Möglichkeit des Einfühlens fördert die Möglichkeit des Verstehens. Da uns die authentische Erfahrung alter Menschen fehlt, sind wir auf Urteile anderer angewiesen, die freilich auch Vorurteile sein können.

Die Lebenserfahrungen jüngerer Therapeuten reichen häufig nicht aus, um das Leben alter Patienten zu verstehen.

2.10.2 Normative Einstellungen gegenüber alten Menschen

Die uns geläufigen Urteile über das Alter fußen alle auf einer sozusagen volkstümlichen Defizittheorie, die so allgemein ist, dass z.B. das Unterscheidungsvermögen zwischen dem Krankheitsverhalten bei Demenz und dem Altersverhalten allgemein verlorengeht: „Vergesslichkeit ist halt typisch für alte Menschen."

Das normative Korsett für alte Menschen ist in unserer Gesellschaft noch immer viel enger als für mittlere oder gar jüngere Generationen. Liebe – oder sprechen wir doch deutlich von Sex – wird bei alten Menschen oft als Verirrung oder krankhafte Verhaltensweise abgeurteilt. Es fehlt das Verständnis für die Sexualität alter Menschen. Bestenfalls sind sie im Fall des Falles noch von jüngeren „verführt". Simone de Beauvoir hat aufgezeigt, dass alte Menschen in den Kulturen schlecht von ihren Kindern behandelt werden, in denen sie diese als Kinder vernachlässigt haben (Beauvoir 1972).

Das Urteil der Psychoanalyse hat das gesellschaftliche Stereotyp vielleicht sogar übertroffen. Man „wusste", dass Alterspatienten unbehandelbar seien (Radebold 1988). Eine Altersgrenze gibt es aber nicht und Psychotherapie und Psychoanalyse können auch in höheren Lebensaltern erfolgreich durchgeführt werden (Radebold 1992).

Normative Erwartungen der Jüngeren schränken die Verhaltensmöglichkeiten der Älteren ein.

2.10.3 Beziehung und Übertragung

Beziehungen zwischen jüngeren Therapeuten oder Betreuern und älteren Menschen sind sehr komplex (Hinze 1984). Am besten kann man die Beziehungskonflikte mit den Begriffen der *Übertragung* und *Gegenübertragung* beschreiben. Unter Übertragung verstehen wir eine Gefühlseinstellung zu einem anderen Menschen, die nicht nur aus aktuellen Erfahrungen gespeist wird, sondern in der Gefühle zu früheren Beziehungspersonen aktualisiert werden (z.B.: Ich reagiere auf jemanden, als ob er mein Vater wäre). Unter *Gegenübertragung* versteht man die spezifische Gefühlsreaktion des Therapeuten gegenüber seinem Patienten.

Bei jüngeren oder gleichaltrigen Patienten kommt der Therapeut als Autorität leicht in die Rolle eines Elternteils. Ist der Therapeut sehr viel jünger als der Patient, so erlebt dieser ihn oft so, als ob er sein Kind wäre. Kommt jedoch bei dieser Beziehung die helfende Autorität des Therapeuten zum Tragen, von der der Patient abhängig ist, so wird er dem viel Jüngeren auch Gefühle entgegenbringen wie früher seinen Eltern oder anderen Personen, die ihm in seinem Leben geholfen haben. Patienten können also gegenüber ihren Therapeuten Gefühle entwickeln, als wären diese einerseits ihre Kinder und andererseits, als wären sie ihre Eltern.

Bei einem jungen Therapeuten ist im Verhältnis zu älteren Patienten die Gegenübertragung komplementär. Er wird durch die Erfahrungen geprägt sein, die er mit seinen Eltern erworben hat. Seine älteren Patienten werden ihn teils wie seine Eltern behandeln, was dann zu der Gegenübertragung führt, dass er sich in der Kindesposition fühlt. Er wird aber auch in der Autoritäts- oder Elternposition angesprochen. Im Gespräch kann es leicht zu einem Wechsel solcher Gefühlspositionen kommen. Da emotionale Äußerungen immer auf eine Beziehungssituation bezogen sind, ist es erforderlich, diese komplexe Beziehung zu durchschauen, um die Mitteilungen zu verstehen.

Die genannten Schwierigkeiten, die sich aus der Beziehung mit älteren Patienten ergeben können, sind für jüngere Psychotherapeuten offensichtlich so groß, dass sie selten Patienten behandeln, die älter als sie selbst sind. Mit den Psychotherapeuten „altern" auch ihre Patienten.

Die Problematik der Gefühlsbeziehungen für das Verstehen des Patienten kann an einem vereinfachten Beispiel verdeutlicht werden.

Eine alte Frau verstummt bei der Visite regelmäßig. Der sie behandelnde junge Arzt könnte die Phantasie entwickeln, durch Gespräche über ihre schwere Krankheit würde Todesangst aktualisiert, die die Patientin nicht mehr artikulieren könne. Aber es ist auch eine ganz andere Interpretation möglich: Die alte Frau hat sich in den jungen Arzt verliebt und ist jedesmal enttäuscht, wenn er sie auf ihr Alt- und Kranksein hinweist, statt ihre Zuneigung zu erwidern.

Die Gefühlsbeziehungen gegenüber Hilfsbedürftigen sind häufig komplex, wenn der Helfende deutlich jünger ist.

2.10.4 Persönlichkeitsveränderungen im Alter

Es ist Alltagserfahrung jüngerer Menschen, dass Ältere sich häufig als Mittelpunkt früherer Ereignisse darstellen. Sie erzählen Erlebnisse aus ihrem Leben wieder und wieder, ohne darauf zu achten, dass die sichtlich geplagte Zuhörerschaft die von ihnen so aufgetischten „alten Geschichten", in denen der Erzähler eine besondere Rolle spielt, mittlerweile fast auswendig kann. Als besonders verletzend kann es in solchen Situationen empfunden werden, wenn alte Menschen offensichtlich kein wirkliches Interesse an dem zeigen, was junge beschäftigt, und deren Mitteilungen häufig sogar abwerten. Dies wird beispielsweise in Gesprächen über Krankheiten deutlich. Die eigenen Beschwerden stehen im Mittelpunkt, die anderer werden kaum gehört.

Grundsätzlich müssen wir davon ausgehen, dass sich bestimmte Persönlichkeitszüge im Alter verstärkt ausprägen. Ausgeprägter Geiz oder penetrante „persönliche Moralität" („Das hätten wir uns früher nicht leisten dürfen!") sind zum Beispiel solche „Charaktereigenschaften".

Dieses Verhalten ist jedoch nur eine Seite der Medaille. Häufig erhalten wir auch ein ganz anderes Bild. Großeltern können in vielen Fällen wärmer und verständnisvoller mit ihren Enkeln umgehen, als sie dieses bei ihren eigenen Kindern vermochten. Allerdings sind diese Kontakte zumeist von eher kurzer Dauer, sodass es den Großeltern leicht fällt, auf die Enkel einzugehen. Großeltern tragen in der Regel nicht die eigentliche Verantwortung für die Erziehung, durch die viele Konflikte zwischen Eltern und Kindern erst zustande kommen.

In der Regel treten aber bei gesunden alten Menschen im Prozess des Alterns und nach Verlusten Beziehungs- und Persönlichkeitsveränderungen auf, die den Umgang mit ihnen erschweren, was Schützendorf (2004) als Recht auf Eigensinn formuliert.

Dies kompliziert die Pflege alter Menschen und ist u.E. von noch größerer Bedeutung als die körperliche Belastung. Dies soll an einem Beispiel veranschaulicht werden:

Eine Krankenschwester freut sich über das Lob eines Patienten. Sicherlich tut es ihr gut, nach seinen Worten der einzige Mensch zu sein, der wirklich Verständnis zeigt. Mit gestärkter Motivation kümmert sie sich um ihren Patienten – bis sie erfährt, dass der Patient mit der gleichen Äußerung seinen Sohn bei einem seiner seltenen Besuche im Krankenhaus lobte und über das gesamte Pflegepersonal ein vernichtendes Urteil fällte.

Erfahrungen in der Pflege alter Menschen, idealisiert oder entwertet und gegeneinander ausgespielt zu werden, sind häufig. Wenn Pflegekräfte, durch das Lob angespornt, sich besonders engagieren, ist die Gefahr der Enttäuschung und Kränkung nahe.

Auch in der Psychiatrie verhalten sich alte Menschen jüngeren Therapeuten gegenüber häufig entwertend. Schaut man die Fallbeispiele im Buch über „Psychodynamik und Psychotherapie Älterer“ von Radebold (1992) an, wird sogar noch in der letzten Therapiestunde mit dem jüngeren Therapeuten „abgerechnet“.

Das Selbst, das Ich älterer Menschen, hat sich oft stark verändert. Mit dieser Veränderung gestalten sich auch die sozialen Beziehungen der Betroffenen um. Die eingangs geschilderten Formen der Selbstbezogenheit im negativen und positiven Sinne können als Verstärkung des narzisstischen Teils der Persönlichkeit verstanden werden. Bei extremen Veränderungen kann man dann von einer narzisstischen Störung sprechen. Was ist unter Narzissmus zu verstehen? Laplanche und Pontalis (1973) führen dazu aus: „Die Libido (umgewandelte Energie des Sexualtriebes, die Verf.) kann entweder die eigene Person zum Objekt nehmen (Ich-Libido oder narzißtische Libido) oder ein äußeres Objekt (Objektlibido). Nach Freud existiert ein energetisches Gleichgewicht zwischen diesen beiden Beziehungsformen, d.h., wenn die Objektliebe abnimmt, dann nimmt die Ich-Libido zu und umgekehrt.“

In der Psychoanalyse wird der primäre Narzissmus vom sekundären unterschieden. Mit dem Begriff des primären Narzissmus wird ein hypothetisches Stadium der frühkindlichen Libido definiert, in dem das Neugeborene sich selbst als Liebesobjekt hat, bevor es äußere Objekte wählt. Der sekundäre Narzissmus entwickelt sich schon in der frühen Kindheit durch Besetzung des Ich mit Libido, die von den Objekten abgezogen wurde: „Die Libido, welche dem Ich durch die Identifizierung zufließt, stellt deren sekundären Narzißmus her“ (Freud 1923, S. 285). Durch die Identifizierungen werden Strukturen und Bilder (Imagines) anderer Menschen ins Selbst aufgenommen, die für die Charakterbildung in der frühen Kindheit ausschlaggebend sind.

Im Alter kommt es nach Verlusten zwar oft zu Krankheitssymptomen, die im vorliegenden Buch als Antworten auf Verluste begriffen und ausführlich dargestellt werden. Der Verlust des Liebesobjekts wird aber auch durch einen Rückzug der Libido auf das Ich auszugleichen versucht. Grundsätzlich kommt es durch die Rückwendung der Libido zu einer Verstärkung der narzisstischen Persönlichkeitsanteile. Beim gesunden Menschen gibt es ein Gleichgewicht von Objektlibido und narzisstischer Libido. Die dargestellten Persönlichkeitsveränderungen im Alter nach Verlusten begreifen wir als *„tertiären Narzißmus“* (Kipp 1992) und definieren ihn als einen durch Verluste im Alter erzwungenen Rückzug aus stabilen Objektbeziehungen auf das eigene Ich.

Da es sich nicht um eine eigentliche psychische Erkrankung handelt, soll auf dieses Phänomen des tertiären Narzissmus, der den Umgang mit alten Menschen schwierig gestalten kann, in dem vorliegenden Buch nur hingewiesen werden.

Der tertiäre Narzissmus, verstanden als der im Alter durch Verluste erzwungene Rückzug aus stabilen Objektbeziehungen, verändert Beziehungs- und Verhaltensweisen, sodass die Beziehung zu alten Menschen häufig schwierig, kränkend oder verletzend sein kann.

2.11 Grundlagen der Gerontopsychiatrie – ein Überblick

Gerontopsychiatrisches Denken beruht auf dem Wissen von altersspezifischen Vorgängen einerseits und auf psychiatrischen und psychopathologischen Grundbegriffen andererseits, die hier in Form eines Überblicks zusammengefasst werden.

Altern und die Reaktion auf Verluste im Alter: Altern ist ein lebenslanger Prozess. Die körperliche und geistige Leistungsfähigkeit geht zurück, es sei denn, spezielle Fähigkeiten werden geübt. Das Altern ist dadurch gekennzeichnet, dass bewährte Beziehungsformen und Verhaltensweisen wiederholt, andere aber vernachlässigt und verlernt werden, sodass es zu Einschränkungen von Beziehungsformen und Verhaltensweisen im Alter kommt. Verluste im Alter betreffen die gepflegten zentralen Beziehungsformen und Verhaltensweisen. Psychische Krankheiten im Alter können als fehlgeschlagene Adaptionsanstrengungen (Selbstheilungsversuche) nach Verlusten verstanden werden; Symptome sind dann keine Defizite, sondern Reaktionen auf Verluste.

Die Beziehungen zu alten Menschen sind komplex und oft schwer durchschaubar. Dies liegt u.a. an den komplexen Übertragungs- und Gegenübertragungsbeziehungen und an den biografischen Erfahrungen. Dadurch, dass sich narzisstische Konflikte nach Verlusten im Alter verstärken (tertiärer Narzissmus), sind Beziehungen zu alten Menschen häufig schwierig und kränkend.

Allgemeine Psychopathologie als Überblick über die psychiatrischen Grundbegriffe: Unter allgemeiner Psychopathologie versteht man die systematische Beschreibung abweichenden Verhaltens (Symptome) in der Psychiatrie, ohne auf die Lehre von den einzelnen Krankheiten *(Nosologie)* einzugehen.

Bewusstseinsstörung: Oberbegriff für alle Veränderungen der Bewusstseinslage.

Schweregrad der Bewusstseinsstörungen (quantitativ):

- Benommenheit: Der Patient ist verlangsamt und schwer besinnlich.
- Somnolenz: Der Patient ist schläfrig, aber leicht erweckbar.
- Sopor: Der Patient ist nur durch starke Reize zu wecken.
- Koma: Der Patient ist bewusstlos und nicht weckbar.

Qualitative Bewusstseinsstörungen:

- Bewusstseinstrübung: Mangelnde Klarheit oder Verwirrtheit des Denkens und Handelns (Beispiel: Delir).
- Bewusstseinseinengung: Einengung des Umfangs des Bewusstseins, meist verbunden mit verminderter Ansprechbarkeit auf Außenreize. Traumhaftes Erleben (Beispiel: epileptischer Dämmerzustand).

Orientierungsstörungen: Eingeschränktes oder aufgehobenes Bescheidwissen in den zeitlichen, räumlichen und persönlichen Gegebenheiten.

Formen:

- Zeitliche Desorientiertheit: Datum, Wochentag, Jahr und Jahreszeit werden nicht gewusst.
- Örtliche Desorientiertheit: Der Desorientierte weiß nicht, wo er ist.
- Situative Desorientiertheit: Die Situation, in der sich der Desorientierte befindet, wird von ihm als solche nicht erkannt.
- Desorientiertheit zur eigenen Person: Mangelndes Wissen um den eigenen Namen, das Geburtsdatum, den Familienstand etc. (Beispiel: Demenz).

Störung der Aufmerksamkeit und der Konzentration: Bei *Auffassungsstörungen* ist die Fähigkeit, Wahrnehmungserlebnisse zu begreifen, beeinträchtigt.

Formen:

Die Auffassung kann falsch oder verlangsamt sein oder ganz fehlen.

Definition der Konzentrationsstörung: Die Fähigkeit, die Aufmerksamkeit einem bestimmten Sachverhalt (Gegenstand oder Tätigkeit) zuzuwenden, ist gestört.

Gedächtnisstörungen: Die Fähigkeit, frische und/oder alte Erfahrungen wiederzugeben, ist vermindert.

Formen:

- Störung der Merkfähigkeit: Frische Eindrücke können nicht oder schwer gespeichert und deshalb nicht (nach 10 Min.) abgerufen werden.
- Störung des Altgedächtnisses: Früher gespeicherte Gedächtnisinhalte können nicht abgerufen werden (z.B. Berufsabschluss, Geburt der Kinder etc.).
- Amnesie: Erinnerungslücke. Mit retrograder Amnesie bezeichnet man eine Erinnerungslücke vor einer Schädigung (z.B. bei Commotio = Hirnerschütterung), mit anterograder Amnesie bezeichnet man die nach einer Schädigung.
- Konfabulation: Erinnerungslücken werden mit Einfällen ausgefüllt, die vom Patienten selbst für Erinnerungen gehalten werden.
- Paramnesien (Wahnerinnerungen): Veränderung des Erinnerns im Sinne eines Wahns, z.B. Gefühl, eine Situation früher schon einmal erlebt zu haben.

Störung der Intelligenz: Die komplexe Fähigkeit, sich in ungewohnten Situationen zurechtzufinden und Sinn und Beziehungszusammenhänge zu erfassen, ist gestört.

Formen:

- Oligophrenie: Die Intelligenzstörung ist angeboren (geistige Behinderung).
- Demenz: Die Intelligenzstörung ist durch Schädigung des Gehirns erworben.

Formale Denkstörungen: Störungen des Denkablaufs, die vom Patienten auch subjektiv empfunden werden und die sich in den sprachlichen Äußerungen zeigen.

Formen:

- Eingeengtes Denken: Einschränkung auf ein Thema oder wenige Themen.
- Perseveration: Haftenbleiben an und Wiederholen von Worten, die im neuen Zusammenhang keinen Sinn mehr ergeben, z.B. bei hirnorganischen Störungen.
- Grübeln: Unablässiges Beschäftigtsein mit bestimmten, meist unangenehmen Gedanken. Häufig bei Depressionen.

- Gedankendrängen: Druck vieler Einfälle oder auch wiederkehrender Gedanken (bei Manien).
- Ideenflucht: Einfallsreiches, assoziatives Denken ohne Ziel (bei Manien).
- Gedankenabreißen: Plötzlicher Abbruch eines sonst flüssigen Gedankengangs ohne erkennbaren Grund (schizophrene Denkstörung).
- Zerfahrenheit: Sprunghafter Gedankengang, bei dem logische und assoziative Verknüpfungen fehlen (schwere schizophrene Denkstörung).

Wahn: Falsche Beurteilung der Realität, die erfahrungsunabhängig auftritt und die subjektiv als gewiss erlebt wird.

Formen:

- Wahneinfall: Plötzliches Aufkommen von wahnhaften Überzeugungen, z.B. „Es ist klar, ich bin ein Findelkind."
- Wahnwahrnehmung: Richtige Sinneswahrnehmungen erhalten eine wahnhafte Bedeutung, z.B.: „Der Arzt nickte und ich wusste, es ist Krebs."
- Wahnstimmung: Unheimliche, vieldeutige Stimmung, aus der Wahnideen entstehen, z.B.: „Ich war allein und wusste, ich werde verfolgt."
- Systematischer Wahn: Wahnideen werden logisch oder paralogisch zu einem wahnhaften Weltbild verknüpft, z.B.: „Ich bin ein Zarensohn und werde von Sputniks ferngesteuert. Deshalb müssen die anderen mich bedienen" (bei chronischen Psychosen).
- Verfolgungswahn: Der Kranke erlebt sich als Ziel von Verfolgung.
- Eifersuchtswahn: Wahnhafte Überzeugung, der Partner sei untreu (häufig bei Alkoholikern, die impotent geworden sind).
- Schuldwahn: Überzeugung, Schuld auf sich geladen zu haben (bei psychotischen Depressionen).
- Verarmungswahn: Überzeugung, kein Geld mehr, sondern nur noch Schulden zu haben (bei psychotischen Altersdepressionen).
- Größenwahn: Selbstüberschätzung bis hin zur Identifizierung mit berühmten Persönlichkeiten oder mit Gott (häufig bei Manie, jedoch auch bei Schizophrenie).

Halluzinationen: Wahrnehmungserlebnisse ohne entsprechende Außenreize, die für wirkliche Sinneseindrücke gehalten werden (auch Trugwahrnehmungen oder Sinnestäuschungen).

Formen:

- Akustische Halluzinationen (Stimmen).
- Halluzinationen, die andere Sinnesbereiche betreffen (z.B. Dermatozoenwahn, eine Wahrnehmung, dass auf der Haut Tiere kriechen würden).

Ich-Störungen: Ichhaftigkeit des Erlebens ist gestört und die Grenze zwischen Ich und Umwelt erscheint durchlässig.

Formen:

- Depersonalisation: Das eigene Ich wird fremd oder unwirklich erlebt (solche Erlebnisse sind nicht immer krankhaft).
- Derealisation: Die Umgebung erscheint unwirklich oder fremdartig.
- Gedankenausbreitung: Gefühl, die eigenen Gedanken würden einem nicht mehr allein gehören, sondern von den anderen gewusst werden.
- Gedankenentzug: Gefühl, Gedanken würden weggenommen oder abgezogen.

Störung der Affektivität: Störungen der kurz dauernden Gefühle (Affekte) und der längerfristig bestehenden Gefühle (Stimmungen).

Einige Formen:

- Affektlabilität: Rascher Wechsel von Stimmungen, z.B. dementer Mensch wechselt vom Weinen ins Lachen.
- Affektinkontinenz: Fehlende Beherrschung von Gefühlsäußerungen.
- Dysphorie: Missmutige Stimmungslage.
- Ambivalenz: Gegensätzliche Gefühle treten gleichzeitig oder kurz hintereinander auf und führen zu einem angepannten Zustand.
- Euphorie: Zustand des übersteigerten Wohlgefühls (bei Manien).

Störung des Antriebs und der Psychomotorik: Störungen, die die Energie, Initiative und Aktivität eines Menschen betreffen, was sich auch im Bewegungsablauf ausdrückt (Psychomotorik).

Formen:

- Antriebsarmut: Mangel an Energie und Initiative, z.B. bei Depression.
- Stupor: Bewegungslosigkeit, z.B. bei schweren Depressionen.
- Mutismus: Psychogene Stummheit, z.B. bei Depressionen oder Katatonie.
- Logorrhoe: Übermäßiger Rededrang.

3 Gerontopsychiatrische Krankheitslehre oder Antworten auf Verluste

Erfahrungsnah werden in den folgenden Abschnitten systematisch die einzelnen psychischen Krankheiten geschildert und deren Symptomatik zusammengefasst sowie Wege zum Verstehen, zum Umgang und zur Therapie aufgezeigt. Wir setzen uns aber auch mit Reaktionen auseinander, die nicht einem Krankheitsbild zugeordnet werden können (z.B. Trauer). Auch das Sterben und der Umgang mit Sterbenden haben für die Gerontopsychiatrie eine wesentliche Bedeutung im Hinblick auf einen verstehenden Umgang.

Das vorliegende Buch soll auch als praxisbezogenes Lehrbuch der Gerontopsychiatrie nutzbar sein. Wir fassen deshalb die einzelnen Kapitel in einem psychiatrischen Überblick zusammen und beziehen uns dabei auf die internationale psychiatrische Klassifikation (ICD 10, 1991).

3.1 Trauern heißt Abschiednehmen

- Begegnung

Ich werde als Konsiliararzt gerufen. Die Stationsschwester auf einer internistischen Station weiß keinen Rat mehr: „Frau M. reagiert fortwährend hysterisch, sie weint und lässt sich nicht mehr beruhigen." Ich komme in ein Zweibettzimmer, meine anfangs gestellte Frage nach dem Befinden wird von der Patientin nicht beantwortet. Stattdessen sagt sie, sie habe sehr viel Unglück erlebt. Dieses ruft den energischen Eingriff einer Mitpatientin hervor: „Sprechen Sie nicht darüber, Sie regen sich nur wieder auf!" In dieser Szene wird die Situation von Frau M. auf der Station schlaglichtartig erhellt. Sie wurde aufgrund eines Herzinfarktes eingewiesen, und für die medizinischen Helfer wie für die mitfühlende Mitpatientin liegt es nahe, Ruhe als Therapeutikum zu verordnen, Unruhe und Aufregungen zu vermeiden.

Ich versuche hingegen, Frau M. Gelegenheit zu geben, sich auszusprechen. Sie erzählt, durch Weinen unterbrochen, dass vor zwei Jahren ihr Enkelkind erkrankt sei. Im Kinderkrankenhaus wurde eine schlimme Diagnose gestellt und bald darauf verstarb das Kind. In der Folgezeit sei die Ehe ihrer Tochter zerbrochen, ihr Mann habe sich von ihr getrennt. Jetzt ist es die Tochter von Frau M., die ernsthaft erkrankt ist; sie muss wegen eines Brustkrebses lange Zeit im Krankenhaus verbringen. Die Mutter leidet darunter, dass die Tochter ihr ihren Zustand nicht mitteilt, sodass sie über die Schwere der Krankheit keine Gewissheit hat.

Das Unglück der Frau M. ist für mich nun plastisch geworden. Sie hat sich im Gespräch öffnen, ihre Ängste schildern können. Sie leidet unter der Ungewissheit des weiteren Schicksals ihrer Tochter, möchte in ihrer ratlosen Angst gar einen Handel abschließen: „Ich gäbe mein Leben, wenn meine Tochter nicht sterben müsste." Nun bin ich es, der ratlos ist, auch erschrocken. Ich sage ihr, dass es einen solchen Handel nicht gibt. Gleichzeitig muss ich plötzlich an meine Familie denken; was wäre, wenn ich in eine ähnliche Situation wie Frau M. kommen würde, wenn meine Kinder von einer schweren Krankheit betroffen wären? Dieses hilft mir, mich in sie einzufühlen, sie in ihrer Trauer und in ihrer Angst zu begleiten. Ich verstehe jetzt, wenn sie sagt, sie werde auf der Station nicht verstanden, sondern nur aufgefordert, nicht zu weinen, alles zu vergessen, was sie belaste. Ich bestätige sie, sage ihr, man könne ihre Erlebnisse und Sorgen nicht vergessen.

Im Unterschied zu früheren Gesprächen wird Frau M. ruhiger, wie auch ihre Mitpatientin bestätigt, und sie kann mir ihre Situation weiter schildern.

Es stützt sie, dass sie ihr Verhältnis zu ihrem Sohn, der sie häufig besuche, als gut empfindet. Aber es kommt ein weiteres Problem zur Sprache. Ihr Mann hatte selbst einen Herzinfarkt erlitten und wurde an dem Tag aus dem Krankenhaus entlassen, an dem sie mit der gleichen Diagnose eingeliefert wurde.

Frau M. ist in einem Komplex aus Trauer und Angst vor erneuten Verlusten so eingefangen, dass sie ihre eigene Krankheit nicht mehr wahrnehmen kann, diese wird von ihr verdrängt. Sie kann nur an andere denken, an den Tod ihres Enkels, an die Krankheit ihrer Tochter, an die Situation ihres Mannes. Sie ist nicht offen dafür, sich mit ihrer eigenen Krankheit auseinanderzusetzen. Durch ihre Trauer und Angst um andere klammert sie ihre Trauer um sich selbst und ihre Todesangst aus – so habe ich es auf dem Konsiliarschein vermerkt.

Wichtig für die weitere Behandlung von Frau M. wurde nun, dass sie erst einmal über ihre Krankheit aufgeklärt wurde und ihre Ärzte mit ihr über ihre Krankheit sprachen. Voraussetzung hierfür war aber, dass Frau M. in ihrer seelischen Verfassung respektiert wurde. Hierdurch konnte sie sich von seelischem Druck entlasten. Möglicherweise wäre das Hinzuziehen eines Psychiaters nicht erforderlich gewesen, wenn Frau M.s Umgebung, die um sie bemühten Mitarbeiter des Krankenhauses und die Mitpatienten, sie in ihrer Not hätten sprechen und weinen lassen.

Zuhören ist wichtig beim Umgang mit Trauernden.

- Verhaltensweisen

Welche Verhaltensweisen zeigt der Trauernde, was sind die Kennzeichen von Trauer überhaupt?

Mit dem Adjektiv *traurig* können wir alle etwas verbinden. Wir fühlen uns beispielsweise zeitweise bedrückt, niedergeschlagen, wir sind verstimmt, ohne allzu sehr mit unserem Schicksal zu hadern – unsere traurige Stimmung ist flüchtig.

Anders ist die Situation für den Trauernden. Er hat sich mit einem Verlust auseinanderzusetzen, der eine hohe Bedeutung für ihn hat, er wird konfrontiert mit Unwiederbringlichkeit. Der Trauernde befindet sich über einen längeren Zeitraum hinweg in einer gedrückten Stimmung. Er durchlebt wieder und immer wieder Szenen der Gemeinsamkeit, sieht sein Leben mit dem zusammenhängend, was er nun endgültig verloren hat. Er begegnet gleichsam fortwährend dem Tod eines Teils von sich selbst. Man kann beobachten, dass Trauernde bei vermeintlich kleinen äußeren Anlässen in Weinen ausbrechen. Es treten auch psychosomatische Probleme auf: Appetitlosigkeit, Schlafstörungen, „das Herz ist schwer".

- Geschichte und Verlauf

Überlegen wir nun grundsätzlicher, was mit uns geschieht, wenn wir von Trauer betroffen werden. Häufig durchleben Trauernde ähnlich verlaufende Phasen – vielleicht können Leserinnen und Leser sich in der folgenden Beschreibung dieser Phasen aufgrund eigener Erfahrungen wiederfinden.

Beim Tod eines nahen Menschen hat man oft zunächst keine größeren Empfindungen, mehr oder weniger konstatiert man lediglich ein Ereignis. Wir können dieses als *Wahrnehmungsphase* bezeichnen.

Danach kommt häufig die Reaktion: „Das kann doch nicht sein, das ist doch nicht wirklich wahr!" Es entsteht die Tendenz, die erste Wahrnehmung zu verleugnen. Nennen wir diese Reaktion entsprechend *Verleugnungsphase.*

Erst dann erreicht der von Trauer betroffene Mensch die *Verlustphase,* er nimmt den Verlust emotional wahr, er ist traurig, weint.

Diese Haltung gerät nach einiger Zeit in Konflikt mit dem Weiterlebenmüssen bzw. -wollen des Trauernden. Er kommt in eine Art *Trotzphase:* „Das Leben muss weitergehen, du musst dich jetzt zusammenreißen." Ähnliche Gefühle treten im Liebeskummer auf.

Mit der Zeit werden die Trauergefühle im Sinne einer Trauerarbeit leichter oder treten seltener bzw. kürzer auf. Der Trauernde hat die *Abschiedsphase* erreicht. Er zieht sich von dem Verlorenen zurück und öffnet sich für Neues.

Kulturell geprägte Rituale, wie die Art der Bestattungsvorbereitung, wirken für den Trauernden entlastend. Die Trauer wird in Szene gesetzt. Die Sorge um ein „würdiges Begräbnis" kann der erste Schritt zu einem gelingenden Abschiednehmen sein. Nicht selten wird erst im Zusammenhang der Trauerfeier dem Trauernden die für ihn notwendige Gefühlsreaktion ermöglicht.

Trauer ist kein kontinuierlicher Prozess: Es kommt zu einem Wechsel von Gefühlen des Nicht-wahrhaben-Wollens, des schmerzhaften Anerkennens des Verlustes, des trotzigen Fragens, weshalb gerade man selbst betroffen sei, und des allmählichen Abschiednehmens.

In vielen Gegenden folgt dem Begräbnis das Leichenmahl. Die Beteiligten sind zunächst von dem Erlebnis der Beerdigung geprägt, waren einem großen seelischen Druck ausgesetzt und beginnen sich leer zu fühlen. Man setzt sich zum Essen zusammen. Zaghaft und verkrampft kommen Gespräche in Gang. Mahl und Gespräche setzen sich fort, häufig werden alkoholische Getränke genossen und mitunter findet sich eine Trauergesellschaft plötzlich in einer eigentümlich ausgelassenen Stimmung wieder, in der zuvor aufgestaute Emotionen abreagiert werden können.

Möglicherweise erscheint es als etwas abwegig, aber muss nicht die Frage gestellt werden, ob wir uns auf Trauer vorbereiten können? Von Bedeutung für eine gelingende Trauerarbeit ist, dass man zu dem, den man verloren hat, ein überwiegend positives Verhältnis hatte. Waren hingegen aggressive Impulse vorherrschend, bis hin zu einem auf den Verstorbenen gerichteten Todeswunsch, so kann die Situation für den Hinterbliebenen auch dadurch problematisch werden, dass neben einer Erleichterung auch Schuldgefühle – „ich habe zu wenig getan" – auftreten. Trauer ist dann kaum möglich und Depressionen sind die Folge.

Trauerreaktionen und Trauerarbeit erfordern Zeit. Dieser Prozess übersteigt jedoch selten den Zeitraum von einem halben bis zu einem Jahr. Dauert die Trauerreaktion über diesen Zeitraum hinaus fort, so besteht die Gefahr, dass sie in eine Depression übergeht, d.h., das Abschiednehmen kommt in der Trauerarbeit nicht zustande. Mit unterschiedlichen Formen dieses nicht gelingenden Abschiednehmens, denen wir häufig in der Altenarbeit begegnen, befassen sich die folgenden Abschnitte.

Verluste sind besser zu verarbeiten, wenn sie nicht plötzlich auftreten, z.B. durch einen Unfall, sondern wenn die Möglichkeit bestanden hat, sich auf sie vorzubereiten, wenn der Betroffene Zeit hatte, eine Einstellung zu dem Verlust zu gewinnen (Joraschky u. Köhle 1979). Entscheidend ist auch die Bedeutung, die der Verlust für den Betroffenen hat. Wichtig sind aber auch andere Faktoren. So wird es z.B. eher hingenommen, wenn die Eltern früher als die Kinder oder ganz allgemein die Alten vor den Jungen sterben. Im Umgang mit Trauernden wird also auch die Vorgeschichte der Trauer zu berücksichtigen sein.

- Umgang

Trauern ist sicherlich kein Zustand, nach dem man sich sehnt, Trauern gehört aber nun einmal zu jeder Lebensgeschichte. Von der Trauer, dass Eltern einen nicht so lieben, wie man möchte, bis zum Liebeskummer und der traurigen Erkenntnis, Lebenswünsche und Größenphantasien nicht so verwirklichen zu können, wie man erhofft hatte – wir werden ständig von Traueranlässen begleitet.

Nur selten bedarf der Trauernde wirklich therapeutischer Betreuung. Allerdings gibt es in unserem Kulturkreis die Tendenz, Trauer nicht zu akzeptieren, sondern als etwas Negatives zu unterdrücken. Seitens der Ärzte gehört hierzu nicht selten die Verordnung von Psychopharmaka. Chemie ist aber allenfalls ein schlechter Ersatz für einen mitmenschlichen Umgang mit Trauernden – auch in Einrichtungen wie Altenheimen.

Hilfreich für den Umgang mit Trauernden ist es, wenn man sich die Phasen der Trauer vergegenwärtigt. Tränen und Klagen der Trauernden sind bereits der erste Schritt hin zu einem gelingenden Abschiednehmen. Wir haben heute im Unterschied zu früheren Zeiten (Ariès 1981), in denen heftigste Äußerungen von Schmerz zum Leichenbegängnis gehörten, Probleme, die Klage zu akzeptieren. Sie ist jedoch wichtig für einen gelingenden Trauerprozess und sollte deshalb nicht unterdrückt werden.

Wir müssen uns immer wieder vergegenwärtigen, dass Trauer nach einem Verlust immer auch den Trauernden selbst zum Objekt hat. Trauerarbeit (Freud 1916) bedeutet eine Ablösung, in der Szenen der Gemeinsamkeit in der Phantasie wiederbelebt werden, einer Gemeinsamkeit, von der sich der Trauernde verabschiedet. Er ist während des Trauerns mehr auf diese Szenen und weniger auf die Außenwelt bezogen. Mitunter vermittelt er so seiner Umgebung den Eindruck von Abwesenheit.

Der Umgang mit Trauernden gehört zur Altenarbeit. Mitarbeiter im Altenheim sind oft auch Überbringer einer Todesnachricht. Sie sollten dann die betroffenen Menschen nicht in ihrer Trauer allein lassen, sondern sich ihnen in dieser Situation ganz besonders zuwenden. Diese Aufgabe ist schwierig, weil häufig auch der dort Arbeitende selbst trauert, wenn beispielsweise ein langjähriger, liebgewonnener Heimbewohner verstirbt. Wichtig für einen gelingenden Trauerprozess ist es, dass die Betroffenen sich Zeit lassen.

Wir dürfen Trauernden nicht mit starren Konzepten begegnen. Es kann z. B. vorkommen, dass Kinder, die wir immer eher als unterkühlt im Verhältnis zu ihrer Mutter eingeschätzt haben, bei der Mitteilung ihres Todes unerwartet emotional reagieren. Grundsätzlich sollten wir nicht zensierend mit den Reaktionen von Betroffenen umgehen. Einerseits wissen wir zumeist viel zu wenig von ihnen, andererseits können wir oft nicht absehen, welche Reaktionen unser Verhalten bei ihnen auslösen kann. Wir sollten versuchen, uns Zeit zu lassen und zuzuhören. Tröstungen und organisatorische Vorschläge sind zwar notwendig, vorschnell geäußert dienen sie aber oft nur dazu, den Trauerprozess nicht an sich herankommen zu lassen.

- Eigene Gefühle

Der Tod eines Menschen, den wir in der Altenarbeit besonders häufig erleben und manchmal auch Angehörigen mitteilen müssen, bedeutet für uns immer wieder eine große Belastung. Verständlicherweise versuchen wir, dieser Belastung so weit wie möglich aus dem Weg zu gehen. Wir versuchen, das Gefühl der Trauer möglichst nicht an uns heranzulassen. Es gibt in uns jedoch ganz bestimmte moralisch geprägte Vorstellungen darüber, wie Trauerreaktionen sein müssten. Wir sind z. B. empört, wenn Angehörige in der Nacht keine Nachricht über den Tod ihres Familienangehörigen entgegennehmen wollen. Wir sollten mit solchen Empörungen vorsichtig sein und auch nachsichtig mit uns selbst, wenn wir mit dem Tod eines Betreuten konfrontiert werden. Wirkliche Trauer beinhaltet auch die Trauer um einen Teil von uns selbst und muss so auch begriffen werden. Moralische Vorstellungen von einer ganz selbstlosen Trauer um den Verstorbenen sind zwar kulturell tradiert, für den beruflich in der Altenarbeit Tätigen aber wenig nützlich.

Trauer ist kein selbstloser Prozess. Man trauert nicht nur wegen des Verstorbenen, sondern auch wegen des Verlustes, den man selbst erlitten hat.

- Therapie

Trauer ist eine normale Reaktion und bedarf zumeist keiner therapeutischen Eingriffe. Es genügt, wenn der trauernde Mensch nicht allein ist, wenn er, zumindest ein Stück weit, in seinem Empfinden begleitet wird. Offensichtlich fördert es die Trauerarbeit, wenn Szenen aus dem früheren gemeinsamen Leben mit dem Verstorbenen angesprochen werden und so wieder aufleben können.

Psychopharmaka („damit Sie sich nicht so aufregen, damit Sie nicht so niedergeschlagen sind") sind in der Regel unnötig. Ist der Trauernde allerdings völlig isoliert, so können sie ein Notbehelf sein – dann aber mit Trauer darüber, dass solche Notbehelfe überhaupt erforderlich sind.

3.2 Die verleugnende Antwort oder die Ausklammerung der Realität

In unserem alltäglichen Sprachgebrauch meinen wir mit *Verleugnung*, dass man die Realität nicht so anerkennt, wie sie ist. Auch im psychoanalytischen Sinn handelt es sich um die unbewusste Weigerung, die Realität anzuerkennen, und damit um etwas anderes als die *Verdrängung*, die Bewusstes ins Unbewusste verlagert (Laplanche u. Pontalis 1973). Verdeutlichen wir uns anhand von Praxisbeispielen, wie Menschen sich vor der Anerkennung schmerzhafter Realitäten schützen können.

- Begegnung

Frau B., 72 Jahre alt, reagiert relativ gefasst, als ihr Ehemann stirbt – so bekunden es zumindest ihre Angehörigen und Bekannten. Auch in der Zeit nach der Beerdigung gibt ihnen Frau B.s Verhalten keinen Anlass zur Sorge. Aber sie lebt zurückgezogen, ihre Umgebung erfährt nicht, dass für Frau B. der Partner zwar gestorben, gleichwohl aber im Alltag präsent ist. Die Dinge des Alltags erledigt sie weiterhin für ihren Mann mit, sie deckt für ihn den Tisch mit, bezieht für ihn das Bett etc. Sie setzt die gemeinsam angenommenen Gewohnheiten über den Tod des Partners hinaus fort.

Etwa ein halbes Jahr nach der Beerdigung des Mannes veranlasst der Vermieter von Frau B. eine Heizungsrenovierung. Nun kommen Handwerker in ihre Wohnung, um den Auftrag auszuführen. Früher war es der Mann von Frau B. gewesen, der sich mit Handwerkern auseinandersetzte. Jetzt, in dieser aktuellen Situation, besteht für Frau B. nicht mehr die Möglichkeit, tischdeckend und bettenbeziehend die Realität zu verleugnen. Sie muss sich der Realität stellen und sich selbst um die Handwerker kümmern. Frau B. verliert ihre Gefasstheit, fühlt sich hilflos, wird unruhig, leidet unter Schlafstörungen und entwickelt allmählich eine Depression.

Ein anderes, recht drastisches Beispiel für Verleugnung bei einer Demenzerkrankung ist rasch erzählt.

Eine Patientin, die 83 Jahre alt ist und nur noch über geringe Gedächtnis- und Orientierungsleistungen verfügt, tröstet sich mit der Bemerkung: „Meine Mutter kommt gleich.“

- Symptome

In beiden Beispielen haben die Patientinnen reale Erfahrungen aus ihrem Leben mehr oder weniger ausgeklammert, um ihr psychisches Gleichgewicht zu erhalten. Die Symptomatik zeigt sich somit weniger im emotionalen Bereich, der durch Verleugnung stabilisiert wird, sondern in Begrenzungen des Denkens und Handelns. Diese Grenzen werden gezogen, um hinter ihnen die real erlittenen Verluste nicht wahrnehmen zu müssen.

Wenn man dieses verallgemeinert, so ist Verleugnung in unserem Alltag im Übrigen allgegenwärtig, jeder von uns erfährt sie fortwährend. Wir könnten nicht unbeschwert sein, wenn wir in jedem Augenblick alles Leid der Welt im Bewusstsein hätten. Die Qualität einer Krankheit bekommt sie erst, wie unsere Beispiele zeigen, wenn die Verleugnung des Verlustes den Betroffenen unfähig macht, auf neue Anforderungen zu reagieren.

Verleugnung, d.h. die Ausklammerung der Wirklichkeit, dient zur emotionalen Stabilisierung.

- Geschichte und Verlauf

Verleugnung ist eine durchaus übliche erste Reaktion auf Verluste (vgl. S. 41). Aber nur in relativ seltenen Fällen bleibt sie stabil. Nach unseren Erfahrungen sind am ehesten Menschen betroffen, die eine sehr sprachlos enge, symbiotische Beziehung zu dem verlorenen Partner hatten.

Ein „Gebrauchswert" der Verleugnung liegt auch darin, Kränkungen abzuwehren, um das eigene Selbstwertgefühl aufrechtzuerhalten. In diesem Sinn ist Verleugnung für uns wieder alltäglich, wenn wir zum Beispiel einen selbstverschuldeten Misserfolg nicht wahrnehmen wollen und versuchen, die Ursachen hierfür auf andere zu schieben, um nicht zu unseren eigenen Fehlern stehen zu müssen. Dieses Verleugnen ist ein häufiges Phänomen, das nicht nur Einzelne, sondern auch ganze Gruppen oder sogar ganze Gesellschaften betrifft. Die Verleugnung der Erfahrungen des Nationalsozialismus bis in die 60er Jahre der Bundesrepublik hinein ist hierfür ein beredtes Beispiel. Die „Stunde Null" wurde die Grenze der Wahrnehmung, jenseits derer alles abgeladen wurde, was den raschen Aufschwung zum Wirtschaftswunder und zum „Wir sind wieder wer" hinderte.

Entsprechend der kollektiven Verleugnung (Mitscherlich 1967) gibt es auch familiäre Verleugnungsformen. Uns ist zum Beispiel eine Familie von Heimatvertriebenen bekannt, in der alle Probleme und Schwierigkeiten innerhalb der Familie auf den Verlust der Heimat und des Besitzes zurückgeführt werden. Auf diese Weise gelingt es dieser Familie, sich mit aktuellen Konflikten nicht auseinandersetzen zu müssen.

- Verstehen der Krankheitsdynamik

Verleugnung tritt dort auf, wo Realität nicht wahrgenommen und schmerzliche Erlebnisse ausgeblendet werden, um das seelische Gleichgewicht aufrechtzuerhalten. Dadurch schafft sich der Betroffene eine eigene, neue Realität, die freilich nicht mehr mit der Realitätswahrnehmung seines sozialen Umfeldes übereinstimmt.

Dieses Einengen der Realität ist nur zu verstehen, wenn man ernst nimmt, wie wichtig das seelische Gleichgewicht für den Menschen ist. Gerade bei alten Menschen führen Verluste zu einer massiven Störung dieses Gleichgewichts. In der Altenarbeit sollte man den „Wunsch", auf diese Weise mit der Realität umzugehen, anerkennen.

• Umgang

Ausgehend von diesem Verständnis, dass hinter der Verleugnung ein berechtigter Wunsch des Betroffenen steht, können wir unseren Umgang mit ihm gestalten. Es wäre verfehlt, wenn wir uns auf eine Auseinandersetzung über die falsche Realitätsauffassung des von uns Betreuten einließen.

Kehren wir noch einmal zu dem eingangs geschilderten Praxisbeispiel zurück. Der Patientin, die glaubte, ihre längst verstorbene Mutter käme bald, und die sich dieses auch nicht „ausreden" ließ, gab ein Mitarbeiter einen Zettel, auf dem der reale Sachverhalt stand. Die sonst sehr umgängliche Patientin wurde unruhig und traurig, jetzt begann sie darüber zu klagen, dass ihre Mutter gestorben sei. Nach etwa drei Tagen verstummte ihre Klage, ihre verminderte Gedächtnisfähigkeit hatte ihr geholfen, die schmerzliche Erkenntnis wieder zu vergessen. Sie war wieder ausgeglichen – und wartete auf ihre Mutter. Die Verleugnung ist auch Teil der Dynamik des Rückzugs in die Vergangenheit (S. 111–116).

Es war nicht sinnvoll, eine solche Realitätsklärung zu betreiben. Man hätte die Patientin allerdings auch nicht in ihrer Realität bestärken, sondern ihre Wünsche zur Sprache bringen sollen. Ihr Betreuer hätte zum Beispiel zu ihr sagen können: „Es wäre schön, wenn Ihre Mutter hier wäre. Aber leider sind Sie jetzt allein. Fühlen Sie sich einsam?" Durch ein solches Umgehen bieten wir unsere Nähe an, sodass das Bedürfnis nach der Mutter in den Hintergrund treten kann. Vielleicht wäre dann für die Patientin in der Geborgenheit bei uns Trauer über ihr Alleingelassenwerden möglich. Ihre Bedürfnisse an ein für sie annehmbares Leben müssen Ausdruck finden, damit sie auch in der Realität leben kann, die wir mit ihr teilen.

Auch die Frau, die den Tod ihres Partners nicht anerkennen wollte, muss in ihrem Wunsch nach der Sicherheit, die eine solche Partnerschaft geben konnte, ernst genommen werden. In neuen Beziehungsangeboten liegt die Möglichkeit, Verluste zu bewältigen. Szenen aus der Vergangenheit, in denen der Verstorbene im Gespräch wieder vergegenwärtigt wird, können ein Abschiednehmen einleiten (vgl. S. 39f). Ein schmerzfreier Verlust ist aber nicht möglich.

Durch Verleugnung werden Verluste ausgeklammert. Erst auf der Basis einer Beziehung, die auch Ersatzfunktion für das Verlorene haben sollte, kann die aktuelle Realität wieder akzeptiert werden.

- Eigene Gefühle

Wir können unsere eigenen Gefühle gegenüber Menschen, die die Realität leugnen, als sehr schwankend erfahren. Wenn wir uns sehr stark mit ihnen identifizieren, fühlen wir uns verpflichtet, dazu beizutragen, dass die schmerzhafte Realität für sie ausgeklammert bleibt. Führt die Verleugnung jedoch zu unangepassten, mitunter auch störenden Verhaltensweisen, so erzeugt dieses in uns oft Wut. Viele Leserinnen und Leser werden sich sicherlich an solch ein Gefühl erinnern, wenn sie etwa an einen dementen Patienten in einem Pflegeheim denken, der fortwährend zur Arbeit gehen will und jede Gelegenheit nutzt, um die Station zu verlassen, oder an eine Frau, die den Tod ihres Ehemannes leugnet und sich nicht auf die Regelung ihrer finanziellen Angelegenheiten einlässt. Unsere Gefühle hängen also davon ab, ob das Verhalten der Patienten, das sich aus deren veränderter Realitätswahrnehmung ergibt, unser Planen und Tun stört.

- Therapie

Die pathologische Verleugnung tritt oft im Zusammenhang mit anderen Störungen auf; entsprechend differenziert muss therapeutisch gehandelt werden.

Im Vordergrund der therapeutischen Möglichkeiten stehen *Sozio-* und *Psychotherapie*. Eine medikamentöse Behandlung ist nur ganz gezielt erforderlich, zum Beispiel, wenn gleichzeitig Schlafstörungen auftreten.

Im *soziotherapeutischen Bereich* kommt es darauf an, die Aktivitätsmöglichkeiten anzusprechen, die durch die Realitätseinschränkung beeinträchtigt sind. Hatte beispielsweise ein Ehepaar über lange Jahre hinweg nur gemeinsam Kontakte zu anderen Menschen und war der verstorbene Partner für Einladungen und Terminabsprachen zuständig, so kann es hilfreich sein, wenn wir eine Zeitlang diese Aufgaben übernehmen, soziale Kontakte aufrechterhalten oder versuchen sie wiederherzustellen. Wir können auch „verschüttete Fähigkeiten" wieder wecken. So können unsere Patienten zum Beispiel entdecken, dass sie noch immer ein schönes Bild malen können, obwohl ihre letzten Versuche oft Jahrzehnte zurück auf den Schulunterricht datieren.

In der *Psychotherapie* geht es darum, die hinter der Verleugnung liegenden Wünsche anzusprechen („schön wäre es, wenn ..., aber leider ist ..."). Es ist grundsätzlich wichtig, mit unseren Patienten in ein Gespräch zu kommen, da die Verleugnung mit einem Verstummen bzw. Nicht-zur-Sprache-Bringen einhergeht. Die Realität, unsere Realität, wird dadurch erzeugt, dass Begriffe als Repräsentanten der Realität in das Bewusstsein treten dürfen (Schlesinger-Kipp u. Warsitz 1984).

3.2.1 Abwehrmechanismen – ein Überblick

Abwehrmechanismen: Unter Abwehr versteht man in der Psychoanalyse vom Ich ausgehende Vorgänge, die das Ich vor inneren Reizen (Triebimpulsen), die meist an bestimmte Erinnerungen oder Situationen gebunden sind, schützt.

Einige Formen:

- Verdrängung: Triebwünsche, die vom Ich bzw. Über-Ich als unmoralisch bewertet werden, werden in das Unbewusste verdrängt, was sich als (psychogenes) Vergessen zeigt.
- Verleugnung: Weigerung des Subjekts, die Realität anzuerkennen.
- Projektion: Eigene Wünsche und Gefühle werden nicht (als eigene) erkannt, sondern in anderen lokalisiert.
- Isolierung: Die Verbindung von Gedanken untereinander oder Gedanken und Gefühlen wird unterbrochen.
- Ungeschehenmachen: Mechanismus, durch den Gedanken oder Handlungen als nicht geschehen erlebt werden.

3.3 Rituale als Antwort aufs Alleinsein

- Begegnung

Herr H., 86 Jahre, hat vor drei Jahren einen Herzinfarkt erlitten und ist seither jedes Jahr mehrere Monate im Krankenhaus. Er klagt über zahlreiche körperliche Beschwerden. Jetzt hat er delirante Zustände, die er als „Verbrecherträume“ beschreibt. Die Ursache des Delirs lässt sich leicht klären, es ist vorwiegend medikamentös bedingt. Herr H. hat u.a. zehn Arzneimittel täglich eingenommen, darunter ein trizyklisches Antidepressivum, das zu Halluzinationen führen kann.

Nachdem er die akute Symptomatik überwunden hat, wird er wieder Herr des Gesprächs. Nur in der Begrüßungs- und Verabschiedungssituation geht er kurz auf Ärzte und Pflegepersonal ein, sonst wiederholt er seine Krankengeschichte bzw. seine Symptomschilderung. Wenn man sich von ihm verabschieden will, kommen noch zwei bis drei neue Symptome hinzu, immer versehen mit Hinweisen, was pflegerisch oder ärztlich noch nicht getan sei. Zeichen einer Demenz sind nicht vorhanden.

Herr H. war selbstständiger Schlossermeister und hatte einen stattlichen kleinen Betrieb. Seine Töchter berichten, dass er immer die Nummer eins in der Familie war, alles habe sich um ihn gedreht. Auch jetzt dreht sich noch alles um ihn. Seine Töchter haben täglichen Kontakt zu ihm. Wenn man ihm zuhört, hat man den Eindruck, er spreche gar nicht mit einem; sein Erzählen über seinen Körper und seine Symptome erzeugt vielmehr den Eindruck, als wenn er sich selbst einen fortwährenden Lebensbeweis geben müsse. Die ihm zuhören, fühlen sich höchstens so bedeutungsvoll, wie Handlanger sich früher in seinem Betrieb gefühlt haben mögen.

Dieses ritualhafte Erzählen muss nicht an eine Krankheit gebunden sein:

Frau M., 83 Jahre, wohnt in meiner Nachbarschaft. Ihr Mann ist vor einigen Jahren verstorben, und sie hat ein großes Bedürfnis, mit anderen Menschen zu sprechen. Vielleicht weil wir beide Hundebesitzer sind, erzählt sie bei den zahlreichen Begegnungen immer wieder dieselbe Geschichte von ihrem Hund und dessen Krankheit. Es ist gleichgültig, ob man bei diesem Erzählungsritual aufmerksam zuhört oder nur dabeibleibt und ja sagt. Sie lebt während des Gesprächs zusehends auf. Man fühlt sich wie ein Bildschirm, der es Frau M. ermöglicht, sich ihr Leben zu vergegenwärtigen.

Nur selten bilden sich im Alter Zwangssymptome aus:

Herr B., 64 Jahre, ist seit zwei Jahren in Rente. Gemeinsam mit seiner Frau wollte er, befreit von der Schichtarbeit, sein Leben genießen und Reisen machen. Unglücklicherweise hat aber seine Frau vor einigen Monaten einen Schlaganfall bekommen, und alle Pläne sind hinfällig. Er, der gehofft hatte, umsorgt zu werden, fühlte sich plötzlich alleingelassen.

Herr B. war Zeit seines Lebens sehr genau, und seine Kollegen hatten ihn in scherzhafter Weise „Mister 100 %" genannt. In der jetzigen Überforderungssituation, in der nichts mehr nach Plan ging, wurde er immer unsicherer: Kontrollen waren notwendig, da er sich häufig unklar war, ob er eine Tätigkeit ausgeführt hatte. Besonders stark war die Unsicherheit beim Bezahlen; er musste das Geld immer wieder zählen, bevor er es ausgeben konnte. Er war dadurch sehr gequält und verzweifelt. Er konnte dies zur Sprache bringen, aber seine Erzählungen darüber wiederholten sich beinahe wortgleich von einer Therapiestunde zur anderen.

Eine Form der Zwangsstörung wird im Alter häufiger, der Sammelzwang.

Herr C., 73 Jahre, wurde als der Jüngste einer großen Familie in Italien geboren. Mit erst 36 Jahren ging er als Gastarbeiter nach Deutschland, arbeitete, sparte extrem und kaufte sich schließlich ein kleines Mehrfamilienhaus. Nachdem er pensioniert war, reduzierten sich seine Kontakte. Er kaufte und sammelte zunehmend an sich nützliche – wenn auch nicht in dieser Zahl – (z.B. fünf Mikrowellen und zehn alte Fahrräder), aber auch nutzlose Dinge, bis er schließlich gar seine Ausscheidungen in Büchsen und Gläsern aufhob und das Haus wegen des Gerümpels und des Gestanks kaum mehr zu bewohnen war. Wollte man einen Teil des Mülls in den Müllbehälter bringen, so entriss er einem den Müllsack, als wäre Wertvolles darin verborgen.

Eine Demenz lag bei Herrn C. nicht vor, eine gewisse Normalisierung konnte erst durch Krankenhausaufenthalte, durch Zwangsräumungen und durch eine kontinuierliche Betreuung erreicht werden. Herr C. machte den Eindruck, dass seine fehlenden zwischenmenschlichen (Objekt-)Beziehungen von ihm durch das Sammeln von Objekten ersetzt wurden.

- Typische Verhaltensweisen

Bei zahlreichen alten Menschen treten *Rituale* und *Stereotypien* auf, insbesondere, wenn sie Verluste erlitten hatten. Gespräche über früheres Leben und Handlungen werden unabhängig von der aktuellen Situation stetig wiederholt. Die Sprache hat dabei keine kommunikative Funktion mehr. Man hat den Eindruck, sie diene zur Sicherung der eigenen Person.

Ich-fremd erlebte Zwangsrituale im Alter gibt es selten. Wir konnten sie bisher nur bei Menschen beobachten, die vorher schon zwanghaft genau waren und deren Lebensplan durch Verluste beeinträchtigt wurde.

Zwangssymptome treten im Alter kaum neu auf, können aber bis ins Alter bestehen (Kipp 2005 a). Dagegen wird der Sammelzwang, der sich zu extremen Formen wie der Vermüllung steigern kann (Kipp 2005 b), vorwiegend bei älteren Menschen beobachtet. Bei Menschen, die schon immer sparsam waren und eine Sammelleidenschaft entwickelten, kann dieses Verhalten zwischenmenschliche Verluste derart dekompensieren, wie im Beispiel von Herrn C. beschrieben. Ähnliche Formen des Sammelns und der Vermüllung treten aber auch im hohen Alter bei Menschen auf, die meist schon an einer Demenz leiden und nichts mehr wegwerfen können.

- Verstehen der Dynamik

Diese Form, Rituale durchzuführen bzw. stereotype Erzählungen zu wiederholen, hat für den Betroffenen zwei Vorteile: Einmal definiert er sich damit selbst beziehungsweise den Sinn seines Lebens. In unserem Beispiel stellt sich Frau M. stets als Tierfreundin heraus. Zum anderen ermöglicht das wiederholende Verhalten, dass man nicht auf neue Beziehungen eingehen muss und so nicht in neue Abhängigkeiten kommt. Alte Menschen fragen nicht nach, ob die Zuhörer das, was sie vielleicht schon zehnmal gehört haben, wieder hören wollen.

Auch wenn diese Rituale bei stärkerer Vergesslichkeit (Demenz) ausgeprägter werden, kann dies u. E. nicht auf Gedächtnisprobleme zurückgeführt werden. Der Antrieb zu erzählen kommt aus anderer Quelle, die wir als Versuch verstehen, sich aus der Einsamkeit zu retten, ohne abhängig zu werden.

Rituale dienen dem Schutz des eigenen Selbst und zur Stabilisierung des Selbstwertgefühls.

Zwangssymptome, die unwillkürlich auftreten, haben bei der Zwangskrankheit häufig die Funktion der Gefühls- bzw. Aggressionsabwehr. Bei den Patienten im Alter ist im Zwangssymptom aber auch ein Versuch vorhanden, sich durch Kontrolle vor weiteren Verlusten zu schützen.

- Umgang

Bei stereotypen Erzählungen sind wir gewohnt, höflichkeitshalber zuzuhören, dann und wann ja zu sagen, um uns dann möglichst schnell zurückzuziehen. Wie auch bei anderen neuen Verhaltensweisen nach Verlusten gilt es, die Wünsche hinter diesem Verhalten zu erkennen und diese auch anzusprechen. Häufig geht es um den Wunsch, sich durch die Rituale den eigenen Lebenssinn vor Augen zu halten und Beziehungen so zu gestalten, dass man unabhängig von den anderen bleibt.

Ein probates Mittel, anders mit alten Menschen umzugehen, gibt es nicht. Macht man jedoch die Wertschätzung dem älteren Gesprächspartner gegenüber deutlich, so kann sich die Kommunikation auch positiv entwickeln. Wir können ihn zum Beispiel nach seinen Lebenserfahrungen fragen oder den selbstgebackenen Kuchen nach altem Rezept loben. Hierdurch kann bei älteren Menschen ein Beziehungsinteresse aufkommen. Wenn Lob nur als Beziehungstechnik eingesetzt wird, ist das anschließende Desinteresse umso enttäuschender.

- Eigene Gefühle

Die stereotypen Erzählungen und Handlungsrituale können interessant sein, solange sie für uns noch neu sind. Dann aber mag man nicht mehr zuhören, zumal in vielen Erzählungen Entwertungen zum Vorschein kommen. Frau M. flocht beispielsweise in ihre Erzählungen immer Hinweise ein, dass sie besser mit ihren Hunden umgegangen sei als wir mit unseren Hunden.

Das direkte Gegensteuern, z.B. durch den Hinweis, das habe man alles schon fünfmal gehört, bringt zwar eine Unterbrechung dieser schwierigen Situation, beinhaltet aber für den alten Menschen eine Kränkung, die das Verhältnis zu ihm noch schwieriger werden lässt. Nur ein echtes Interesse an der jetzigen Beziehung kann u. E. zu einer Unterbrechung dieser Kommunikationsform führen, und dieses Interesse ist nur schwer zu entwickeln. Viel häufiger ist es so, dass wir entnervt und als Gegenüber nicht ernst genommen einfach ja, ja sagen und uns innerlich zurückziehen. Wer sich an seine Kindheit erinnert, kann aber nachfühlen, wie wichtig Rituale für die „innere Sicherheit" sind. Kinder wollen beispielsweise immer dieselbe Gute-Nacht-Geschichte hören, um einschlafen zu können. Wenn man sich dessen bewusst ist, kann dies beim Ertragen der Rituale älterer Menschen zu mehr Gelassenheit führen.

Auch wenn Zwangskranke ohne Gefühl immer wieder von ihren Problemen sprechen, fällt es schwer zuzuhören, und Gefühle der Langeweile und Ohnmacht stellen sich ein. Vielleicht können Hilfestellungen das Kontrollbedürfnis entlasten und so die Entwicklung von Zwangsgedanken vermindern. Wir konnten Herrn B. z.B. sagen, dass er richtig gezählt hat.

- Therapie

In der Regel liegt bei solchen Verhaltensweisen kein Therapieanliegen vor, und die Vorteile, sich über das Erzählen bzw. über ritualhafte Handlungen zu stabilisieren, überwiegen wohl die Nachteile, immer einsamer zu werden.

Mit soziotherapeutischen Methoden, z.B. dadurch, dass verschüttete Fähigkeiten von früher wieder erweckt werden können, gibt es eine Möglichkeit, das Selbstbewusstsein zu stabilisieren und durch aktuelles gemeinsames Tun, Beziehungen zu entwickeln.

Psychotherapie wird nur in Frage kommen, wenn andere Symptome einen solchen Leidensdruck darstellen, dass es zu einem intensiven Austausch kommt. Gehen die Wiederholungen und Rituale in das Bild einer echten Zwangskrankheit über, besteht aber die Indikation zur Psychotherapie (Verhaltenstherapie) und zur Gabe von Antidepressiva, die auf das Serotoninsystem wirken.

3.3.1 Zwang, Ritual, Stereotypie und Tic als repetitives Verhalten – ein Überblick

Sich wiederholende Verhaltensweisen können unterschiedliche Bedeutung haben und zu verschiedenen Krankheiten gehören:

Zwangskrankheit oder Zwangsneurose (anankastisches Syndrom): Krankheitsbild, bei dem Zwangsgedanken und/oder Zwangshandlungen im Vordergrund stehen. Gegen die stereotypen Gedanken oder Handlungen, die sich dem Kranken aufdrängen, wehrt er sich vergeblich, obwohl er sie als unsinnig erlebt.

Formen:

- Zwangsgedanken sind zwanghaft sich aufdrängende Denkinhalte, wie z.B. Gedanken, sich zu beschmutzen, die eigene Gesundheit zu gefährden, daran zu zweifeln, ob man bestimmte Dinge getan oder gelassen hat etc.
- Zwangsimpulse sind sich wiederholende, zwanghaft gegen den Willen durchsetzende Impulse, unkontrollierte Handlungen auszuführen, z.B. aggressive, autoaggressive oder sexuelle Impulse, die in der Regel nicht realisiert werden.
- Zwangshandlungen sind sich wiederholende, gegen oder ohne den Willen ausgeführte Handlungen, wie z.B. der Waschzwang, das zwanghafte Nachfragen oder ein Zählzwang. Versuche, die Handlung zu unterlassen, führen zu massiven Anspannungen oder Angst.

Auftreten:

Im jüngeren Erwachsenenalter, Symptomatik bleibt im späteren Leben erhalten.

Psychodynamik:

Fixierung eines ödipalen Konflikts in der analen Phase mit starker Abwehr (Isolierung, Reaktionsbildung, Ungeschehenmachen).

Therapie:

Psychotherapie, zur Zeit vorwiegend Verhaltenstherapie. Antidepressiva, die auf das Serotoninsystem wirken.

Differenzialdiagnose:

Zwänge bei Depressionen (Grübelzwang) und bei Psychosen.

Ritual: Sich wiederholende Denk- oder Handlungsabläufe aus kultureller oder individualpsychischer Motivation.

Formen:

- Kulturelle oder religiöse Rituale wie beispielsweise das Beten des Rosenkranzes. Im Unterschied zum Zwang werden solche Rituale nicht als sinnlos empfunden.
- Von Ritualen bei Zwangskrankheiten spricht man, wenn relativ komplexe Handlungsabläufe durchgeführt werden müssen. Beispiel: Ein Patient hat die Vorstellung, dass er erblinden oder ertauben müsse, wenn Seife beim Waschen in Auge und Ohr verbleiben würden. Haare waschen braucht deshalb mehrere Stunden. Er hat komplexe Handlungsabläufe entwickelt, um diese Gefahr zu reduzieren.

Stereotypie: Äußerungen auf sprachlichem oder motorischem Gebiet, die keine Handlungsfunktionen haben und oft über längere Zeit (rhythmisch) wiederholt werden.

Formen:

Stereotype Körperbewegungen, wie Körperschaukeln, vor allem im Kindesalter (bei vernachlässigten Kindern).

Tic: Unwillkürliche, schnell einschießende, wiederkehrende muskuläre Aktionen, denen oft eine spürbare Anspannung vorausgeht.

- Auftreten: Kindheit, bei Jungen häufiger als bei Mädchen, vorübergehend oder chronisch.
- Ursachen: Nicht geklärt, in der Regel keine schwere Störung. Beispiele: Augenblinzeln, Räuspern.

3.4 Die ängstliche Antwort

Eine häufige Form der Angst ist die *Angst vor der Angst*. Wir möchten diese zunächst etwas paradox anmutende Aussage an einem Beispiel erläutern.

- Begegnung

Eine Patientin äußerte mir gegenüber, dass sie ihre Wohnung nicht mehr verlassen könne: „Es ist mir einfach nicht mehr möglich auszugehen. Immer, wenn ich es versuche, wird mir schwindlig.“ Sie erklärt sich ihr Schwindelgefühl als Symptom von Durchblutungsstörungen und versucht mit einem vom Hausarzt verordneten durchblutungsfördernden Medikament, Abhilfe zu schaffen. Im weiteren Gespräch wird deutlich, dass die Frau sich außerhalb ihrer eigenen Wohnung unsicher fühlt. Sie ist nicht mehr in der Lage, sich im Straßenverkehr, beim Einkaufen, bei Behördengängen, letztlich in ihrem weiteren sozialen Umfeld überhaupt einigermaßen frei zu bewegen. Die ihr früher fremden Gefühle kann sie am besten als Schwindelgefühle ansprechen, was dem Hausarzt ermöglicht, damit medizinisch umzugehen und Durchblutungsstörungen zu diagnostizieren und medizinisch zu behandeln. In diesem Sinn sind ihre komplexen Ängste für sie als körperlich begründet verstehbar. Sie kann der Unsicherheit aus dem Weg gehen, indem sie erklärt, sie könne aufgrund von Schwindelgefühlen ihre Wohnung nicht mehr verlassen. Dahinter steht jedoch die Angst vor den Angstgefühlen, die sie außerhalb ihrer Wohnung, ihres abgeschlossenen Schutzraumes, empfindet.

Untersuchen wir das Phänomen Angst anhand eines weiteren Beispiels.

Die 65-jährige Frau K. lebt mit ihrer Tochter zusammen, nachdem deren Ehe gescheitert war. Der Ehemann von Frau K. war im Krieg gefallen. Über Jahre hinweg gelingt dieses erneute Zusammenleben unter einem Dach. Dann lernt die Tochter wieder einen Mann kennen, mit dem sie zusammenzieht. Frau K. ist wieder allein.

Kurz nach dem Auszug der Tochter wird die Nachbarin von Frau K. überfallen. Sie hört in dem neben ihrer Wohnung liegenden Appartement heftigen Lärm, bekommt mit, dass eine ungewöhnliche Auseinandersetzung stattfinden muss. Sie öffnet die Tür und muss erleben, wie ihre Nachbarin erschlagen wird. Sie selbst kann sich vor dem Einbrecher nur unter verzweifelter Gegenwehr retten.

Seit dieser Zeit ist Frau K. entgegen ihrem früheren Verhalten sehr ängstlich, was ihr jeder sicherlich zunächst gut nachempfinden kann. Sie wechselt in kurzer Zeit dreimal die Wohnung, immer aus dem Gefühl heraus, der Einbrecher könnte sie noch immer verfolgen. Aber so oft sie die Wohnung auch wechselt, überall stellen sich nach kurzer Zeit wieder Angst und Unsicherheit ein. Nur zeitweilig kann sie noch kurze Momente der Sicherheit erleben, zum Beispiel, wenn sie in einem anderen Haus Licht sieht und weiß, dass dort ein Pfarrer wohnt. Aber diese Momente bleiben flüchtig.

Nach zwei Jahren kommen wir mit der jetzt 67-jährigen Frau K. in unserer Klinik in Kontakt. Schon bald stellt sich heraus, dass sie, die zuvor so zurückgezogen gewesen ist, zu allem anderen als zum „alten Eisen“ gehört. Gerade zu den jüngeren Ärzten entwickelt die Patientin „Flirtbeziehungen“. In Gesprächen mit ihr und in der psychotherapeutischen Reflexion, in die sie auch einbezogen ist, werden schrittweise die folgenden Faktoren der Angstentstehung deutlich:

- Die Angst resultiert aus dem Alleinsein, nachdem die Tochter ausgezogen ist.
- Die Patientin ist auf ihre Tochter, die einen Mann gefunden hat, neidisch.
- Das schreckliche Erlebnis mit dem Einbrecher fällt in eine Situation, in der Frau K. den Wunsch hat, dass ein Mann in ihr Leben einbricht, was sich jetzt aber für sie unbewusst sofort mit schlimmen Folgen verbindet.
- Über ein sehr distanziertes „Liebesverhältnis“ zum Pfarrer in der Nachbarschaft oder zum Therapeuten kann sie ihren Wunsch nach Liebe angstfrei erleben.

Nach der Gesprächstherapie trat für Frau K. das schlimme Erlebnis in den Hintergrund, ihre grundsätzlichen Probleme bestanden hingegen fort. Es blieb für sie auch nach dem stationären Aufenthalt wichtig, dass sie weiter in Kontakt mit ihrem Therapeuten blieb, wobei dieser Kontakt für sie nicht zu eng werden durfte.

Verdeutlichen wir uns die *ängstliche Antwort* noch an einem weiteren Beispiel.

Frau Sch. ist 62 Jahre alt, ledig und in einer Buchhandlung tätig. Das Betriebsklima dort ist gut, und gleichermaßen positiv schätzt sie ihr Verhältnis zu dem Inhaber der Buchhandlung ein. Die Kolleginnen von Frau Sch. sind deutlich jünger als sie. Sie bemerken ihre Isolation in ihrem Privatleben und regen sie in Gesprächen dazu an, Kontakt zu einem Mann zu suchen und eventuell eine Beziehung einzugehen.

Mit der Zeit entwickelt Frau Sch. Angstgefühle. Ist diese Angst zunächst noch auf die Zeiten begrenzt, in denen sie allein zu Haus ist, so breitet sie sich zunehmend aus, auch auf Zeiten, zu denen sie am Arbeitsplatz ist. Schließlich entwickeln sich panikartige Angstanfälle, und sie wird in unsere Klinik eingewiesen.

Dort aufgenommen, fühlt sie sich sofort entlastet. Schnell erreicht sie eine feste Position auf der Station und wird von allen anerkannt. Zu ihren Zimmerkolleginnen entwickelt sie rasch ein außergewöhnlich gutes Verhältnis. Die Beziehung zum behandelnden jungen Arzt ist von beiden Seiten aus ungewöhnlich gut. Aber jeder Schritt nach draußen, jedes Verlassen der Klinik ist wieder von panikartigen Angstanfällen begleitet.

Frau Sch. entwickelt in der Klinik ein Beziehungsfeld, das dem ihrer gewohnten sozialen Umgebung ähnelt. Nur in Zeiten der Abwesenheit ihres Arztes treten Veränderungen auf. Dann möchte sie, die sich sonst sehr an die Station klammert, die Klinik verlassen, möchte das Wochenende über beurlaubt werden, um es zu Hause zu verbringen. Nach einiger Zeit, auch nachdem sie ihre Wünsche und Enttäuschungen mit dem Arzt besprochen hat, wird sie mobiler. Aber erst während eines Urlaubs des Arztes gelingt es Frau Sch., die Klinik nach etwa fünf Monaten auf Dauer zu verlassen.

- Symptome

Der Begriff Angst hat viele Bedeutungen. *Realangst* geht von einer äußeren Bedrohung aus – wir bezeichnen sie häufig als *Furcht* –, die man von Ängsten abgrenzen kann, die durch eine „innere" Angstauslösung bedingt sind und tendenziell von einer irrealen Bedrohung ausgehen.

Der Charakter der Angst kann sehr unterschiedlich sein. Angst, wie in den geschilderten Beispielen, geht meist mit körperlichen Symptomen einher. Die Betroffenen haben Herzklopfen, Atemnot, Enge im Hals, Mundtrockenheit, Zittern etc. Angst kann ganz plötzlich auftreten und zu *Panikattacken* führen oder langsam in das Bewusstsein eintreten. Bei wiederholten Angstzuständen kann die *Angst vor der Angst* zum dauerhaften Begleiter werden, was zu einem allgemeinen Rückzugsverhalten führt. Der Rückzug ermöglicht es, der Angst bzw. der Gefahr, Angstanfälle zu erleben, aus dem Weg zu gehen. Bei Depressionen und anderen schweren psychischen Erkrankungen wird die Angst in Form von beängstigenden Gedanken erlebt. Auch diese Angst kann sich bis zur Todesangst steigern. Theoretisch kann man unterscheiden zwischen

- der Bedrohung durch eigene erotische oder aggressive Impulse bzw. durch eigene Schuldgefühle,
- der Angst, verlassen zu werden *(depressive Angst),*
- der Angst, verfolgt oder vergiftet zu werden, also einer *wahnhaften Angst,*
- der *apokalyptischen Angst,* wie sie in akuten Psychosen auftritt,
- und schließlich einer diffusen Angst in Zuständen, in denen eine Orientierung nicht möglich ist. Dieses Gefühl kann auch bei uns auftreten, wenn wir uns verirrt haben, und entspricht wohl der Angst beim hirnorganischen Abbau.

Angst ist somit einerseits ein Symptom, andererseits kann sie aber auch eine Krankheitsform sein, wenn sie sich als Angstneurose oder als Reaktion auf angsterzeugende Belastungen (Traumatisierung) entwickelt. Sie kann allgemein und umfassend sein oder sich auf bestimmte Objekte beziehen (*Phobien* gegenüber Plätzen, geschlossenen Räumen, Tieren etc.).

- Geschichte und Verlauf

Häufig gibt es schon vor dem Auftreten von Angstkrankheiten Phasen, in denen Ängste und Unsicherheiten vorhanden sind, die wieder von selbst zurückgehen *(Spontanremission)*. Werden Ängste zu stark bzw. treten diese in Situationen auf, die eigentlich nicht beängstigend sind, so werden sie als Krankheit erlebt. Kommt die *Angst vor der Angst* dazu, so wird das Verhalten eingeschränkt und Auslösersituationen werden vermieden.

- Verstehen der Krankheitsdynamik

Angst wurzelt häufig in der Kindheit. Soweit nicht äußere Umstände angstauslösend sind (Furcht), ist sie darauf zurückzuführen, dass innere, durch das Gewissen „verbotene" Triebimpulse nur mühsam unterdrückt werden können. In der Angstentstehung wiederholt sich häufig ein Stück weit die ödipale Konstellation *(Ödipuskomplex)* aus der Kindheit, in der das kleine Mädchen eine enge Beziehung zum Vater anstrebt und von der Konkurrenz der Mutter bedroht wird, eine Konstellation, die auch für den kleinen Jungen mit umgekehrter Geschlechterbeziehung gilt. Diese Bedrohung durch die Eltern wird von diesen abgelöst und in das Gewissen bzw. Über-Ich übernommen.

In den beiden letzten Fallbeispielen wird deutlich, dass die nichtverheirateten bzw. seit langem verwitweten Frauen offensichtlich abgewehrte Beziehungswünsche gegenüber Männern hatten. Durch Veränderung der Lebensumstände oder vielleicht auch nur durch das allmählich wachsende Bewusstwerden, dass man immer allein bleiben wird, können die Wünsche nach unbewusst nicht legitimierten Beziehungen und die mit ihnen verbundenen Über-Ich-Impulse so stark werden, dass Angstanfälle auftreten.

Älteren Menschen ziehen sich häufig in bedrohlich empfundenen Situationen zurück – an die Stelle der Angst tritt so in unserem ersten Beispiel aus der Praxis das Schwindelgefühl als vermeintliche Durchblutungsstörung.

Grundsätzlich hat Angst aber auch einen Signalwert, sie ermöglicht es dem von ihr Betroffenen, sich zu schützen. Dieses beeinträchtigt das Leben oft negativ, sodass wir uns überlegen müssen, wie wir mit dem Rückzug und nicht nur mit der Angst der betroffenen Menschen umgehen können (Riemann 2004; Battegay 1983).

Angst entsteht meist aus unbewussten Konflikten. Treten Angstzustände häufiger auf, werden angstauslösende Situationen bewusst vermieden (Angst vor der Angst) und das Leben eingeschränkt.

- Umgang

Angst und Unsicherheit äußern sich vorrangig in einer „medizinischen Verpackung". Die Patienten klagen über Herzbeschwerden, Schwindel und anderes mehr. Arzt und medizinisches Personal insgesamt werden als Autorität angesprochen, von der man Beruhigung und Trost erwartet. So hofft der Patient zum Beispiel nach einem EKG darauf, dass er die Auskunft bekommt, sein gesundheitlicher Zustand sei gar nicht so schlimm. Für unsere Patienten befinden wir uns dann in einer Art Elternrolle. Je nachdem, in welche szenische Position man kommt, sind wir dann liebender oder bedrohender Elternteil oder in einer rivalisierenden Geschwisterrolle.

Fühlen wir uns als geliebte Person akzeptiert, werden wir geneigt sein, entsprechend dieser Rolle zu handeln („Ich hole Ihnen etwas, damit es Ihnen wieder besser geht."). Werden wir aber in die Rolle des eher Bedrohenden gebracht, so wird auch dieses unser Verhalten beeinflussen („Stellen Sie sich nicht so an, Ihr EKG ist doch in Ordnung!"). Es ist wichtig, dass man sich dieser Rollenzuweisungen bewusst wird und sie reflektiert, anstatt sie fraglos anzunehmen. Wir sollten darüber mit Kollegen z.B. in Teamsitzungen sprechen.

Für unsere eigene innere Sicherheit bei der Arbeit ist festzuhalten: Patienten, die in dem hier geschilderten Sinn ängstlich neurotisch sind, können sich in der Realität zumeist gut zurechtfinden. Wir müssen ihnen keine Aufgaben abnehmen und stellvertretend für sie handeln. Wird die Hilfsbedürftigkeit zu sehr befriedigt, so ist dies keine Hilfe mehr; Frau Sch. z.B. wurde fähig, die Klinik zu verlassen, als der sie behandelnde Arzt in Urlaub war.

Angst ist nicht zu überwinden, wenn man angstauslösenden Situationen aus dem Weg geht. Wir müssen im Gegenteil Patienten in Situationen unterstützen und begleiten, in denen sie ihre Angst bewältigen können. Eine gezielte Konfrontation mit extremen Angstsituationen ist nur unter bestimmten therapeutischen Bedingungen sinnvoll, wie die Ergebnisse der Verhaltenstherapie zeigen.

- Eigene Gefühle

Unsere Gefühle gegenüber unter Angst leidenden Patienten hängen stark von der Rolle ab, in der wir von ihnen gesehen werden bzw. die wir ihnen gegenüber spielen. Gerade bei der ängstlichen Antwort sollten die eigenen Helferwünsche reflektiert werden. Ein junger Therapeut oder Pfleger z. B., der mit seiner Hilfsbereitschaft einer ängstlichen Patientin nahegekommen ist, wird Züge der Verliebtheit übersehen, wenn die Patientin älter ist, und vielleicht ihr Verhalten als „mütterliche Zuneigung“ empfinden. Je weniger solche Aspekte der Beziehung reflektiert werden, umso größer wird die Gefahr von Missverständnissen und Kränkungen sein. Nach unseren Erfahrungen wird man einer alten Patientin – wie in unserem Beispiel – nicht schaden, wenn man erotische Wünsche offen anspricht. Gerade bei der Reflexion der *Übertragung* und *Gegenübertragung* bei der ängstlichen Antwort müssen solche Gefühlsmöglichkeiten berücksichtigt werden.

- Therapie

In dem zuerst geschilderten Fall ging es zunächst darum zu klären, dass sich hinter dem Schwindelgefühl Angst verbarg. Mit der anfänglichen Unterstützung von angstunterdrückenden *Tranquilizern* wurde die Patientin dann in die Aktivitäten der Station einbezogen. Sie wurde mit Situationen konfrontiert, die zuvor bei ihr Angst auslösten. Hierbei achtete man aber darauf, dass sie diese Situationen bewältigen und über diese Erfolgserlebnisse wieder größere Sicherheit gewinnen konnte.

In den beiden anderen Fällen versuchten wir, die Wünsche der Patientin und die mit diesen Wünschen verbundenen Bedrohungen anzusprechen. So habe ich mit Frau Sch. über Partnerschaft und auch konkret über Heiratsanzeigen gesprochen, ohne sie drängen bzw. überreden zu wollen. In diesen Gesprächen ist es Frau Sch. möglich geworden, ihre Wünsche und Ängste in Bezug auf eine Partnerschaft auszusprechen.

Wenn Angstsymptome mit depressiver Symptomatik kombiniert sind, gestaltet sich die therapeutische Situation oft schwieriger. Denkt man z.B. an die geschilderten Probleme von Frau K., so ist die Problematik undurchsichtiger, verschlungener. In ihrem Fall haben wir auch Medikamente eingesetzt. Antidepressiva unterstützten eine Lockerung und halfen der Patientin, ihre seelischen Probleme zu bewältigen.

Das therapeutische Konzept geht immer vom Sprechen und In-Beziehung-Setzen aus. Konfrontationen mit bewältigbaren angstauslösenden Situationen und gegebenenfalls auch der überlegte Einsatz von Tranquilizern zur zeitweiligen Angstunterdrückung gehören dazu. In manchen Fällen schafft die Verabreichung von Medikamenten, vorübergehend eingesetzt, erst die Basis für eine weitergehende Therapie. Häufig werden Tranquilizer jedoch dauerhaft oder in hohen Dosen verordnet. Treffen wir auf Patienten, bei denen die Angstkrankheit gar nicht mehr sichtbar ist, sondern nur noch die Medikamentenfolgen, so ist zunächst ein Entzug erforderlich.

Grundsätzlich ist in den meisten Fällen eine Psychotherapie angezeigt (Kipp 2004a), die einzeln oder in der Gruppe vorwiegend ambulant durchgeführt werden sollte.

3.4.1 Angst- und Panikstörungen – ein Überblick

Angst- und Panikstörungen: Zusammenfassung von phobischen Störungen, Panikattacken und generalisierter Angst.

Häufigkeit:

Ca. 10 % der Bevölkerung haben Angstsymptome innerhalb eines Monats.

Symptome:

- seelisch: Gefühl der Angst, bis hin zur Todesangst, Ohnmachtsgefühl und Depersonalisation,
- körperlich: Erstickungsgefühl/Atemnot, Herzklopfen/Tachykardie, oft mit Brustschmerzen, beschleunigte Darmperistaltik/Durchfall, Harndrang, Schwäche („Weiche Knie“) und Zittern.

Phobien: Anhaltende Angst vor bestimmten Situationen, Tieren oder Gegenständen. Phobien führen häufig zu Rückzugsverhalten, um dem Angstauslöser aus dem Wege zu gehen.

Formen:

- Agoraphobie, d.h. Angst vor offenen Plätzen (griechisch Agora = Marktplatz), Menschenmengen etc., Kombination mit Panikstörung häufig.

- Spezifische Phobien, wie Angst vor Tieren (Hunden, Schlangen, Spinnen etc.), Blut, geschlossenen Räumen (Klaustrophobie); Höhenangst (Akrophobie) und Flugangst.
- Soziale Phobie, d.h., anhaltende Angst vor Situationen, in denen sich der Betroffene im Mittelpunkt erlebt (oft verbunden mit Selbstwertproblematik).

Typische Symptome:

- Erröten, Händezittern, Übelkeit, Harndrang und Angst, in Gesellschaft zu sprechen.

Panikattacken: Plötzlich auftretende, heftige Angstanfälle mit ausgeprägten körperlichen Symptomen und dadurch bedingtem Rückzug aus „Angst vor der Angst".

Dauer der Angstanfälle: meist 10–30 Minuten.

Symptome:

Tachykardie, Hitzewallung, Beklemmungsgefühl, Zittern, Benommenheit, Schwitzen, Schmerzen in der Brust, Atemnot, Angst zu sterben und viele andere mehr.

Sonderform: Herzneurose/Herzphobie: Die Panik zu sterben wird von Herzschmerzen begleitet.

Generalisierte Angststörung (Angstneurose): Langanhaltende Angst mit (unrealistischen) Befürchtungen, motorischer Spannung (z.B. Zittern) und vegetativer Übererregbarkeit (z.B. Schwitzen, Schwindel etc.).

Therapie der Angststörungen:

- stützende Gespräche
- Entspannungsverfahren, wie autogenes Training oder progressive Muskelrelaxation
- verhaltenstherapeutische Verfahren. Bei Phobien z.B. Desensibilisierung, d.h. man nähert sich der angstauslösenden Situation allmählich an, unterbricht aber bei Auftreten von Angst mit Entspannungsübungen (z.B. bei Spinnenphobie konfrontiert man sich zuerst auf Distanz mit einem Spinnenbild, bis man sich schließlich in der Nähe einer krabbelnden Spinne aufhalten kann)
- tiefenpsychologisch fundierte und analytische Psychotherapie. Die Angst weist auf unbewusste Konflikte zwischen Über-Ich (als Abkömmling der Autorität der Eltern) und Triebimpulsen hin, die in der Übertragung durchgearbeitet werden
- medikamentöse Therapie (S. 241–249) mit Antidepressiva, Benzodiazepine (keine Dauertherapie) und Betablocker.

3.5 Die sexuelle Antwort

- Begegnung

Der 57-jährige Herr K. kommt in meine psychotherapeutische Praxis. Sein Hausarzt hat ihn überwiesen. Der Mann ist sehr zurückhaltend, und nur sehr zögerlich kommen wir in ein Gespräch. Schließlich findet er den Mut zu sagen, er leide unter Potenzstörungen. Dieses belaste auch seine Ehe, da er sich von seiner Frau sexuell noch gefordert fühle. Er sei davon völlig überrascht worden, früher habe er nie Probleme mit der Potenz gehabt.

Aus seinen Berichten wird deutlich, dass er sich als Soldat als „ganzer Mann" gefühlt hatte. Nach seinem vierzigsten Geburtstag schied er mit einer Abfindung aus dem Dienst aus und wechselte beruflich zu einer Versicherung über, bei der er sich gut einarbeiten konnte. Auch diese neue Arbeit befriedigte ihn – bis die Abteilung, in der er weiterhin tätig blieb, neu organisiert wurde. Jetzt wurde ein relativ junger Mann ihm gegenüber weisungsbefugt, und das, obwohl er fachlich gar nichts bringe. Er werte ihn nur laufend ab und schikaniere ihn.

Herr K. hatte wiederholt die Kontrolle über sich verloren, ihm war am Arbeitsplatz „der Kragen geplatzt". Dadurch sei er in einer sehr schwierigen Situation. In den ständigen Auseinandersetzungen könne er nicht mehr so gut arbeiten, ihm drohe der Verlust des Arbeitsplatzes. Die Arbeitsplatzproblematik überschattet Herrn K.s Leben. Es wird in einem späteren Paargespräch deutlich, dass nicht fehlende sexuelle Potenz, sondern sein verändertes Verhalten, sein Desinteresse die Ehe belastet. Die therapeutischen Gespräche handeln dann mehr von seiner Kränkung und seinem Trotz als von der sexuellen Problematik.

Sexuelle Veränderungen können auch anders zum Ausdruck kommen:

Bei einem Besuch in einem Altenpflegeheim komme ich in den Tagesraum. Eine größere Anzahl von Patienten hält sich hier auf. Einige unterhalten sich, andere blättern in Zeitungen und Zeitschriften, viele tun auch einfach nichts. Plötzlich sehe ich, wie eine Frau, die mir aufgefallen war, weil sie im Aussehen ein wenig meiner Mutter gleicht, die Hand aus dem Hosenladen eines Mitbewohners zieht. Zunächst sicherlich eine Beobachtung, die wohl auch die meisten Leserinnen und Leser etwas befremdet hätte – wegen der Aktion, wegen der Akteure oder wegen des Rahmens? Wir werden uns später mit meinem etwas – wenn auch ungewollt – voyeuristischen Erlebnis beschäftigen.

Veränderungen des sexuellen Verhaltens werden häufig als störend erlebt und Sanktionen schon diskutiert oder durchgeführt, bevor noch klar ist, um welches Problem es geht:

Ein 76-jähriger, leicht dementer Bewohner eines Altenpflegeheimes verirrte sich nachts häufig auf dem Rückweg von der Toilette. Er erschreckte zahlreiche Mitbewohnerinnen bei dem Versuch, in ihre Betten zu steigen. In einer Teambesprechung wurde darüber diskutiert, mit welchen Sanktionen der alte Mann zu belegen sei; solch störendes, sexuell anstößiges Verhalten könne doch nicht hingenommen werden. Ich nahm an der Beratung teil und fühlte mich an meinen kleinen Sohn erinnert, der in dieser Zeit nachts auch häufig in das elterliche Bett krabbelte. Das verhalf dazu, das Verhalten des alten Mannes umzudeuten. Verhielt er sich nicht wie ein kleines ängstliches Kind, das nachts Schutz bei der Mutter sucht?

Die Wogen der Empörung, die in der Teamsitzung zunächst emporgestiegen waren, glätteten sich. So betrachtet, verlor das Verhalten des Mannes seine Anstößigkeit, und es gelang dem Team, verständnisvoller mit ihm umzugehen.

- Symptome

Im Alter treten häufig *Potenzstörungen* bei Männern auf, die somatische (Diabetes, Alkoholismus etc.) und psychische Ursachen haben. Psychologisch verlaufen bei alternden Männern alle sexuellen Prozesse langsamer und weniger intensiv (Übersichten bei Schumann 1980; Schneider 1980). In der Regel ziehen sich Frauen aber frühzeitiger als Männer von der Sexualität zurück, was sicherlich nicht nur biologisch begründet ist. Über die Anorgasmie von Frauen wird weniger häufig berichtet.

Altern wird als eine zunehmende Einschränkung der Möglichkeiten zu sexuellen Begegnungen erfahren. Nach dem Verlust eines Partners findet man im Alter nur schwer eine neue Beziehung, in der auch Sexualität ausgelebt werden kann. Aber auch zuvor ist schon in vielen Beziehungen Sexualität nur noch Erinnerung, wenn einer der Partner das Interesse an ihr verloren hat. Verbringt man das Alter in einem Heim, so unterdrücken häufig dessen institutionelle Zwänge sexuelle Partnerbeziehungen. Sicherlich nicht viel besser geht es vielen Alten, die bei ihren Kindern wohnen; dort wird Asexualität geradezu erwartet. Im Alter fehlen zudem Mobilität und häufig auch die finanziellen Mittel, neue Beziehungen einzugehen.

In dieser Situation kommt es mitunter zu Reaktionen alter Menschen – man denke an das Petting im Tagesraum des Altenpflegeheimes –, die ungewöhnlich, befremdend, vielleicht auch persönlichkeitsfremd oder pervers sind, wie etwa *Exhibitionen* vor Kindern. Bei dieser Auflistung von Adjektiven merkt man, wie vorsichtig man im Urteil sein muss. Es besteht die Gefahr, sexuelles Verhalten zu verurteilen, obwohl es in anderen sozialen Zusammenhängen teilweise akzeptiert wird. Auch dieses veranschaulicht das Erlebnis im Tagesraum.

Individuell ganz unterschiedlich sind sexuelle Aktivitäten im Alter (v. Sydow 1994). Sowohl ein Zuwenig als auch ein Zuviel bringt (Beziehungs-) Probleme mit sich.

- Geschichte und Verlauf

Frauen und Männer begreifen ihre eigene Sexualität unterschiedlich. Man kann sagen, dass es eine geschlechtsspezifische Auffassung von Sexualität gibt. Potenzprobleme, die von vielen Männern sozusagen als mechanisches Hindernis gesehen werden, weisen darauf hin, dass die eigene Sexualität als eigenständig funktionierender Apparat empfunden wird, nicht aber als eine von der Beziehung abhängende Ausdrucksmöglichkeit.

Frauen klagen weniger über den Verlust sexueller Erlebnismöglichkeiten. Das Alter dient ihnen eher als Begründung, sich sexuell zu „entpflichten".

Inwieweit die gegenwärtige Aufklärung über sexuelle Möglichkeiten im Alter Einfluss auf das Verhalten der nachalternden Generationen haben wird, bleibt vorerst abzuwarten.

Verhaltensweisen der „störenden" Sexualität oder Perversionen treten zumeist in Situationen der Vereinsamung auf, insbesondere wenn durch einen hirnorganischen Abbau die Selbstkontrolle vermindert ist. Es sei aber ausdrücklich noch einmal darauf hingewiesen, es gibt das „sexuell Störende an sich" nicht. Es hängt von den Normen und Werten ab, die eine Gesellschaft hervorbringt und die sie wiederum prägen.

- Verstehen der Krankheitsdynamik

Mit zunehmendem Alter kommt es zu einer Verlangsamung der sexuellen Reaktionen. Durch die Erwartung, diese Reaktionen müssten schnell wie früher auftreten, kommt es zu Unsicherheit und Angst. Ängste hemmen aber die sexuelle Erregungsfähigkeit, und damit kann ein Teufelskreis entstehen.

Gefühle und Phantasien wirken sich auf sexuelle Reaktionen aus. Wir werden von kurzzeitigen Gefühlen der Ohnmacht ebenso beeinflusst wie durch längerwährende Erfahrungen der Hilflosigkeit, Ärger auf den Partner oder wiedererwachende Enttäuschung. In Gesprächen über gestörte Sexualität werden solche Empfindungen gerade bei älteren Menschen besonders deutlich.

Mit fortschreitendem Alter, wenn die Möglichkeiten zu einer sozial adäquaten Partnerbeziehung aus gesundheitlichen oder äußeren Gründen (z.B. durch Verlust des Partners oder durch institutionelle Zwänge) schwinden, kann es zur sozialen Entkopplung sexueller Verhaltensweisen kommen. Einzelne sexuelle Verhaltensweisen kommen dann als „störende“ oder „perverse“ Sexualität zum Tragen und erschrecken Pflegekräfte und Ärzte, z.B. wie ein dauerndes Spielen am Genitale oder das Zeigen des Geschlechtsteils. Mit dem Verlust einer „reifen“ sexuellen Partnerschaft kann es also zu einem Rückgriff auf frühere Verhaltensweisen und Befriedigungsformen (Regression) kommen.

In der Kindheit werden verschiedene Entwicklungsstadien durchlaufen. Dabei verlagern sich die erogenen Zonen – und damit die Möglichkeiten zur Lust bzw. zur Befriedigung – vom Mund zum After und schließlich zum Geschlechtsorgan. Wenn die genitalen sexuellen Möglichkeiten nicht mehr hinreichend praktiziert werden können, kann sich im Alter diese Zentrierung auf die Geschlechtsorgane wieder lockern. Frühere Befriedigungsformen werden reaktiviert. Homosexuelle bzw. lesbische Tendenzen können, wenn auch lediglich in spielerischen Formen, entwickelt werden. Bildlich gesprochen: Wenn der kanalisierte Hauptstrom der Sexualität gestaut wird, werden nicht mehr genutzte Flussbetten überflutet.

- Umgang

Erotik und Sexualität spielen auch im Alter noch eine große Rolle, wenngleich diese immer noch tabuisiert sind. Selbst bei der Arbeit mit einer Gruppe schwer dementer Patienten stehen Sexualität und Beziehungsprobleme oft im Mittelpunkt der Gedanken und Gefühle der Teilnehmer.

Gehen wir zuerst auf die sexuelle Funktionsminderung ein. Mit älteren Männern, die eine Potenzproblematik entwickeln, wird man in Heimen oder vergleichbaren Einrichtungen selten konfrontiert. Betroffene bringen ihr Problem in der Praxis des Hausarztes oder beim Psychotherapeuten vor, wenn sie es überhaupt artikulieren. Wie groß dieses Problem ist, ist an dem Medienereignis des potenzstabilisierenden Medikaments „Viagra“ deutlich. Wichtig ist es, die Verlangsamung der sexuellen Reaktionen anzusprechen, sodass die Betroffenen ihre veränderten Reaktionsweisen besser einschätzen lernen. Man empfindet im Gespräch ihre Verletzlichkeit und neigt dazu, sehr vorsichtig und sehr behutsam mit ihnen umzugehen. Hierdurch wird es oft sehr schwer, Gefühle und Phantasien sowie auch ganz konkrete Lebenszusammenhänge zu besprechen.

Ein 56-jähriger Alkoholiker berichtete mir beispielsweise nach dem erfolgreichen Abschluss einer Alkoholentwöhnungskur, dass er impotent sei. Ich ließ mich zunächst dazu verführen, mit ihm über die körperliche Ursache für die Veränderungen der sexuellen Reaktionsfähigkeit beim Älterwerden zu sprechen, ihn über den Zusammenhang zwischen Alkoholmissbrauch und Potenzproblemen aufzuklären. Im weiteren Gespräch wurde aber deutlich, dass der Patient überhaupt keine sexuelle Beziehung hat. Sein Problem war, dass er sich eine solche Beziehung wünscht und meint, „sexuell dafür richtig funktionieren zu müssen". Das weitere Gespräch nahm dann natürlich einen anderen Verlauf, als es sich für mich zunächst abgezeichnet hatte.

Schwierig wird der Umgang, wenn wir für alte Menschen, die betreuungsbedürftig geworden sind, Verantwortung tragen. Oft geht es dabei um unsere Fähigkeit zur Toleranz. Warum sollten wir den Generationen unserer Eltern und Großeltern, wenn wir fürsorgliche Aufgaben übernehmen, Sexualität untersagen? Der Wandel gesellschaftlicher Normen vollzieht sich sehr langsam. Ein Stück weit kann man dazu beitragen, einer als richtig erkannten freieren, den tatsächlichen Bedürfnissen entsprechenden Lebenspraxis zur Entfaltung zu verhelfen.

Die landläufige Meinung, alte Menschen seien verklemmt und unfähig, über Sexualität zu sprechen, ist nach unserer Erfahrung falsch. Wir haben wiederholt erlebt, dass man mit alten Menschen dieses Thema offener besprechen kann als zum Beispiel mit einer Gruppe jugendlicher neurotischer Patienten. Wenn wir im Umgang mit alten Menschen sexuelle Wünsche und Phantasien ansprechen bzw. dieses Ansprechen zulassen, so wird bereits dadurch eine Entlastung und Entspannung erreicht.

„Bin jung gewesen,
kann auch mitreden,
und alt geworden,
drum gilt mein Wort."

(E. Mörike, Rat einer Alten 1832)

Wir haben nie erlebt, dass das Reden über Sexualität zu irgendwelchen ernsthaften sexuellen Forderungen geführt hat. Die Trennungslinie zwischen Wunschphantasien und der Realität ist alten Menschen sehr bewusst. Ausgenommen hiervon sind manische Patienten, die wir unter den älteren allerdings nur sehr selten antreffen.

Toleranz hängt mit der Reflexion der eigenen Gefühle und Phantasien zusammen.

- Eigene Gefühle

Die meisten von uns haben die Erfahrung, dass es schwierig ist, mit den eigenen Eltern über sexuelle Regungen und Probleme zu sprechen. Wir können uns die Sexualität unserer Eltern oder Großeltern nur schwer vorstellen. Wir erleben an uns selbst, dass wir aufgrund unserer Verletzlichkeit um unsere eigene Sexualität dicke Mauern gegenüber anderen ziehen. Stillschweigend akzeptieren wir diese Bollwerke auch bei den älteren Menschen, für die wir arbeiten. Sprechen wir mit den von uns betreuten Frauen und Männern taktvoll über Sexualität, so müssen wir nicht befürchten, dadurch „Schaden“ anzurichten.

- Therapie

Psychische Ursachen bei sexuellen Funktionsstörungen können angenommen werden, wenn organische ausgeschlossen wurden (beim Mann durch den Hautarzt oder Urologen, bei der Frau durch den Frauenarzt). Bei der männlichen Impotenz gibt es Mittel wie Viagra, die bei sexueller Erregung die Erektion fördern. Bei der Angst, sexuell zu versagen, kann evtl. ein angstlösendes Benzodiazepin helfen. Es besteht dabei die Gefahr, für sexuelle Handlungen zu müde zu werden.

Zur Sexualtherapie älterer Frauen ist bisher weniger bekannt.

Im Gespräch mit Menschen, die unter Sexualstörungen leiden, kommt es darauf an, die geäußerten Probleme in ihren biografischen Kontext zu stellen. Wir müssen die Lebenswirklichkeit unserer Patienten herausfinden, um ihre Schwierigkeiten auch als Störung ihrer Beziehungen zu anderen Menschen zu verstehen.

In der Sexualtherapie haben sich Paartherapien nach Masters und Johnson (1966; 1970), in denen sexuelle Verhaltensweisen eingeübt werden, besonders bewährt. Allerdings sind sie bislang kaum bei älteren Paaren angewandt worden.

Liegen den sexuellen Störungen Angst oder andere Probleme zugrunde, so können Gesprächsgruppen ein gutes Mittel sein, die damit verbundenen Phantasien und Gefühle zu besprechen.

Therapie im engeren Sinne bei Verhaltensweisen „störender“ Sexualität ist in der Regel bei Demenzerkrankten nicht möglich. Hier kommt es mehr darauf an zu klären, ob der Mangel an Zärtlichkeit und körperlicher Zuwendung zu solchen Handlungen führt. Hier könnte durch mehr körperliche Zuwendung bei der Körperpflege z.B. Abhilfe geschaffen werden. Außerdem kommt es darauf an, die eigenen Normen und Werte zu hinterfragen und die soziale Situation so zu gestalten, dass für alte Menschen ein Intimleben möglich bleibt.

3.5.1 Sexuelle Funktionsstörungen, Störungen der Geschlechtsidentität und Paraphilien – ein Überblick

Sexuelle Funktionsstörungen: Funktion und Ablauf der sexuellen Erregung ist gestört.

Formen:

- Störungen des sexuellen Verlangens: Dazu gehören sowohl mangelnde Fähigkeit zur sexuellen Befriedigung als auch gesteigertes sexuelles Verhalten.
- Störungen der sexuellen Erregung (im Alter häufiger)
  Bei Männern: Erektionsstörung (fehlende Gliedsteifung). Bei organischen Störungen fehlt die nächtliche oder morgendliche Gliedsteife.
  Bei Frauen: Störung der Erregung mit fehlender vaginaler Sekretion.
- Orgasmusstörungen (wahrscheinlich im Alter nicht häufiger): Bei Männern: z.B. Ejakulatio praecox (vorzeitiger Samenerguss). Bei Frauen: Orgasmus tritt nicht auf.
- Sexuell bedingte Schmerzen: Bei Frauen: Vaginismus, d.h. psychisch bedingte Verkrampfung der Muskulatur in der Scheidenwand mit Schmerzen.
  Ursachen: Körperliche (in 20 %) und seelische Gründe. Angst und Depression hemmen sexuelle Funktionen.

Störung der Geschlechtsidentität: Tiefe Unzufriedenheit mit dem körperlichen Geschlecht und anhaltender Wunsch, die Rolle des anderen Geschlechtes teilweise oder vollständig anzunehmen.

Formen:

- Transsexualismus, d.h. der Wunsch, als Angehöriger des anderen Geschlechtes zu leben und anerkannt zu werden. Therapie: Namensänderung

sowie hormonelle und chirurgische Umwandlung nach Begutachtung und Psychotherapie ab dem 24. Lebensjahr möglich.
- Transvestitismus, d.h. vor allem bei Männern auftretender Wunsch, sich in Frauenrollen und Frauenkleidern zu realisieren.

Paraphilien (Störungen der sexuellen Vorlieben): Fixierte Formen sexueller Befriedigung, die an außergewöhnliche Bedingungen geknüpft sind.

Einige Formen:

- Fetischismus: Gebrauch von Objekten (z.B. weibliche Unterhosen), um sexuelle Erregung zu bekommen.
- Exhibitionismus: Das Zeigen der Geschlechtsteile vor Fremden mit gleichzeitiger Selbstbefriedigung. Im Alter kann dies eine Ersatzhandlung sein.
- Voyeurismus: Wiederkehrende sexuelle Impulse, Menschen, die sich entkleiden oder sexuelle Handlungen durchführen, zu beobachten.
- Pädophilie: Wiederkehrende, starke sexuelle Impulse, sexuelle Aktivitäten mit Kindern unter 13 Jahren durchzuführen.

3.6 Flucht in die Aktivität oder die agierende Antwort

- Begegnung

Herrn W., 74 Jahre alt, trifft die Nachricht vom Tod seiner ihm nahestehenden Schwägerin unvorbereitet. Er bekommt einen Kreislaufkollaps und muss in ein Krankenhaus eingeliefert werden.

Dort gerät er in einen sehr starken Erregungszustand, er schlägt fortgesetzt mit dem Kopf gegen die Bettkante und versucht, die Infusionsschläuche durchzubeißen. In dem Krankenhaus wird die Entscheidung getroffen, Herrn W. in unsere psychiatrische Klinik zu verlegen. Hier äußert er mir gegenüber Suizidabsichten. Da seine Erregung anhielt, mussten wir ihn zunächst medikamentös dämpfen, ihn erst in die Lage versetzen, eine weitere Behandlung anzunehmen. Als ich Herrn W. am nächsten Morgen aufsuche, wirkt er ruhiger und zugleich traurig. Er bittet mich, möglichst umgehend entlassen zu werden. Seine gleichfalls anwesende Ehefrau unterstützt ihn dabei. Es wird deutlich, dass der Patient starken Ängsten ausgesetzt ist und dass durch den Tod der Schwägerin seine eigenen Todesängste mobilisiert wurden. In seinem Kampf gegen das Krankenhaus versucht er, seine eigenen Todesängste zu bezwingen – er ist ihnen nicht mehr passiv ausgeliefert. Nachdem dieses geklärt war, gab es keinen Grund für einen weiteren Verbleib des Patienten. Er war nicht mehr suizidal und konnte entlassen werden.

Nicht nur Angst, sondern auch Wut kann Grundlage eines solchen Verhaltens sein:

Eine ganze türkische Großfamilie kommt ratlos in unsere Klinik, sie werden mit der sechzigjährigen Ehefrau und Mutter nicht mehr fertig. Die Frau befindet sich ganz offensichtlich in einem Anfallszustand: Ihre Arme sind in ständiger Bewegung und ihr Mund ist verzerrt. Frau A. ist nicht ansprechbar, sie reagiert nicht mehr auf ihre Umwelt. Nur die Augen wirken nicht starr, wenn man mit den Fingern die Lider anhebt. Während der Untersuchung verstärken sich plötzlich ihre Bewegungen immer mehr, sie nimmt den Ausdruck einer fortwährend Spuckenden an.

Nach einer Weile kommt sie zu sich und kurz darauf ist es Frau A. peinlich, dass ihre Zahnprothese fehlt, dass ich ihren zahnlosen Mund sehen kann. Neurologische und apparative Untersuchungen ergeben keinerlei Hinweise auf ein Anfallsleiden. Erst in Gesprächen mit der Patientin wird deutlich, wo die Ursachen ihres Leidens liegen. Sie weist selbst darauf hin, dass sie Probleme mit ihrer Schwiegertochter hat. Sie fühlt sich von ihr fortgesetzt gedemütigt und muss doch mit der Schwiegertochter und der ganzen übrigen siebenköpfigen Familie eine Dreizimmerwohnung teilen. Diese räumliche Enge, diese Nähe zur Schwiegertochter hat Frau A. nicht mehr aushalten können. Nachdem ihr Sohn mit seiner Ehefrau aus der gemeinsamen Wohnung ausgezogen war, traten bei Frau A. keine Symptome eines seelischen Leidens mehr auf.

- Symptome

Bei beiden geschilderten Fällen stehen Handlungen bzw. motorische Aktionen im Vordergrund. Die Abscheu vor der Schwiegertochter wird in dem einen Fall wie ein psychomotorischer epileptischer Anfall mit verächtlichem Spucken inszeniert. In dem anderen Fall wird die Angst um die eigene Gesundheit auf eine aggressive Auseinandersetzung mit dem Krankenhaus, das für das Bedrohliche steht, verlagert. Der Zusammenhang zwischen der Anfallssymptomatik und dem Konflikt mit der Schwiegertochter war der Betroffenen unbewusst. Der Konflikt wurde symbolisch dargestellt; diese Verlagerung eines seelischen Konfliktes in körperliche Symptome nennt man *Konversion*. Konversionssymptome treten in der Regel im motorisch-muskulären System und im Bereich der Sinnesorgane auf.

Körperliche Symptome bzw. deren Einsatz können zu Beziehungskonflikten führen. Wir kennen aus unserer Arbeit mit alten Menschen alle den mitunter mit einiger Verzweiflung geäußerten Satz: „Alles, was sie hören soll, hört sie nicht, was sie aber nicht hören soll, das bekommt sie bestimmt mit." Hinter der Hörminderung kann der Wunsch stehen, unliebsame Aufforderungen aus dem Bewusstsein auszuklammern.

■ *Konversionssymptome stellen seelische Konflikte körperlich dar.*

Das Ankämpfen gegen das Krankenhaus in dem ersten Beispiel ist eine bewusste, wenn auch keine zielgerichtete Reaktion. Solche Aktionen dienen zur Entlastung von Gefühlsspannungen, wobei agierende Handlungen beinahe automatisch ablaufen.

• Geschichte und Verlauf

Jede Handlung hat eine mehrfache Begründung. Das Begründungsspektrum reicht von rationaler Zweckbestimmung bis hin zu unbewussten Wiederholungen kindlicher Wünsche. Dem Handelnden – wie seiner Umgebung – ist im Alltag in der Regel nicht bewusst, wie sein Handeln tatsächlich motiviert wird. Psychiatrisch relevant wird Handeln dann, wenn zeitweilig oder dauerhaft die unbewussten Motive die bewussten überwuchern.

In unserem Kulturkreis steht man offenem Agieren, d.h. theatralischen Konfliktdarstellungen, sehr kritisch gegenüber. Dazu hat die Popularisierung der Psychoanalyse beigetragen. In anderen Kulturkreisen, wir können das z.B. in der südamerikanischen Literatur und in deren Verfilmung erleben, ist die theatralische Konfliktdarstellung hingegen eine alltägliche Verhaltensweise, die in der Gesellschaft auch die entsprechende Akzeptanz findet.

Offenen hysterischen Anfällen begegnen wir zumeist nur bei ausländischen Patienten. Häufig ist die Darstellung eines Konversionssymptoms der Kultur angepasst; es wird als körperliches Symptom oder als individuelle Eigenart und nicht als unbewusst motivierte Darstellung einer Konfliktsituation wahrgenommen. Beispielsweise kam bei der Analyse eines 50-jährigen Patienten zum Vorschein, dass er, der Liebling der Mutter in der Kindheit, mit seiner relativ hohen Stimmlage auch jetzt sich noch unbewusst darum bemüht, ein „guter Junge" zu sein. Kaum war ihm dies bewusst geworden, veränderte sich seine Stimmlage.

In Situationen, in denen die Ausdrucksmöglichkeiten nicht mehr ausreichen, Gefühle und Gefühlsspannungen auszudrücken, dienen Aktionen dazu, diese abzureagieren. Dies kann sich z.B. im gesellschaftlich geduldeten schnellen Autofahren zeigen, jedoch auch in Reaktionen, in denen, wie bei Herrn W., die passiv erlebte Angst und Verzweiflung in ein aktives Sich-Wehren umgekehrt wird. Wie mit Gefühlsspannungen, z.B. mit Enttäuschungen *(Frustration),* umgegangen werden kann, hängt auch mit der Entwicklung in der frühen Kindheit zusammen. Bei sich widersprechenden Gefühlen kann eine Entlastung dadurch erfolgen, dass Gefühle voneinander abgespalten und auf andere Menschen *projiziert* werden (Kernberg 1988).

- Verstehen der Krankheitsdynamik

In der agierenden Antwort sind also zwei Reaktionsformen, die zur Abfuhr seelischer Konfliktspannungen dienen, zusammengefasst, nämlich

- die *Konversion* bei der Hysterie und
- die *Dissoziation* (Spaltung).

Den Konversionsformen liegen häufig sexuelle Konflikte zugrunde. Sie treten im Alter seltener auf (Rassek 1988).

Unter Dissoziation *(Spaltung)* wird eine allgemeinere Reaktionsform verstanden, bei der jeweils Teile des Seelenlebens voneinander abgespalten werden, auch in körperliche Reaktionen verlagert werden können, die nicht, wie bei der Konversion, symbolischen Ausdruckscharakter haben. Diese Reaktionsformen entwickeln sich im ersten Lebensjahr, während die Konversion mit der Fähigkeit zur Symbolbildung auf eine spätere Entwicklungsstufe zurückgeführt wird. Durch die Verluste im Alter kann es, wie bei schweren *Traumatisierungen,* auch bei Menschen, die lange Zeit ihres Lebens psychisch stabil waren, zu Dissoziationen kommen.

Klinisch kann sich die Dissoziation als Agieren zeigen. Unter Agieren versteht man ein Abreagieren von Gefühlsspannungen, das durchaus auch einen selbstschädigenden Charakter annehmen kann. Mancher von uns hat schon selbst erlebt, dass sich am Arbeitsplatz erlittene Frustrationen in aggressivem Verhalten zu Hause entluden.

Von *Agieren* in engerem psychoanalytischen Sinne spricht man, wenn in der psychotherapeutischen Behandlung ein früherer Konflikt zuerst handelnd wiederholt wird, bevor er erinnert werden kann.

Auffallende Aktionen können auch körperliche Ursachen haben, wobei man durch den Ausdrucksgehalt leicht auf eine falsche Fährte gelockt werden kann. Solche Aktionen können z.B. durch eine plötzliche Durchblutungsstörung des Gehirns ausgelöst werden. Bei Menschen mit beginnender Demenz können schon kleinere Verunsicherungen zu ähnlichen Symptomen führen. Auch eine behandelte Zuckerkrankheit bei Unterzuckerung oder die Nebenwirkungen einer medikamentösen Therapie können theatralisch wirkende Aktionen herbeiführen. In solchen Fällen ist eine klinisch-neurologische Untersuchung und eine genaue körperliche Diagnostik notwendig. Wenn es sich um psychogen ausgelöste Aktionen handelt, weisen ausdrucksstarke Konversionssymptome auf eine hysterische Neurose hin, während gefühlsbeladene Aktionen für „frühe Störungen" (d.h. Störungen, die früh in der Entwicklung entstehen wie z.B. das Borderline-Syndrom) typisch sind.

Offensichtliches Agieren hat nicht immer seelische Gründe. Verursachende körperliche Krankheiten müssen ausgeschlossen werden.

Im Alter kann es nach Verlusten zur Regression auf frühkindliche Reaktionsmuster kommen. Agieren muss nicht pathologisch sein. Es kann vielmehr eine aktive Form der Anpassung darstellen. Wenn jedoch durch das Agieren das Gegenteil von dem erreicht wird, was bewusst angestrebt wurde, wie im Fall von Herrn W., dessen Angst vor dem Krankenhaus dazu führte, dass er in der Klinik festgehalten wurde, ist therapeutische Hilfe ebenso notwendig wie bei selbstschädigenden Aktionen. Hilfe ist jedoch schwierig, wenn der Agierende durch eine projektive Abwehr sich von seinen Helfern bedroht fühlt.

- Umgang

Die Dramaturgie des Agierens ruft vielfach einen Handlungszwang beim Helfer hervor. Spontane Hilfe wird bis hin zur Notfalluntersuchung in Szene gesetzt. Dabei wird der Hauptakteur so lange ernst genommen, solange nach einer körperlichen Ursache seines Verhaltens gesucht wird. Kann man diese endlich ausschließen, so tendieren wir dazu, diese Patienten abzuwerten („Was soll das alles, es ist schließlich nichts zu finden?"). Man fühlt sich an der Nase herumgeführt, und mitunter lässt man sich wohl auch zu Vorwürfen gegen den Patienten hinreißen. Im Resultat ist dann unser Umgang mit Betroffenen dadurch gekennzeichnet, dass wir ihnen zunächst ein Übermaß an Hilfe angeboten haben, um uns schließlich von ihnen zurückzuziehen. Ein solches Verhalten kann die krankhaften Reaktionen der Betroffenen noch verstärken.

Unsere bisherigen Erfahrungen zeigen, dass es zunächst darauf ankommt zu klären, welche Wünsche und Ängste in der theatralischen Darstellung zum Ausdruck kommen. Gerade wenn sich seelische Konflikte in dieser dramatischen Weise äußern, müssen wir besonders offen dafür sein, ihre Motive herauszufinden. Mit älteren Menschen, die theatralisch auf Konflikte antworten, kann man erfahrungsgemäß leichter die zugrunde liegenden seelischen Konflikte erarbeiten als mit jüngeren.

Grundsätzlich erfordert die agierende Antwort ein besonders gutes Zuhören, um von der Ebene der Handlung zum Sinn der Aussage bzw. zur zugrunde liegenden Konfliktspannung vorzudringen.

- Eigene Gefühle

Theatralische Darstellungen wirken auf uns zunächst sehr beängstigend. Wird uns dann bewusst, dass die Situation gar nicht so dramatisch gewesen ist, wie wir es zunächst angenommen hatten, so kann bei uns leicht Ärger auf den Patienten entstehen.

- Therapie

Bei der Konversion ist es wichtig, dass wir unsere Patienten gut verstehen lernen, damit sie nicht mehr „die Bühne brauchen", um ihr Problem wenigstens zeigen zu können, das ihnen selbst noch nicht oder nicht voll bewusst ist. Das Verstehen beinhaltet auch ein moralisches Verstehen und Akzeptieren, das – da häufig Gewissens- oder Über-Ich-Konflikte vorliegen – entlastend auf den Patienten wirkt. Zunächst erfordert das Verstehen Zeit. Wir müssen, wie in dem Fall der türkischen Patientin, abwarten können, bis der Akteur aus seiner Rolle herausgefunden hat. Am Beginn unseres Kontaktes mit einem Betroffenen werden wir meist nur einfach dabeisein, dasitzen und abwarten, bis er wieder zur Sprache gefunden hat. Zuhören und Zeitlassen führen gerade bei älteren Patienten am schnellsten zum Ziel.

Wenn die Erregung eines Patienten nicht zu bremsen ist oder wenn in der Praxis des Arbeitsalltags leider keine hinreichende Zeit für eine persönliche Hinwendung besteht, so können kurzfristig Tranquilizer verabreicht werden, um ihm zu helfen, sich zu beruhigen. Das Gespräch hat in der Therapie aber den höchsten Stellenwert. Der Fall von Frau A. zeigt, dass Kriseninterventionen unter Einbezug von Familienangehörigen sehr sinnvoll sein können.

Für ein vertieftes Verstehen von Patienten ist es wichtig, dass nicht nur in Notsituationen das Gespräch aufgenommen wird. Denn das Zuhören ist in diesen Situationen besonders schwierig, weil wir zahlreichen medizinischen Handlungszwängen unterliegen. Wir müssen vielmehr mit unseren Patienten im Gespräch bleiben bzw. ihnen eine am besten ambulant durchzuführende Psychotherapie empfehlen.

3.6.1 Konversionsneurosen und „frühe" Persönlichkeitsstörungen (mit Borderline-Syndrom) – ein Überblick

Problem: Die internationalen Klassifikationen (ICD 10 und DSM 4) bei diesen Diagnosen sind widersprüchlich.

Konversionsstörung: Psychogene körperliche Störungen im Bereich der Bewegungsfunktion oder der Sinneswahrnehmung (als symbolischer Ausdruck psychischer Konflikte).

Formen:

- Bewegungsstörungen, wie Lähmungen, Ataxie (d.h. unkoordinierte Bewegungsabläufe), Zittern, Stimmlosigkeit (Aphonie) etc.
- Krampfanfälle, wobei die Unterscheidung von epileptischen Anfällen manchmal schwierig ist, zumal wenn gleichzeitig eine Epilepsie vorliegt.
- Sinnes- und Sensibilitätsstörungen, wie Seheinschränkungen, Taubheit, Gefühllosigkeit der Haut etc.

Typische psychische Kennzeichen:

- Auftreten nach Versuchungs- und Versagenssituationen und nach Belastungen,
- häufig bei erotischen oder sexuellen Konflikten mit Eifersucht,
- trianguläre zwischenmenschliche Beziehungsstruktur (Dreiecksbeziehungen).

Therapie:

Gutes Ansprechen auf (analytische) Psychotherapie, wenn der Krankheitsgewinn (z.B. Rentenbegehren) nicht zu groß ist.

Frühe (Entwicklungs-) Störungen: Desintegration verschiedener seelischer Funktionen (des Selbst) durch Spaltung, also intrapsychische Dissoziation.

Formen:

- Psychogene Erinnerungsstörung, meist im jüngeren Erwachsenenalter mit einem Vergessen der eigenen Biografie. In der Gerontopsychiatrie Übergang zur Pseudodemenz.
- Psychogener Stupor, d.h. ein psychogenes Erstarren. Differenzialdiagnostisch muss an einen Übergang zur Katatonie gedacht werden.
- Multiple Persönlichkeitsstörung. Innerhalb eines Individuums existieren zwei oder mehrere Persönlichkeitszustände voneinander gespalten.
- Borderline-Persönlichkeitsstörung. Diese ist durch die Unfähigkeit gekennzeichnet, innere Gefühlsspannungen auszuhalten, was dazu führt, dass durch Aktionen und Beziehungsabbrüche eine Spannungsentlastung herbeigeführt wird. Dadurch kommt es zu sozialer Desintegration oder zu Suchtverhaltensweisen. Selbstverletzungsverhalten ist häufig. Schwere Traumata (z.B. Vergewaltigung) sind häufig in der Vorgeschichte.
- Narzisstische Persönlichkeitsstörung. Bei dieser Störung mit inkonstantem Selbstbild kann das Gefühl der Großartigkeit in Wertlosigkeit umschlagen. Beziehungen zu anderen Menschen werden zur Stabilisierung des eigenen Selbstwertgefühls gebraucht.

Typische Kennzeichen:

- Spaltung, Identifizierung und Projektion sind typische Abwehrmechanismen,
- Zweierbeziehungen können ganz eng sein und haben dann Ausschließlichkeitscharakter (keine triangulären Beziehungen),
- äußere und nicht innere Konflikte stehen im Vordergrund,
- Therapien werden häufig abgebrochen,
- langfristiger Verlauf, oft ohne erkennbaren Beginn.

3.7 Die Suche nach Ersatz oder die süchtige Antwort

In diesem Abschnitt werden nur die Alkohol- und die Tranquilizerabhängigkeit beschrieben, weil andere Suchtformen bei alten Menschen glücklicherweise (noch) kaum auftreten. Nutzer harter Drogen (wie Heroin) sterben entweder früh oder stellen diesen Konsum zumeist bis zum 40. Lebensjahr ein, manche steigen auch auf Alkohol bzw. Tabletten um.

- Begegnung

Neunmal bin ich ihm in den letzten 10 Jahren in unserer Klinik begegnet, Herrn P., der bei seiner letzten Aufnahme inzwischen 73 Jahre alt geworden war, und stets erschien er in einem angetrunkenen und leicht verwahrlosten Zustand.

Im Gespräch möchte er über seine Kindheit nichts berichten, über seine weitere Biografie gibt er hingegen Auskunft. Mitbedingt durch die Kriegsjahre ist Herr P. ohne Berufsausbildung geblieben. Dennoch hat er im kaufmännischen Bereich einen beruflichen Status erreicht, der seine Persönlichkeit prägt und in seinem ganzen Verhalten deutlich wird. Zweimal war Herr P. verheiratet, doch beide Ehen scheiterten, und so lebt er schon seit längerer Zeit allein. Kurz vor der letzten Begegnung in unserer Klinik wurde Herr P. im Magen-Darm-Bereich operiert.

Alkohol ist ständiger Begleiter von Herrn P., zumeist aber ein unauffälliger. Dann ist er in seinen „normalen“ Trinkphasen. Immer wieder durchlebt Herr P. Phasen, in denen sein Alkoholkonsum sprunghaft ansteigt. Über Tage bis Wochen hinweg leert er täglich eine Flasche Schnaps in Gesellschaft großer Mengen Bier. Am Ende dieser Phasen, die immer kürzer werden, steht dann die Aufnahme in eine Klinik. Für ihn ist diese Entwicklung beinahe zu einer von ihm akzeptierten Gewohnheit geworden: Er leide eben an depressiven Phasen, aufgrund der jüngst erlittenen Operationen seien diese noch schlimmer geworden. Ein Interesse, sein Alkoholproblem grundlegender zu hinterfragen, ist bei dem Patienten nicht zu erkennen.

In der ersten Zeit nach der Aufnahme kommen wir mit ihm auf der Station sehr gut aus. Er zeigt sich einsichtig. Er erscheint hilfsbedürftig, und für eine kurze Zeit können wir zu ihm ein warmes, ja mütterliches Verhältnis entwickeln. Aber dieses hält nicht lange an. Schon bald entwickelt sich bei uns Ärger auf Herrn P., der zunehmend Zweckrationalisierungen für sein Problem sucht: „Ich weiß gar nicht, was ich hier soll, eigentlich habe ich doch nur Probleme mit dem Magen.“ Er beginnt, mit medizinischem Vokabular seine Problematik zu beschreiben, die nicht mehr zu ihm zu gehören scheint.

Aber nicht nur Alkohol kann abhängig machen:

Die 63-jährige Frau L. ist in unserer Klinik bereits vor 11 Jahren stationär behandelt worden. Auf ihrer aktuellen Einweisung wird eine Tranquilizerabhängigkeit vermerkt. Wir erfahren von ihr, dass sie in den letzten Jahren zumindest einmal im Jahr in stationärer Behandlung in verschiedenen Kliniken gewesen ist. Bei der Aufnahme berichtet sie von zahlreichen Medikamenten, die sie einnehme: sieben unterschiedliche Präparate! Ihre vergangenen Jahre nehmen sich wie ein pharmakologisches Lexikon aus. Entsprechend kompetent stellt sich Frau L. dar. Sie sei zwischenzeitlich von Tranquilizern auf Antidepressiva umgestiegen. Aktuell sind aber Lexotanil und Dalmadorm ihre Favoriten. Die Gründe ihrer Pillenodyssee, versichert Frau L. rasch, lägen auf der Hand. Sie leide seit 30 Jahren unter Migräneanfällen. Vor 12 Jahren habe sie bemerkt, dass ihr Ehemann eine Beziehung zu einer anderen Frau eingegangen sei. Zu einer Aussprache hierüber sei es nicht gekommen. Seitdem habe sie nicht mehr richtig schlafen können. Nur durch Medikamente könne sie Angst, Unruhe und Herzklopfen vermeiden. Ich frage Frau L., wie sich ihre Beziehung zu ihrem Mann weiterentwickelt habe. Dieses Problem, versichert Frau L., sei in den Hintergrund getreten, nachdem ihre Mutter schwer erkrankte. Sie habe sie bis zu ihrem Tod gepflegt. Sie empfindet ihr Verhältnis zu ihrem Partner jetzt als geordnet, es würden keine akuten Schwierigkeiten bestehen. So selbstgewiß Frau L. uns gegenüber auch auftritt, sie vermittelt uns den Eindruck, dass ihr Wärme und Geborgenheit fehlen und dass dieses es ist, was durch den Griff nach den Pillen kompensiert werden soll.

Während der Entzugsbehandlung – es war bereits kurz zuvor eine Entzugsbehandlung in einer anderen Klinik erfolglos vorausgegangen – traten die Schlafstörungen von Frau L. wieder in den Vordergrund. Die Patientin hatte einen beschleunigten Herzschlag (Tachykardie). Manchmal bekam sie Angst, im Zimmer abgehört zu werden, ohne eindeutigere Wahngedanken zu entwickeln. Es war ihr nicht möglich, ein Leben ohne Tranquilizer zu führen, insbesondere weil sie die Entzugserscheinungen nicht durchstehen konnte. Frau L. brach die Krankenhausbehandlung ab, um – was leider zu befürchten ist – weiterhin fehlende Wärme und Geborgenheit durch die bunten Produkte der Pharmaindustrie zu ersetzen.

- Symptome

Die Sucht zeigt sich auch bei älteren Menschen sehr unterschiedlich (Soeder 1989). Der Alkoholiker unseres ersten Fallbeispiels zeigte Unruhe, Schlaf- und Appetitlosigkeit. Er zitterte (Tremor) und hatte Schwächeanfälle. Er zeigte Zeichen einer Gastritis und hatte erhöhte Leberwerte (Gamma-GT). Bei älteren Patienten treten ausgeprägte Alkoholentzugsdelire eher selten auf.

Alkoholabhängigkeit ist durch die Tendenz zur Dosissteigerung gekennzeichnet.

Das erste Ziel einer Suchttherapie besteht darin, dass der Süchtige seine Abhängigkeit anerkennt. Leugnen Patienten z. B. ihre Alkoholabhängigkeit, so wird das Arzt-Patient-Verhältnis schwierig, da keine Einigung über das Therapieziel erreicht werden kann.

Findet der Alkoholmissbrauch über einen längeren Zeitraum hinweg statt, so wird das Nervensystem geschädigt. Dieses kann sich in Gliederschwäche oder Kribbelgefühlen äußern, denen eine Polyneuropathie zugrunde liegt. Fortgesetzter Alkoholmissbrauch kann aber auch zu einer Krankheit mit Gedächtnisverlust (amnestisches Syndrom = Korsakow Syndrom) oder zu einer verminderten geistigen Leistungsfähigkeit (Alkoholdemenz) führen. Da die Empfindlichkeit gegenüber Alkohol im Alter steigt, können oft schon kleine Mengen Alkohol zum Vollbild des Rausches führen.

Während bei Alkoholismus die Tendenz zur Dosissteigerung vorhanden ist, ist die Abhängigkeit von Tranquilizern häufig dadurch gekennzeichnet, dass sie über Jahre hinweg in relativ geringen Mengen (Low-dose-Abhängigkeit mit z.B. ½ Tbl. eines Benzodiazepins) genommen werden und sich erst nach 10–20 Jahren Unruhe, Schlaflosigkeit und Jammerdepressionen zeigen können. Inwieweit solche Symptome regelmäßig auftreten, ist gegenwärtig noch nicht geklärt.

Die Low-dose-Abhängigkeit von Benzodiazepinen ist definitionsgemäß (noch) keine Abhängigkeitsstörung oder Sucht.

Benzodiazepine führen bei hoher Dosierung zu Einschränkungen des Denkens und des Gedächtnisses (kognitive Störungen). Durch die verlangsamte Ausscheidung von Präparaten mit langer Halbwertszeit kommt es auch bei gleichbleibender Dosis zu Überdosierungserscheinungen und zu einer erhöhten Fallneigung.

Benzodiazepine wirken häufig subjektiv angenehm, und es ist eine weltanschauliche Frage, ob ein solches Medikament als Ersatz regelmäßig eingenommen werden darf oder verteufelt werden soll. Nur wenn hohe Dosen eingenommen werden und die Tendenz zur Dosissteigerung besteht, kann man von einer Sucht sprechen.

- Geschichte und Verlauf

Ein Alkoholiker, der im Alter größere Mengen trinkt und wenig Probleme mit seinem Gedächtnis hat, hat damit wahrscheinlich, wie der geschilderte Herr P., erst im mittleren Lebensalter begonnen. Häufig geht die konsumierte Alkoholmenge mit zunehmendem Alter zurück, da nicht mehr so viel vertragen wird. Die Trinkmenge ist dann relativ gering und

Alkoholentzugsbeschwerden zeigen sich nur bei erzwungenen Trinkpausen, z.B. bei einer akuten Krankheit oder einer Einweisung in ein Heim.

Die Einnahme von Benzodiazepinen beginnt in den meisten Fällen ganz allmählich – und zumeist auf ärztliche Verordnung hin (iatrogen). Klimakterische Beschwerden (in den Wechseljahren), Schlafstörungen, Nervosität, Trauer und vieles andere mehr wird gleichsam mit den Pillen hinuntergeschluckt. Die Medikamente werden meist als gut verträglich empfunden und Suchtentwicklungen sind relativ zur Verordnungshäufigkeit selten.

Tranquilizer mit schnellem Wirkungseintritt (z.B. Lorazepam und Bromazepam) haben ein höheres Abhängigkeitspotenzial als z.B. Oxazepam. Wichtig erscheint uns, dass viele Patienten sich ein Leben ohne Tranquilizer nicht mehr vorstellen können. Tranquilizer können für kurze Zeit gegen Schlafstörungen gut eingesetzt werden, jedoch schon nach 14 Tagen kann ein Rebound-Effekt auftreten, d.h., auch bei einem an sich guten Schläfer treten nach Absetzen des Mittels über 3–4 Wochen hinweg Schlafstörungen auf. Will man Tranquilizer absetzen, so ist es geboten, die Dosis langsam zu reduzieren.

- Verstehen der Krankheitsdynamik

Alkohol löst Gefühle von Entspannung, Wärme, Größe und Unabhängigkeit aus. Der Wunsch nach diesen Gefühlen wird umso größer, je weniger sie im alltäglichen Leben befriedigt werden können und je besser Alkohol vertragen wird. Über Alkohol wird ein Gefühlskomplex erzeugt, wie er beim Säugling auf dem Arm der Mutter vorgeherrscht haben mag. Gleichsam erwachsene Gefühle und Willensformen treten dagegen in den Hintergrund. Trotz der „erwachsenen“ Überlegung, nicht mehr trinken zu wollen, unterliegt der Alkoholabhängige seiner (Sehn-)Sucht nach dem „Arm der Mutter“. Auf ein Paradoxon möchten wir in diesem Zusammenhang hinweisen: Auf der Suche nach Unabhängigkeit (von Beziehungspersonen) entsteht die Abhängigkeit von selbstverfügbarem Ersatz, von Alkohol (Kipp u. Stolzenburg 2000).

Die Dynamik des Tranquilizergebrauchs ist weniger dramatisch. Die Tablette hat eine Sicherheitsfunktion, sie vertreibt Angst, Schlafstörungen oder andere Probleme. Wir kennen z.B. einen Mann, der sich wegen seiner Angstkrankheit nur auf die Straße wagt, wenn er Tavor in seiner Tasche weiß. Auf den Gebrauch des Medikaments kann er allerdings verzichten.

- Umgang

Unser Umgang wird durch das Therapieziel bestimmt, ein abstinentes Leben zu erreichen. Gerade wenn man über keine größeren Erfahrungen im Umgang mit Alkoholikern verfügt, wird man oft von Patienten im Entzug „verführt“, zu ihnen ein ganz nahes Verhältnis zu entwickeln. Man bekommt vielleicht die Rückmeldung, man sei der Erste, der den Patienten wirklich verstehe, der Erste, der ihm wirklich helfe, während alle anderen nur schlecht seien (was uns gewiss nicht unangenehm ist). Wir entwickeln große Hoffnungen, wirkliche Helfer zu sein. Kommt es dann zu einem Rückfall, so zerstört dieser unsere gute Beziehung, und wir reagieren gekränkt. Nun ist unser Patient undankbar, ein hoffnungsloser Fall, jetzt wird er von uns abgewertet.

Wie sollte man z.B. mit einem Alkoholiker in einem Altenheim umgehen? Wir müssen respektieren, dass die von uns Betreuten auch in der Heimeinrichtung freie Menschen sind oder sein sollten! Führt die Abhängigkeit nicht zu extrem störenden Verhaltensweisen oder schweren Gesundheitsstörungen, so muss die Entscheidungsfreiheit des Betroffenen, sich möglicherweise nicht aus seiner Abhängigkeit lösen zu wollen, akzeptiert werden. Wichtig ist es aber, das eigene Verhalten zu reflektieren. Mitarbeiter sollten sich zumindest am Arbeitsplatz um ein möglichst alkoholfreies Miteinander bemühen.

Nicht weniger schwierig ist der Umgang mit Tranquilizerabhängigen. Zwar ist die Abhängigkeit auch schädlich, jedoch treten in der Regel keine sozialen und körperlichen Folgen, dem Alkoholismus vergleichbar, auf. Eine Verteufelung der Abhängigkeit ist nicht gerechtfertigt, auch bei der Tabletteneinnahme besteht das Recht auf Selbstbestimmung. Ein Entzug, soweit die Patienten nicht selbst von den Tabletten loskommen wollen, ist nur angezeigt, wenn schwere Störungen wie eine Jammerdepression auftreten.

Alte abhängige Patienten sind meist nicht bereit, über Verluste nachzudenken, die zu der Tabletteneinnahme indirekt geführt haben, trotzdem kann die gemeinsame Beschäftigung mit der Lebensgeschichte positive Veränderungen herbeiführen.

- Eigene Gefühle

Alkoholkranke lösen in uns, worauf bereits hingewiesen wurde, ein breites Gefühlsspektrum aus. Es reicht vom unbedingten Helfenwollen bis zum starken Abgestoßensein. Wir fühlen uns als kompetente Helfer oder als völlige Versager, wir empfinden Nähe oder stellen enttäuscht Unnahbarkeit fest. Wir geraten in Abhängigkeit von der Abhängigkeit unserer Patienten. In Gruppen mit Alkoholkranken haben wir scheinbar oft nur die Wahl, in einer süchtigen (Stammtisch-)Kommunikation mitzuschwingen oder als Spielverderber zu gelten.

Bei Tranquilizerabhängigen, zu denen häufig keine sehr nahe Beziehung zustande kommt, neigen wir dazu, uns versachlichend mit der Problematik auseinanderzusetzen. Wie der Süchtige die Tablette zwischen sich und andere stellt, so stellen wir häufig sachliche Überlegungen zwischen uns und diese Patienten.

- Therapie

Auf die komplexe Therapie des Alkoholismus kann hier nur stichwortartig eingegangen werden. Am Anfang steht die Entgiftung, die am besten in einem Krankenhaus durchgeführt wird (Kipp et al. 1999). Die Gefahr eines Entzugsdelirs kann durch Medikamentengabe (Distraneurin) gebannt werden. Allerdings können in der Entgiftungsphase häufig Komplikationen auftreten: z. B. Magenbluten bei Alkoholgastritis, Herzmuskelschwäche (Kardiomyopathie), epileptische Anfälle im Entzug und viele andere mehr.

Ziel der Entgiftung ist Abstinenz. In dieser Behandlungsphase sollte die Einsicht des Patienten in seine Krankheit angestrebt werden. Nach dem Entzug kommt es darauf an, das Leben alkohol- bzw. medikamentenfrei zu gestalten. Durch eine Langzeitkur oder Entwöhnungsbehandlung, in der man umlernen kann, durch eine ambulante Gruppentherapie und vor allem durch Anschluss an Selbsthilfegruppen (Anonyme Alkoholiker, Freundeskreise, Blaues Kreuz, Guttempler) bestehen gute Chancen, ein abstinentes Leben zu führen. Aber die Rückfallgefahr bleibt.

Die Low-dose-Abhängigkeit von Tranquilizern erfordert begrenztere Therapieziele. Die Patienten sind nicht zu einer radikalen Umkehr gezwungen, weil ihre Abhängigkeit nicht so einschneidende soziale und körperliche Folgen wie der Alkoholismus zeitigt. Oft wird man auf ein weniger Abhängigkeit erzeugendes Mittel umsteigen. Auf alle Fälle sind Benzodiazepine mit langer Halbwertszeit, die durch die verminderte Ausscheidung im Alter kumulieren (d. h. im Körper angehäuft werden), durch andere (Oxazepam, Lorazepam, Lormetazepam u.a.) auszutauschen. Die Einsicht, ein medikamentenfreies Leben zu führen, ist Patienten, die „nur" 1–2 Tbl. täglich genommen haben, schwer zu vermitteln.

3.7.1 Abhängigkeit und Sucht – ein Überblick

Abhängigkeit und Sucht: Nach der WHO wurde der Begriff Sucht durch den Begriff Abhängigkeit ersetzt. Abhängigkeit ist gekennzeichnet durch 1. ein unwiderstehliches Verlangen, eine Substanz zu konsumieren, 2. eine verminderte Kontrollfähigkeit, 3. ein Substanzgebrauch, um das Entzugssyndrom zu mildern, 4. ein körperliches Entzugssyndrom, 5. eine Toleranzentwicklung, die zur Dosissteigerung führt. Schädliche körperliche, psychische und soziale Folgen werden in Kauf genommen.

Alkoholismus:

Phasen (nach Jellinek 1960):

- I beginnende Alkoholsucht,
- II akute Phase mit Kontrollverlust,
- III chronische Phase mit starken körperlichen und seelischen Folgeerscheinungen.

Typen (nach Jellinek 1960):

- α-Alkoholismus: Problem- und Erleichterungstrinken,
- β-Alkoholismus: Gewohnheitstrinken (entspricht dem schädlichen Gebrauch),
- γ-Alkoholismus: süchtiges Rauschtrinken,
- δ-Alkoholismus: Spiegeltrinken,
- ε-Alkoholismus: episodisches unkontrolliertes Trinken (Quartalstrinken).

Schädigung des zentralen und peripheren Nervensystems:

- Rausch, d.h. eine Alkoholintoxikation, die mit Erregung einhergeht, die kognitiven Funktionen beeinträchtigt und zum Schlaf führt.
- Entzugssyndrom: leichte Form: Unruhe, Schweiß, Zittern, Schlafstörung. Schwere Form: Alkoholdelir mit den Symptomen des leichten Entzugssyndroms und zusätzlicher Bewusstseinsstörung, Halluzinationen (z.B. weiße Mäuse), Angst. Das Delir endet mit einem Terminalschlaf.
- Wernicke-Korsakow-Syndrom: wie ein schweres Delir mit Augenmuskellähmung beginnend, oft in ein amnestisches Psychosyndrom mit Zerstörung des Kurzzeitgedächtnisses übergehend. Ursache: Vitamin-B1-Mangel. Therapie: Vitamin-B1 in hoher Dosierung im Akutstadium.

- Alkoholdemenz: wie andere Demenz.
- Alkoholpolyneuropathie mit Gefühlsstörungen (Kribbeln in Füßen) und Wadenkrämpfen bis hin zu Lähmungen.

Alkoholismus im Alter:

Die Verträglichkeit von Alkohol reduziert sich mit zunehmendem Alter. Bei vorgeschädigtem Gehirn kann schon ein Glas Bier zu schweren Rauscherscheinungen führen. Entzugserscheinungen treten kaum auf.

Benzodiazepinabhängigkeit: Häufig auf ärztliche Verordnung (iatrogen) begonnene Abhängigkeit von einer gleichbleibend niedrigen Dosis (low-dose) eines Benzodiazepins, was beim Absetzen zu körperlichen Entzugserscheinungen führt. Von Sucht kann man nur bei einer High-dose-Abhängigkeit mit Dosissteigerung sprechen.

Komplikationen und Nebenwirkungen:

- Gefahr der Überdosierung bei langwirkenden Benzodiazepinen: Im Alter werden diese langsamer ausgeschieden. Dadurch kommt es zu Sturzgefahr, Inaktivität und zu kognitiven Einschränkungen. Konsequenz: Benzodiazepine mit langer Halbwertszeit nicht verordnen.
- Nach Benzodiazepingebrauch von mehr als 10 Jahren kann eine Jammerdepression entstehen, die durch ein (vorübergehendes) Absetzen gebessert werden kann.

3.8 Die depressive Antwort und Körperbeschwerden als Depression

- Begegnung

Ein 66-jähriger, sorgsam gekleideter Herr, der in einem kleinen Dorf wohnt, wird von seinem Sohn in die Klinik gebracht, weil es zu Hause nicht mehr gegangen sei. Im Vordergrund steht die Symptomatik, dass sich Herr M. hilflos fühlt. Sein Leben hat sich verändert, als vor knapp 2 Jahren – 1 Jahr nach seinem Eintritt in den Ruhestand – seine Frau nach relativ kurzer Krankheit verstorben war. Er kann sich beispielsweise nicht entscheiden, was er anziehen soll, sucht Unterstützung bei einer früheren Kollegin und ruft regelmäßig seinen Sohn an, zu dem er zuvor nur einen eher losen Kontakt hatte. Er fühlt sich benommen, kann nicht mehr richtig denken, hat das Gefühl, dass sein Gedächtnis schlecht geworden ist, und vermutet einen Tumor im Kopf. Für ihn sei das Schlimmste, dass er jetzt im Krankenhaus nicht genau wisse, wie er sich kleiden solle. Der Schrank im Krankenhaus sei zu klein, sodass er nicht mehr als zwei Hemden mitgebracht habe. Fortwährend habe er Angst, keine gewaschenen Sachen mehr zu haben. Diese Angst und seine Entscheidungsarmut hat sich in den letzten Monaten zugespitzt. Zwischendurch, als er im Winter Onkel und Tante in Leipzig besucht hatte, sei es ihm besser gegangen.

Er beschreibt recht häufig und gerne, dass er bis zum Tode seiner Frau ein aktiver Mensch war, Freude an Festen gehabt, Klavier gespielt und Tieraufnahmen geschossen habe. Außerdem sei sein Leben mit vielen weiteren Aktivitäten neben dem Beruf ausgefüllt gewesen. Schon in der Krankheitszeit seiner Frau sei jedoch die Entschlusslosigkeit aufgetreten. Nach dem Tod der Frau habe er sich zurückgezogen.

Recht bereitwillig berichtet er nicht nur mir, sondern wiederholt auch anderen Personen seine Kriegs- und Nachkriegsgeschichte. Er sei in Jugoslawien stationiert gewesen. Den Stationierungsort habe er noch einmal gemeinsam mit seiner Frau im Jahr nach der Pensionierung besucht. 1944 sei es zum Rückzug gekommen, wobei sie zuletzt Gewaltmärsche unternehmen mussten, um der nachrückenden sowjetischen Armee zu entkommen. Schließlich geriet Herr M. in amerikanische Kriegsgefangenschaft, aus der er bald entlassen wurde, weil er angab, in Hessen und nicht im sowjetischen Besatzungsgebiet zu wohnen. Als Wohnort gab er die Adresse von Verwandten an. Da er seine Verwandten jedoch nicht mehr vorfand, erinnerte er sich an einen Kriegskameraden aus einem Dorf in der Nähe. Dort zog er schließlich hin, arbeitete bei einem Handwerker und lernte 1946 seine Frau kennen. Sie sei jetzt vor knapp 2 Jahren verstorben, rundet er seine Erzählung ab.

Im Laufe der Behandlung konnte besprochen werden, dass er noch viele Ziele in seinem Leben hatte, nach dem Tod seiner Frau war jedoch alles verändert. Weiter geht die spontane Geschichtsschilderung nicht. Ich fühlte mich von seinen lebendigen Erzählungen angezogen, stellte mir vor, wie es ihm wohl auf der Flucht vor der sowjetischen Armee ergangen sein mag, und meine Phantasien endeten – wie bei ihm – mit dem Tod der Ehefrau.

Am Tag nach der Aufnahme fühlte er sich nach der Einnahme von Medikamenten und einer durchschlafenen Nacht besser, ja richtig befreit. Er wirkte entscheidungsfreudig und aufgeschlossen. Nach zwei Tagen, bei gleicher Medikation, hatte sich jedoch wieder ein Zustand der Entscheidungslähmung und Benommenheit eingestellt. Eigentlich war er nur bereit, von seinen Schwierigkeiten in den letzten zwei Jahren und von den Kriegs- und Nachkriegserlebnissen zu erzählen. Allmählich kam auch seine berufliche Karriere in den Gesprächen zum Vorschein. Er war städtischer Beamter geworden und hatte schließlich in einer größeren Abteilung wichtige organisatorische Funktionen innegehabt. Nach dem Tod seiner Frau hätten noch viele Kollegen mit ihm Kontakt gehabt, er habe sich jedoch trotz vieler Einladungen zurückgezogen. Weitere Gespräche gestalten sich eher schwierig. Herr M. lässt sich zwar bereitwillig auf Gespräche ein, seine ganze Aufmerksamkeit ist jedoch auf seine schlimme Situation jetzt konzentriert.

Eher ausgefragt als von sich aus bereit, berichtete er von seiner Kindheit. Sein Vater war kaufmännischer Angestellter in einem großen Werk, er hatte offensichtlich das Kommando in der Familie. Seine Mutter war nicht berufstätig und konzentrierte sich vermutlich auf ihren einzigen Sohn, der in der Inflationszeit geboren wurde. Die Eltern, berichtet Herr M., hätten keine weiteren Kinder gewollt. Seine Kindheit sei gut gewesen; sie hätten in Leipzig zuerst bei einem Klavierbauer gewohnt und seien dann in ein Siedlungshaus etwas außerhalb gezogen. Befragt nach seiner Mutter, kommen kaum Erinnerungen und Phantasien. Es wird trotzdem spürbar, dass ein ganz enges Verhältnis zur Mutter bestanden hatte, in dem man sich wortlos verständigte. Offensichtlich hatte er das Bedürfnis nach mehr Abgrenzung. Seinen Sohn habe er selbstverantwortlicher erzogen, als er erzogen wurde. Nach dem Krieg kehrte er nicht mehr zu den Eltern zurück; er konnte sie nur selten besuchen. Er bedauerte es, dass er sein Auto bei den Besuchen nicht mitnehmen konnte, um sie umherzufahren, was er gern getan hätte. Eher rückschließend, dass ihm in der Beziehung zur Mutter Autonomie gefehlt habe, frage ich nach und sage, dass solche Mütter, die nur einen Sohn haben, vielleicht sich sehr um diesen Sohn ängstigen. Er macht daraufhin deutlich, dass er von den Wünschen und den Ängsten seiner Mutter abhängig war und von diesen beeinflusst und beengt wurde. Während die Erzählungen über die Mutter unklar bleiben, erinnert sich Herr M. an Spaziergänge, Besuche von Ausstellungen und Arbeit im Schrebergarten mit dem Vater. Die Beziehung zur Mutter und die Jugendzeit bleiben seltsam schemenhaft; es ist so, als hätte der Patient erst nach dem Abitur 1943 im Krieg sein Leben begonnen. Auch Trauer über den Tod der Eltern wird kaum deutlich.

Da uns aufgefallen war, dass die Symptomatik der Pseudodemenz nach Verlusten aus symbiotischen Verhältnissen auftritt und der Patient in seiner Benommenheit und Entscheidungslosigkeit zeitweise pseudodement reagiert, habe ich ihn nach seiner Beziehung zu seiner Ehefrau gefragt. Auch die Beziehung zur Ehefrau bleibt wie im Märchen schablonenhaft, in dem es nach der glücklichen Heirat heißt: „Und wenn sie nicht gestorben sind, so leben sie noch heute." Sie ist jedoch gestorben, darüber kann er gleich sprechen. Ich frage, ob die Ehe gut gewesen sei, ob sie sich gestritten hätten? Nein, gestritten hätten sie sich nicht; sie hätten sich immer verstanden und sie hätten alles gemeinsam entschieden. Es sei nicht so wie in seinem Elternhaus gewesen, wo der Vater sich die Entscheidungen vorbehalten habe.

Zwischen dem Patienten und seiner Frau muss ein feiner, häufig unmerklicher Abstimmungsprozess abgelaufen sein, in dem weder er noch sie bestimmte, sondern in dem sie sich aufeinander ausrichteten. Die jetzige Entscheidungslosigkeit könnte so zu verstehen sein, dass er sich allein nicht autonom fühlt. Was vielleicht in der Ehe im Verhältnis zu seiner Frau sinnvoll und in der Kindheit in der Beziehung zur Mutter lebenserhaltend war, sich in den eigenen Entscheidungen auf Wünsche von Frau bzw. Mutter auszurichten, wird jetzt nach dem Verlust zu einer psychiatrischen Symptomatik der Unentschlossenheit.

Der Tod der Ehefrau ist seltsam präsent, nicht so, als würde er 2 Jahre zurückliegen. Seine Benommenheit im Kopf, seine Angst vor dem Tumor könnte psychodynamisch als Zeichen, dass seine Frau als verlorenes Liebesobjekt in ihm weiterlebt, verstanden werden, sodass er keine Trauer und Verlassenheitswut empfinden muss.

Mit Frau J. ist es dagegen kaum möglich, ins Gespräch zu kommen:

Arzt: Wie geht es Ihnen heute?

Frau J.: Mir geht es ganz schlecht. Ich kann nicht mehr richtig aufs Klo. Da kommt zu viel Wasser und kein Stuhlgang.

Arzt: Ist das schlimm für Sie?

Frau J.: Es staut sich in mir alles an! Alles ist voll! Ich kann nicht mehr essen!

Arzt: Sie sollten aber versuchen, regelmäßig zu essen. Sie haben abgenommen. Wenn man nicht regelmäßig isst, kann man keinen regelmäßigen Stuhlgang erwarten.

Frau J.: Ich kann doch nichts mehr essen, wenn alles im Darm bleibt. Geben Sie mir doch was, damit ich Stuhlgang bekomme.

Schwester: Aber Frau J., Sie haben doch gestern nach den Abführtabletten Durchfall gehabt. Da können Sie doch nicht erwarten, dass Sie heute schon wieder abführen können.

Frau J.: In mir staut sich alles an. So kann ich nicht mehr essen.

Ein solches Gespräch, das im selben Tenor immer weitergehen könnte, wird dann meist durch Rückzug von Arzt und Schwester beendet. Ergreifender ist eine Begegnung, wenn ein Wahn die Depression gestaltet.

Herr A., 72 Jahre alt, wohnte, nachdem seine Frau vor 15 Jahren verstorben war, allein in einem kleinen Haus in einem Dorf. Bis vor 2 Jahren hatte er sich noch als selbstständiger Schneider betätigt; er hatte wenig zu tun und verdiente sehr wenig, lebte aber mit dem Wenigen genügsam, sodass er zurechtkam. Über seine Arbeit hatte er täglich Kontakte zu seinen Kunden. Nachdem er die

Arbeit aufgegeben hatte, ging in der ersten Zeit sein Leben ruhig und zurückgezogen weiter. Erst kurz vor der Einweisung ins Krankenhaus fiel es den Nachbarn auf, dass er sich jedesmal, wenn sie ihn sahen, erschreckt zurückzog. Manchmal war zu beobachten, dass er in seinem Garten war, sich aber sonderbar verhielt. Da er offensichtlich sehr abmagerte, benachrichtigten die Nachbarn den Arzt, der zu Herrn A. auch schon früher Kontakt hatte.

Nach einigem Zögern wurde dem Doktor die Tür geöffnet, und Herr A. erklärte ihm zitternd, er könne ihn nicht bezahlen. Er könne gar nichts mehr bezahlen, deshalb habe er auch nichts zu essen. Er habe ganz viel Schulden – Schulden, die nie mehr rückzahlbar seien. In diesem Zusammenhang wird deutlich, dass Herr A. seit ein paar Wochen immer im Garten seine Notdurft verrichtete, weil er meinte, das Wasser für die Wasserspülung nicht mehr bezahlen zu können. So von seiner Schuld(en)angst beeinträchtigt, wäre Herr A. am liebsten zu Hause geblieben, wenn nicht sein energischer Hausarzt sofort eine Klinikeinweisung veranlasst hätte. Im Krankenhaus wurde Herr A. liebevoll aufgenommen, da er ein Bild des Jammers darbot. Er machte sich gierig über das Essen her, zwischendurch plötzlich alles wieder erschrocken weglegend: „Ich kann es nicht bezahlen." Auch die Pflege genoss er zeitweise, jedoch trat immer wieder der Verarmungswahn in den Vordergrund. Die objektiv richtige Erklärung, dass die Krankenkasse alles bezahle, war für ihn in dieser Zeit nicht stichhaltig.

Häufig stehen bei Altersdepressionen auch Körperbeschwerden im Vordergrund.

Die 75-jährige Frau L. litt seit über 10 Jahren unter schweren Bauchschmerzen. Mehrfach wurde operativ versucht, ihr zu helfen, einmal wegen einer Zwerchfellhernie, mehrmals wegen einer Dickdarmdivertikulose. „Aber die Beschwerden sind immer schlimmer geworden, sie schlagen auf die Blase und wenn ich einatme, geht's nach unten, sogar bis ins Geschlechtsteil", berichtete Frau L., die ich im psychiatrischen Konsiliardienst kennengelernt habe. „Es schlägt in den Därmen, und ich habe Angst, dass ich ersticke." Die Patientin schilderte mir eine medizinische Odyssee. Jeder Eingriff habe ihr zwar kurzfristig geholfen, aber schon bald seien die Beschwerden umso schlimmer wieder aufgetreten. Auch der Schmerzspezialist habe keine wesentliche Besserung des Befindens von Frau L. erreichen können.

Zuerst führte sie ihre Beschwerden auf eine Gallenoperation zurück, dann war für sie ein Sturz die Ursache. Allmählich näherten wir uns ihrer Familiengeschichte. Frau L. war zweimal verheiratet gewesen. Ihr erster Mann, ihr „guter Mann", sei im Krieg gefallen. Der zweite, vor dem sie Hochachtung gehabt habe, sei 1971 plötzlich an einem Herzinfarkt gestorben. Dann wendet sich Frau L. wieder ihrer Krankheitsgeschichte zu. Sie hätte sich vertrauensvoll an den angesehensten Chirurgen der Stadt gewandt, der sie immer wieder operiert habe.

Über das Erzählen der Familiengeschichte, die auch das Verhältnis von Frau L. zu ihrer Tochter enthält, über das Nachdenken, welche Lebensperspektiven die Patientin hat, fiel ihr auf einmal ein, dass ihre Beschwerden das erstemal auf dem Friedhof aufgetreten seien, als man ihren zweiten Mann zu Grabe getragen habe.

Für dieses erste Gespräch waren damit die Grenzen von Frau L. erreicht. Noch war es ihr nicht möglich, ihre über ein Jahrzehnt lang fortwährenden Beschwerden in einem psychischen Zusammenhang zu sehen, sie fühlte sich jedoch darin verstanden, dass ihr jemand fehlte, der ihrem zweiten Mann gleicht.

Wenige Wochen später wurde sie in die psychiatrische Klinik aufgenommen und konnte weitgehend stabilisiert werden. Bei dem Fall von Frau L., das muss einschränkend bemerkt werden, handelt es sich allerdings gewissermaßen um einen „Glücksfall", denn es kommt nicht oft vor, dass schon im ersten Gespräch eine solch komplexe Problematik aufgeschlüsselt werden kann.

Körperliche Beschwerden und Krankheiten in der Folge eines schweren Verlustes werden auch in folgendem Fallbeispiel deutlich:

48 Jahre lang, so berichtete Herr T., 75 Jahre alt, sei er glücklich verheiratet gewesen. Seine Frau sei vor einem Jahr wegen eines Herzinfarktes unvermutet in seinen Armen gestorben. Herr T. gab präzis das Datum an. Danach sei es ihm eigentlich noch relativ gut gegangen, er habe viel unternommen.

Etwa ein halbes Jahr nach dem Tod seiner Frau wurde Herr T. in eine Internistische Klinik aufgenommen. Es sollte abgeklärt werden, ob er einen Herzinfarkt erlitten hatte. In dieser Klinik diagnostizierte ein Psychotherapeut eine reaktive Depression mit angstneurotischen Beschwerden. Danach wurde Herr T. in jeweils zweimonatigen Abständen in Krankenhäusern aufgenommen. Zum Teil wegen spezifischer körperlicher Erkrankungen (Prostata, Leistenbruch), zum Teil wegen funktioneller Abdominalbeschwerden mit Obstipation.

Im Gespräch fiel auf, dass Herr T. die Nähe zu seiner verstorbenen Frau schilderte, nicht aber seine Trauer und sein Alleinsein. Er stellte seine Problematik vielmehr so dar, dass wir Trauer und Verlust im Sinn einer Gegenübertragung empfanden. Sowohl die ihn behandelnde Stationsärztin wie auch seine Kinder versuchten mit ihm gemeinsam, die Verlustproblematik durch Aktivitätsangebote zu überspielen. Herr T. sprach im Verlauf der stationären Behandlung zunächst nur über seine körperlichen Beschwerden. Schließlich wurde es ihm möglich, Gefühle der Trauer zuzulassen. Wir konnten ihn darin unterstützen, ohne gleich Vorschläge unterbreiten zu müssen, wie er mit dem Alleinsein fertig werden könnte. Mit dem Trauerprozess hatte sich Herr T. stabilisiert.

- Symptome

Schuldgefühle (Göbel et al. 1997) sind bei depressiven Erkrankungen im Alter nicht so massiv, wie bei jüngeren Betroffenen. Alte Menschen beschäftigen sich vielmehr klagend-anklagend mit ihren Beschwerden im Hier und Jetzt. Körperliche Symptome oder Probleme mit dem Stuhlgang stehen im Vordergrund. Nach einer Untersuchung äußerten zwei Drittel der Patienten „hypochondrische" Befürchtungen. Wir haben diese Symptomatik als *somatisierte Antwort* bezeichnet. Nur die Hälfte aller Depressiven entwickelt *Schuldgefühle* und Selbstvorwürfe. Bei einem Viertel trifft man auf Verarmungsideen, die nach unseren Erfahrungen für Altersdepressionen typisch sind. Jeder sechste Patient zeigt Zwangssymptome (Blöink u. Husser 1984).

Häufig sind auch Essstörungen; wenn beim *Verarmungswahn* etwa „alles Geld weg ist", so können eben keine Lebensmittel mehr eingekauft werden, oder wenn die Vorstellung lebendig ist, der Stuhlgang funktioniere nicht richtig, so zeichnet sich aus der Sicht der Betroffenen bei weiterem Essen förmlich eine Katastrophe ab.

(An-)klagend werden von den Patienten störende körperliche Symptome in den Vordergrund gestellt. Die Beschwerden können sich auch funktionell äußern, wie etwa als Brennen beim Wasserlassen oder einem „Sausen und Brausen" in den Ohren, das nicht mehr aufhören will.

Allen Depressionen ist gemeinsam, dass die Betroffenen so mit ihrer Problematik beschäftigt sind, dass sie sich Neuem gegenüber nicht wirklich öffnen können. Die Vergangenheit gerinnt klischeehaft im Krankheitsbeginn, und die Zukunft wird undenkbar.

> *Depressive Patienten sind mit ihren Klagen und Anklagen auf die Gegenwart bezogen, Vergangenheit und Zukunft haben subjektiv keine Bedeutung.*

Von Wächtler und Lauter (1981) sind 10 Fragen entwickelt worden, nach deren Beantwortung es gelingt, ein depressives Syndrom zu diagnostizieren:

- Können Sie sich noch freuen? (depressive Verstimmung)
- Fällt es Ihnen schwer, Entscheidungen zu treffen? (Entschlusslosigkeit)
- Haben Sie noch Interesse an früheren Hobbys? (Antriebsarmut)
- Neigen Sie in letzter Zeit vermehrt zum Grübeln? (depressive Denkinhalte)

- Plagt Sie das Gefühl, Ihr Leben sei sinnlos geworden? (Suizidgedanken)
- Fühlen Sie sich müde und schwunglos? (Vitalitätsverlust)
- Wie steht es mit Ihrem Schlaf? (Schlafstörungen)
- Spüren Sie irgendwelche Schmerzen, einen Druck auf der Brust oder haben Sie noch andere körperliche Beschwerden? (Vitalstörungen und somatische Symptome)
- Haben Sie weniger Appetit und an Gewicht verloren? (Appetitverlust)
- Haben Sie Schwierigkeiten in sexueller Hinsicht? (Nachlassen von Libido und Potenz). (Bergener 1989, S. 76)

Diese Fragen machen noch einmal die ganze Bandbreite der Symptome von Depressionen im Alter deutlich.

- Geschichte und Verlauf

Zwar können depressive *Phasen* einer schon früher aufgetretenen Depression auch im Alter wieder auftreten, häufig sind in dieser Lebensphase jedoch depressive Zustände, die erstmals bzw. erstmals in einer solchen Vehemenz auftreten, dass sie Krankheitswert erlangen. Die Erkrankung beginnt oft mit einem *Verlusterlebnis*. Irritierenderweise geht es den Betroffenen in der Zeit nach dem Eintritt des Verlustes häufig erstaunlich gut, und erst nach einiger Zeit (4–6 Monate) treten Beschwerden auf. Verlust und Auftreten der Depression werden oftmals nicht im Zusammenhang gesehen, da dieser durch den zeitlichen Abstand nicht evident ist.

Verluste, die zur Vereinsamung führen, Einschränkungen der körperlichen Leistungsfähigkeit, Heimeinweisungen, Antizipationen von Verlusten (z.B. Wissen, dass der Partner bald stirbt) und unerwartete Verluste (z.B. dass das Kind vor den Eltern stirbt) können zu einer depressiven Antwort führen. Welche Verluste eine Depression auslösen können, hängt, wie in den Beispielen beschrieben, mit der gesamten Lebensgeschichte zusammen.

Stehen Körperbeschwerden im Vordergrund, so wird diesen Symptomen mit medizinischen Maßnahmen begegnet. Zahlreiche körperliche Untersuchungen werden durchgeführt – bis hin zu operativen Eingriffen. Diese Patienten sind treue Arztbesucher, wenn auch nicht gerade die beliebtesten. Sie sind so auf die körperliche Symptomatik fixiert, dass es kaum möglich ist, über ihre Lebensgeschichte zu sprechen. Wenn kein ernsthafter Befund ersichtlich ist, sind die Patienten aufgrund ih-

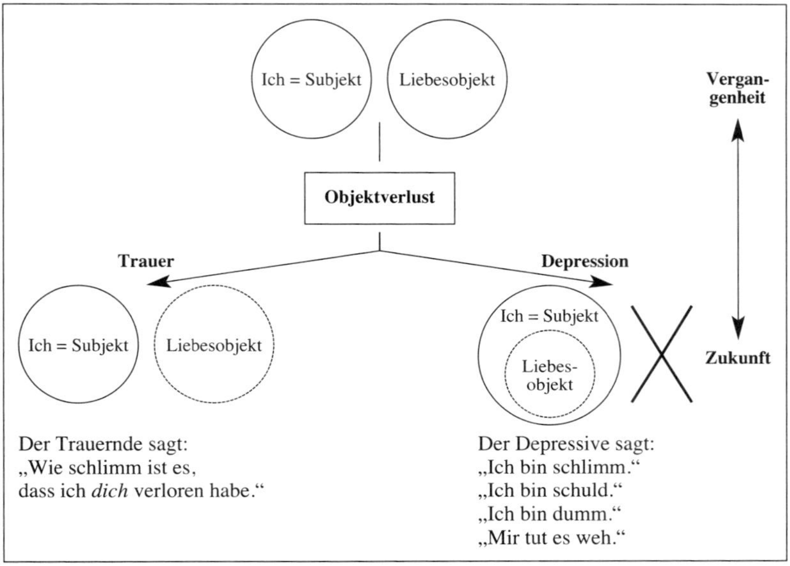

Abb. 1: Schematische Darstellung der Psychodynamik von Trauer und Depression nach Verlusten

res erlebten Leidens fortdauernd bemüht, mit ihrer Symptomatik akzeptiert zu werden. So wird vom Pflegepersonal häufig beobachtet, dass diese Patienten verstärkt klagen, wenn ein Arzt auf die Station kommt.

Bei somatisierten Depressionen können sich die Körperbeschwerden, wie im letzten Beispiel beschrieben, auch verlagern. Beschwerden im Bauch, im Kopf- und Halsbereich, manchmal auch in der Brust, sind häufig.

Der Verlauf von Depressionen im Alter ist unterschiedlich. Oft tritt ein *chronischer Verlauf* auf, wobei die Befindlichkeit sich phasenhaft ändert. Die Prognose ist nicht günstig, immerhin sind ein Drittel der Patienten bei einer Nachuntersuchung nach 3 Jahren noch oder wieder depressiv; ein weiteres Drittel ist verstorben und nur dem verbleibenden Drittel geht es gut.

- Verstehen der Krankheitsdynamik

Depressionen sind Versuche, eingetretene Verluste nicht akzeptieren und betrauern zu müssen. Freud (1916) hat aufgezeigt, dass der Melancholiker (der Depressive) im Gegensatz zum Trauernden den Verlust eines ambivalent besetzten Liebesobjektes verleugnet und dieses unbewusst introjiziert, d.h., es dabei gleichsam in das eigene Ich aufnimmt. Das verlorene Liebesobjekt besteht im Ich des Melancholikers fort. Die Anklagen, die unbewusst dem verlorenen Objekt gelten, treffen damit das Ich, was klinisch als Schuldgefühl und Selbstvorwurf zum Ausdruck kommt. Der Verlust bzw. die Trennung wird dadurch verleugnet und die Trauer wird unterbunden.

Bei körperlichen Beschwerden scheint nicht eine *Identifizierung* mit dem verlorenen Objekt, sondern deren Vorstufe, eine *Einverleibung (= Inkorporation)* stattgefunden zu haben (Haag 1985; Kipp 1988 a). Die Einverleibung wird in der Psychoanalyse definiert als „Vorgang, der sich mehr oder weniger in der Phantasie abspielt und wodurch das Subjekt ein Objekt in sein Körperinneres eindringen läßt und dort bewahrt..." (Laplanche u. Pontalis 1973, S. 127f). Der Somatisierende akzeptiert ebenso wenig wie der Depressive den Verlust. Das verlorene Objekt besteht gleichsam im Körperinneren weiter. Beschwerden und Klagen richten sich folglich gegen den eigenen Körper.

Es ist wichtig zu wissen, dass *Trauer* und Depression zwei völlig unterschiedliche Reaktionsformen auf Verluste sind (Abb. 1). Die Depression kann keinesfalls als verstärkte Trauer aufgefasst werden. Sie ist vielmehr als eine chronifizierte Kränkungs- bzw. Trotzreaktion (Kipp et al. 2006) zu verstehen. Erinnern wir uns an unsere eigenen Verhaltensweisen. Was empfinden wir, wenn wir gekränkt sind, wenn wir mit Trotz reagieren? Beim Nachsinnen über diese Frage können wir uns gut in Depressive hineinfühlen. Wir erleben, wenn wir gekränkt werden, dass der normale Gedankenfluss abreißt. Unsere Gedanken kreisen um Enttäuschung, Wut und Trauer. Dieses Gedankenkreisen, das von Wut und Verzweiflung mitunter bis zu Trennungs- oder Selbstmordgedanken führt, scheint eigenartig von den Gefühlen abgekoppelt zu sein, in gewisser Weise verselbstständigt es sich. Dieser Zustand bewirkt körperlich das Gefühl der Schwere, Herzschmerzen und Angst treten auf und die Erschöpfung nimmt zu. Innerlich fühlt man sich leer. Erst wenn sich Gedanken und Gefühle wieder mischen, Trauer eintritt und z.B. Weinen möglich wird, löst sich ein solcher Kränkungszustand wieder auf.

Depression ist als chronifizierte Kränkungsreaktion zu verstehen, bei der der Kränkungsanlass unbewusst geworden ist.

- Umgang

Der Umgang mit Depressiven ist schwierig. Er ist ähnlich dem Umgang, den wir dem zeigen, der in unserem Alltag gekränkt-trotzig reagiert. Einerseits fühlt man sich Depressiven gegenüber verpflichtet, zu trösten und zu begütigen, was jedoch dazu führt – wie beim Gekränkt-Trotzigen –, dass sich dessen Zustand eher noch verschlimmert. Er fühlt sich nicht ernst genommen. Andererseits werden wir durch das Klage- bzw. Anklageverhalten Depressiver auch hilflos wütend. Der an uns gerichtete Appell zu helfen und die gleichzeitige Unmöglichkeit, wirklich etwas zu tun, führen bei uns zur Entwicklung von Ohnmachts- und Wutgefühlen.

Wir müssen uns deshalb Zeit lassen, einfach da sein, zuhören und für Ablenkungsmöglichkeiten ein Gespür entwickeln; wir sollten mitfühlen, dass alles für ihn so schlimm ist. Wir müssen letztlich eine Basis für ein alltägliches gemeinsames Tun bekommen, indem wir die gesunden Anteile ansprechen. Wenig sinnvoll ist es hingegen, den möglichen Anlass für *Kränkung und Depression* immer wieder zur Sprache zu bringen.

> *Gehe so mit einem Depressiven um, wie du es dir wünschst, dass man mit dir umgeht, wenn du gekränkt bist!*

Stehen Körperbeschwerden bei der Depression im Vordergrund, gilt es zuerst die körperlichen Beschwerden zu akzeptieren. Findet man keine körperliche Ursache und nimmt dann die Symptomatik nicht mehr ernst, so verstärkt sich in den meisten Fällen noch die Anstrengung der Patienten, sich über die Symptome zu erklären. Anklagen erschweren es aber, in Kontakt zu bleiben. Vielen Ärzten scheint das Verordnen immer neuer und immer mehr Medikamente der einzige Ausweg aus diesem Dilemma zu sein. Wenn wir das Therapieziel umdefinieren, wird uns der Umgang erleichtert. Wir versuchen zu erklären, dass es uns nicht gelinge, die körperlichen Beschwerden zu kurieren, dass es vielmehr darum gehe, dass der Patient nicht fortwährend an diese denken müsse. So wie z.B. Zahnschmerzen während eines spannenden Filmes in den Hintergrund treten können, so sei es durch Therapie auch möglich, die Allgegenwärtigkeit der Beschwerden einzugrenzen. Wir stellen also die Beschwerden als körperliches Leiden nicht in Frage, und die Patienten fühlen sich nicht als Simulanten diskriminiert.

Im Umgang mit depressiven Menschen muss außerdem besonders auf den *Tagesrhythmus* geachtet werden. Am Morgen begegnen sie uns zumeist besonders niedergeschlagen. Im weiteren Tagesverlauf hellt sich die Stimmung oft auf, womit die Bereitschaft, Kontaktangebote anzunehmen, wächst. Schlimm ist es für den Depressiven – wie für uns, wenn wir gekränkt sind –, wenn man versucht, sie zu „überführen“: „Ich habe genau gesehen, vorhin haben Sie schon gelacht“, oder „Beim Töpfern haben Sie sich gestern Nachmittag schön beteiligt, das hat Ihnen doch Spaß gemacht, nicht wahr?“ Durch solche Aussagen wird Leiden entwertet, und der Betroffene fühlt sich abermals gekränkt.

• Eigene Gefühle

Hilflose Wut ist das Gefühl, das in uns im Umgang mit Altersdepressiven vorherrschen kann, ähnlich dem Gefühl, das ein trotziges Kind in uns erzeugt. Diese Wut wirkt sich auf unser Kontaktverhalten aus. Entweder versucht man, eigene Gefühle zurückzuziehen und zieht sich so zugleich aus einem nahen Kontakt mit Depressiven zurück, oder man äußert einen Teil dieser Gefühle und verstärkt dadurch die Kränkung. Diese hilflose Wut, die der eine mehr, der andere weniger empfindet, führt in der Altenarbeit oft zu Überforderungen.

Es besteht die gesellschaftliche Erwartung, dass eine Krankenschwester immer freundlich und zugewandt sein soll. Diesem stehen aber die genannten Gefühle diametral gegenüber, was zu Gewissenskonflikten führt. Offene Gespräche, z.B. in der Teambesprechung (vgl. S. 169ff), können zu einer Entlastung führen: Diese Gefühle sind nicht nur unser eigenes Problem, sie gehören zur allgemeinen Beziehungserfahrung mit Depressiven. Wenn wir solche Gefühle bzw. Gefühlskonflikte nicht mehr so persönlich nehmen, wird unser Verhältnis zum Patienten erleichtert.

• Therapie

Wenn es sich nicht um leichte neurotische Depressionen handelt, sind in der Therapie depressiver Patienten immer körperliche, soziale und psychotherapeutische Maßnahmen notwendig. Die Patienten unserer Fallschilderungen haben neben der psychotherapeutischen Behandlung auch Antidepressiva erhalten.

Zur Therapie schwerer Depressionen gehört eine Kombination von Pflege mit medikamentöser Therapie, Psychotherapie und aktivierender Soziotherapie.

Trotz der schwierigen Gefühle, die Depressive erzeugen, ist Zuwendung notwendig. Wenn Patienten sich umsorgt und angenommen fühlen, treten die Beschwerden allmählich in den Hintergrund. Es ist ein Erfolg, wenn stunden- oder auch nur minutenweise ein Spiel, ein Gespräch oder eine therapeutische Aktivität Ablenkung von der Symptomatik bieten. Patienten, denen es besser geht, sprechen kaum mehr über ihre Symptome, antworten aber auf Nachfrage, dass alles noch gleich schlimm sei. Treten neue Kränkungs- oder Verlusterlebnisse auf, so ist eine Verstärkung der Symptomatik dafür ein Indikator.

Stehen körperliche Beschwerden im Vordergrund und ist die ganze Aufmerksamkeit auf negative Sensationen des Körpers fixiert, versuchen wir zusätzlich, Formen der positiven körperlichen Berührung zu verordnen. Da die Verordnung „3x täglich streicheln" in einem medizinisch orientierten Versorgungssystem nicht möglich ist, kann z.B. Rücken- bzw. Nackenmassage der in aller Regel verspannten Muskulatur angewendet werden. Mit dem Masseur muss hierbei eine Einigung über die Zielsetzung („Streichelmassage") herbeigeführt werden (S. 222f).

Zur medikamentösen Therapie gehört der Einsatz von Benzodiazepinen (S. 245f), der dazu beiträgt, *Entspannung* herbeizuführen und Ruhe und Schlaf zu unterstützen. Eine durchschlafene Nacht, auch wenn diese medikamentenbedingt ist, wirkt oft Wunder. Nach ein bis vier Wochen stellen sich durch die Gabe von Antidepressiva in ca. 70 % der Fälle eine *Stimmungsaufhellung* und *Antriebssteigerung* ein. Aber: Eine vor Stimmungsaufhellung eintretende Antriebssteigerung kann die *Suizidgefahr* erhöhen!

Problematisch wird es in Fällen, in denen ein Antidepressivum nicht wirkt. Es gilt dann, nach ca. vier bis sechs Wochen auf ein anderes Präparat umzustellen. Bei einem Teil der Fälle kann dann eine positive Wirkung erzielt werden, wahrscheinlich, weil im Gehirn die unterschiedlichen Medikamente auf unterschiedliche Transmitterstoffe einwirken.

Die traditionellen (trizyklischen) Antidepressiva haben starke Nebenwirkungen, die auch subjektiv störend sind (Mundtrockenheit, Herzrhythmusstörungen, Verstopfung, Blasenstörung, Verstärkung des grünen Stars etc.), sodass die neueren Antidepressiva (S. 244f), die nebenwirkungsärmer sind, vorgezogen werden sollten. Insgesamt ist die Wirkstärke der Antidepressiva leider nicht sehr hoch, sodass bei fehlender oder gering positiver Wirkung keine schwerwiegenden Nebenwirkungen in Kauf genommen werden sollten.

Nebenwirkungen durch Medikamente sind im Alter häufig stärker. Deshalb ist eine Steuerung der medikamentösen Behandlung nach den Nebenwirkungen notwendig.

Wichtig ist auch die *Schlafentzugstherapie* (S. 249f). Durch Entzug von Schlaf nach Mitternacht entsteht meist eine Stimmungsaufhellung. Altersdepressive lehnen aber trotz positiver Wirkung den Schlafentzug häufig ab und klammern sich an ihre Schlafgewohnheiten, auch wenn der Schlaf gestört ist.

Soziotherapeutisch gilt es, Patienten durch Beschäftigung oder Gruppenaktivitäten zeitweilig von ihrer depressiven Problematik abzulenken. Gelingt es, in der *Kunsttherapie* gar wieder zu erleben, dass man ein ansprechendes Bild gestalten kann, so trägt dieses wesentlich zur Stabilisierung bei.

Anekdotenhaft sei an dieser Stelle von einer depressiven älteren Patientin berichtet, die an einem Stationsausflug zum Flughafen teilnahm. Sie ließ sich zu einem Rundflug überreden, bei dem der Pilot auch eine Schleife über unserer Klinik flog. Mit dem Flug entflog ihre Depression.

Im Umgang mit Depressiven ist es wichtig zu betonen, dass Depressionen in der Regel Monate dauern. Therapeut und Patient müssten Geduld haben bis die Besserung eintrete, die sicher zu erwarten sei.

In der *Psychotherapie* kommt es darauf an zuzuhören, ohne Leistungsdruck zu entwickeln. Vielleicht gelingt es dann, von den Klagen wegzukommen, daraufzukommen, dass es früher besser war. Wenn die Vergangenheit wieder auftaucht, wenn Patienten aufhören, nur von ihren auf das Hier und Jetzt fixierten Klagen und Anklagen zu sprechen, hat man den Eindruck, dass die beschriebene Introjektion ein Stück weit rückgängig gemacht wird. Der Verlust tritt als Tatsache wieder ins Bewusstsein, und Trauer ist möglich, wenn die Patienten sich in der therapeutischen Beziehung nicht allein gelassen fühlen. Erst dann kann über die Zukunft, über neue Beziehungen etc. gesprochen werden. Diese komplexe Therapiekonzeption kann man sich an dem Schaubild zu Trauer und Depression (Abb. 1) veranschaulichen.

Gerade in Bezug auf Altersdepressive hat sich die Gruppentherapie in unserer Klinik sehr bewährt (Groß et al. 1997; Kipp u. Groß 2004). Familiengespräche können zur Konfliktklärung beitragen, da sie uns helfen, zwischen Realkonflikten und Konflikten, die in depressiver Weise verarbeitet wurden, zu unterscheiden.

Wesentlich ist es auch, dass man auf Andeutungen von Suizidideen und Todeswünschen offen eingeht. Die Patienten sind dann mit diesen schuldhaft erlebten Gedanken nicht mehr so allein, was entlastend erlebt wird. Das Abnehmen von Versprechen, keine Suizidhandlung zu begehen, hat vielleicht nicht nur für den Therapeuten eine beruhigende Wirkung.

Für die Therapie von Depressionen im Alter kommt auch, sobald wieder genügend Aktivität entfaltet werden kann, eine tagesklinische Behandlung in Frage. Bei Patienten, die immer wieder depressiv reagieren, ist eine tagesklinische Nachbetreuungsgruppe einmal pro Woche über 1–2 Jahre sinnvoll (Esser 1997).

3.8.1 Depression im Alter mit Somatisierung – ein Überblick

Depression: Depressionen sind gekennzeichnet durch folgende Symptome (in Anlehnung an ICD-10):

- gedrückte-depressive Stimmung, Freudlosigkeit (evtl. „Morgentief"),
- Interessenverlust,
- erhöhte Ermüdbarkeit,
- Verminderung des Antriebs und der Energie,
- psychomotorische Hemmung oder Agitiertheit (d.h. Erregung),
- verminderte Konzentration,
- vermindertes Selbstwertgefühl,
- Schuldgefühle, Gefühl der Wertlosigkeit,
- negative, d.h. pessimistische Zukunftsperspektiven,
- suizidale Gedanken/Handlungen (ca. 10 % der Depressiven sterben am Suizid),
- Schlafstörungen mit frühmorgendlichem Erwachen,
- Appetit- und Gewichtsverlust,
- Libidoverlust.

Diagnostische Zuordnung von Depressionen:

- monopolare Depression (nur depressive Phasen),
- Depression bei manisch-depressiver Erkrankung,

- Depression bei Anpassungsstörung (Auslösung durch Lebensveränderungskrisen),
- Depression bei Belastungsstörung (traumatische Auslösung),
- Depression bei Demenz,
- saisonale Depression (in der lichtarmen Jahreszeit).

Verlaufsformen:

Episodenhaft mit mittlerer Episodendauer von 6 Monaten und freien Intervallen.

Formen:

Nach Schweregrad unterteilt gibt es leichte, mittelgradige und schwere Depressionen. Letztere können ohne oder mit psychotischen Symptomen (Wahn) auftreten.

Besonderheiten der Altersdepression:

- Auslösung: durch Verluste mit einer Latenz von 4–6 Monaten.
- Symptome: körperliche Beschwerden und Schmerzen stehen häufig im Vordergrund der Klagen (somatisierte Antwort) und Symptome einer (Pseudo-) Demenz können auftreten.
- Verlauf und Prognose: häufig chronischer Verlauf, das Risiko zu sterben (Mortalitätsrisiko) ist hoch.
- Häufigkeit der Altersdepression: schwere Depressionen kommen im Alter gleich häufig wie in jüngeren Lebensaltern vor; leichte Depressionen (Disthymie) sind häufiger (z.B. 15% in der Berliner Altersstudie, Helmchen et al. 1996).

Andere seelisch begründete körperliche Beschwerden, Schmerzen und Körpervorstellungen:

Formen:

- Somatisierungsstörung (ähnlich der somatisierten oder larvierten Depression) mit subjektiven körperlichen Beschwerden. Dazu gehört auch die somatoforme Schmerzstörung.
- Konversionsstörung (vgl. S. 78), bei der körperliche, pseudoneurologische Symptome Ausdruckscharakter (für die seelischen Probleme) haben.
- Hypochondrie, bei der körperliche Veränderungen Befürchtungen auslösen, an einer schweren Krankheit zu leiden. Vorkommen häufig bei Borderline-Syndrom.
- Wahnhafte Körperveränderungen, bei denen ein Organ oder Körperteil verändert erlebt wird (z.B. Sender im Gehirn).

3.9 Die wahnhafte Antwort

• Begegnung

Eine 68-jährige Frau, die durch ihre Hagerkeit auffiel, lebte allein in der Vorstadt. Ihr Ehemann war bereits vor über 10 Jahren verstorben, auch Verwandte hatte sie nicht mehr. Den einzigen intensiveren sozialen Kontakt schien sie zu ihrem Hausarzt zu haben, der sie eingewiesen hatte. Bei der Aufnahme verhielt sie sich sehr aufgeregt. Sie bedrängte uns: „Ich muss jetzt unbedingt wieder nach Hause, die Schweinchen verhungern!" Wir fragten: „Welche Schweinchen?" Die Patientin berichtete, sie habe Schweinchen in ihrer Wohnung, manchmal wären sie auch in ihrem Bauch. Sie ließen sie überhaupt nicht zur Ruhe kommen. Sie hätten ihr schon solche Bauchbeschwerden verursacht, dass ihr Hausarzt bereits einmal versucht habe, sie herauszunehmen. Die Frau gab uns eine Schilderung des suggestiven „Abtreibungsversuchs" in der abgedunkelten Praxis des Hausarztes, der ihr große Erleichterung verschafft habe. Sie mochte nicht weitererzählen, mochte nur noch nach Hause, um ihre Schweinchen zu füttern. Wir versuchten, mit der Frau im Gespräch zu bleiben. Aber welche Ansätze wir auch wählten, ihr ganzes Interesse bezog sich auf die Schweinchen. Alle anderen Fragen schienen für sie unwichtig zu sein.

Nach einer Behandlung mit Neuroleptika wurde die zunächst sehr lebendige Frau ruhiger, wortkarg, ja depressiv. Wir stellen fest, dass sie starke Merkfähigkeitsstörungen hatte; dies war zuvor beim Bericht über die Schweinchen nicht aufgefallen.

Während die Wahnproblematik dieser Frau über mehrere Jahre hinweg währte, hatte Herr S., 76 Jahre alt, ein einziges Wahnerlebnis.

Herr S., der früher bei der Post gearbeitet hatte, lebte zurückgezogen in einem Mietshaus. Mit der Zeit wurde das Haus überwiegend von Türken bewohnt, zu denen Herr S. „natürlich", wie er bekundete, keinen Kontakt hatte. Seine sozialen Kontakte beschränkten sich auf seine jüngere Schwester und den noch im Berufsleben stehenden Schwager, die er einmal in der Woche aufsuchte. Herr S. klagte darüber, dass seine Sehkraft nachgelassen hatte, auch mit dem Hören wäre es nicht mehr so gut. Dadurch habe er das Interesse am Fernsehen verloren. Am Abend vor der Aufnahme in unsere Klinik habe er wie gewöhnlich den Abendbrottisch gedeckt und mit dem Essen beginnen wollen. Es sei schon dämmrig gewesen. Beim Tischgebet hätten plötzlich zwei Männer mit am Tisch gesessen, das Gebet aber nicht mitgesprochen. Darüber sei er sehr erschrocken. Er habe das Licht angeschaltet, aber da seien die Männer verschwunden gewesen. Er habe nicht länger in seiner Wohnung bleiben können und wolle, da ihn seine Schwester nicht aufnehmen möchte, Zuflucht in einem Altenheim suchen.

In der Folgezeit traten bei unserem Patienten keine halluzinatorischen Erlebnisse mehr auf. Bei den Untersuchungen wurde aber deutlich, dass auch seine Merkfähigkeit leicht eingeschränkt war.

Wahnsymptome sind aber anfangs oft nicht so klar.

Frau A., 81 Jahre, hinterließ bei mir spontan den Eindruck, sehr freundlich zu sein. Sie wohnte in einem Altenheim, in dem es nach ihrer eigenen Darstellung nie Probleme gegeben habe. In letzter Zeit werde sie aber verfolgt und sei auch bestohlen worden. Anders sieht die Schilderung der Heimmitarbeiter aus. Frau A. sei immer schwieriger geworden. Sie habe die anderen beobachtet und mit ihren Blicken bis in ihre Zimmer verfolgt. Sie komme einem so nahe, dass man das Gefühl habe, zu ihr auf Distanz gehen zu müssen.

Bei der Untersuchung fiel auf, dass sie starke Merkfähigkeits- und Konzentrationsstörungen hatte. Damit war klar, um was es bei den „gestohlenen" Gegenständen ging: Frau A. konnte sich nicht mehr daran erinnern, wo sie diese zuvor hingelegt hatte. Ihre Orientierungsprobleme wurden dadurch verschärft, dass sie erst vor 4 Monaten ins Heim aufgenommen worden war und ihre neue Umgebung erst kennenlernen musste.

Frau A. war früher zweimal verheiratet gewesen, seit etwa 20 Jahren lebte sie jedoch allein. Der Kontakt zu ihren Kindern, die in anderen Städten leben, ist nicht sehr eng, und da sie trotz ihres offensichtlichen Kommunikationsbedürfnisses keine Freunde oder engeren Bekannten gewinnen konnte, war das Leben dieser Frau von Einsamkeit geprägt.

Manchmal stehen bei Wahnerkrankungen Körperbeschwerden im Vordergrund.

Herr O., 75 Jahre, berichtet, ihm sei es im Leben recht gut gegangen. Er habe zwar schon früh unter Asthma gelitten und sei deshalb 1943 aus der Wehrmacht ausgemustert worden, aber seine Atembeschwerden seien mit der Zeit erträglich geworden. Seit einigen Wochen habe er nun aber starke Kopfschmerzen sowie Brennen im Magen und in der Speiseröhre. Dann kehrt Herr O. wieder zu seiner Lebensgeschichte zurück. Schon vor dem Krieg sei er sehr aktiv und fleißig gewesen und habe sich dadurch hocharbeiten können. Als Industriemeister sei er für eine größere Gruppe von Mitarbeitern verantwortlich gewesen. Gegenüber der Geschäftsleitung habe er viel Erfolg gehabt. Die Mitarbeiter, für die er sich eingesetzt habe, hätten ihn gut leiden können. Vor einiger Zeit sei er kollabiert, und daran müsse es liegen, dass er jetzt Kopfschmerzen und dieses Brennen habe. Der Hausarzt habe ihn falsch behandelt. „Der macht doch nur ah, ah, ah", äfft er ihn nach. Auch sein Zahnarzt trage Schuld an seinem jetzigen Zustand. Er habe eine Zahnlücke mit einer Flüssigkeit ausgespült, die in die Speiseröhre gelangt sei. Seitdem verspüre er das Brennen.

Im weiteren Gespräch verschloss sich Herr O. einem Eingehen auf seine abgefallene körperliche und geistige Leistungsfähigkeit. Viel lieber hielt er sich bei den Klagen über die ihn behandelnden Ärzte auf. Hinweise auf seine altersbedingten Gebrechen provozierten bei Herrn O. die Wiederholung seiner Schilderungen, mit denen er sein Selbstwertgefühl zäh verteidigte.

- Symptome

Den meisten Fällen von Wahnbildungen gehen lebensgeschichtlich bestehende Kontaktschwierigkeiten bzw. *Kontaktarmut* voraus. Nach dem Abklingen der akuten Wahnsymptomatik lässt sich meist eine mehr oder weniger starke Störung der Gehirnfunktionen *(Demenz)* feststellen, die in der vorangehenden Wahnphase nicht aufgefallen sein muss. Allen Fällen gemeinsam ist, dass etwas Zusätzliches im Wahrnehmen oder Denken (oder in beidem) vorhanden ist, welches Aufschluss über das Verhalten der Betroffenen gibt. Dieses Zusätzliche tritt dort auf, wo durch *Verluste* Lücken und Defizite entstanden sind. Nach unserer Beobachtung ist die Wahrscheinlichkeit, dass Wahnsymptome auftreten, umso größer, je plötzlicher Störungen der Gehirnfunktionen auftreten. Wir müssen in Bezug auf die Symptomatik zwischen *Wahngedanken* (Wahn als Denkstörung) und *Halluzinationen* (Sinnestäuschungen ohne reale Wahrnehmungsobjekte) unterscheiden, die meist als Stimmen auftreten. Mitunter werden *Ohrgeräusche* als eine Melodie gedeutet, zum Beispiel wenn eine Patientin mit Ohrgeräuschen fortdauernd im Pulstakt hört: „Ein Männlein steht im Walde ...“. Oft werden Geräusche jedoch nur als Getuschel über einen selbst erlebt.

Nicht ganz so häufig sehen Patienten etwas (Schweinchen, Männer am Abendbrottisch), wobei diese Gesichtswahrnehmungen oft einen flüchtigen Charakter haben. Als besonders schrecklich werden *Tastwahrnehmungen* empfunden, z.B. das vermeintliche Krabbeln kleiner Tiere über die Haut *(Dermatozoenwahn)*. Die Wahrscheinlichkeit solcher Sinnestäuschungen steigt mit Kontaktarmut und Einschränkungen der Sinneswahrnehmungen (Seh- und Hörschwächen). Dieses betrifft im Übrigen nicht nur unsere älteren Patienten. Auch jüngere und gesunde Menschen bekommen unter Reizabschirmung Halluzinationen. Im Experiment hat sich gezeigt, dass man z.B. in vollkommener Dunkelheit sich bewegende Farben u.a.m. „sieht“. Ein Wahn, der sich aus

Wahngedanken konstituiert, hat Züge des Logischen (Schweinchen müssen gefüttert werden; vor Leuten, die nicht beten, muss man sich in Acht nehmen), widerspricht jedoch häufig auch der Logik (Schweinchen befinden sich zugleich frei in der Wohnung und im Bauch) und geht oft mit zwiespältigen Gefühlen einher (Schweinchen werden abgelehnt, aber trotzdem gefüttert). Handlungsmotive leiten sich aus den Wahngedanken ab.

Bei Wahnerkrankungen im Alter treten systematisierte Wahngebäude seltener als bei der Schizophrenie auf.

> *Wahnerkrankungen treten häufig nach Vereinsamung und bei Einschränkung der Sinnesorgane auf.*

- Geschichte und Verlauf

Bei den meisten Patienten tritt die Wahnerkrankung im Alter in einer Situation der Vereinsamung auf. Der Betroffene zieht sich zurück oder wird von seiner Umgebung sozial isoliert. Hinzu kommt bei einem Teil der Fälle eine – zum Teil im Rahmen einer körperlichen Erkrankung ausgelöste – plötzliche Verringerung geistiger Fähigkeiten, die aber in ihrem Ausmaß nicht sehr stark zu sein braucht.

Von Wahnerkrankungen im Alter sind Psychosen aus dem schizophrenen Formenkreis abzugrenzen, die in der Regel in einer sehr viel früheren Lebensphase beginnen, aber auch bis ins hohe Lebensalter fortbestehen.

- Verstehen der Krankheitsdynamik

Ein Verstehen von schizophrenen Patienten ist oft nur schwer möglich. Bei Wahnerkrankungen im Alter ist es hingegen einfacher, den Zusammenhang zwischen Lebenssituation und Wahnsymptomatik zu begreifen (Kipp 1997).

Unsere geschilderten Beispiele veranschaulichen verschiedene Formen von Wahnbildung. Der Wahn füllt die Einsamkeit aus und tritt an die Stelle zwischenmenschlicher Kontakte *(Kontaktmangelparanoid,* Janzarik 1974). Mehr oder weniger starke kognitive Einschränkungen verstärken oft die Isolation und schwächen die Realitätskontrolle.

Stellen wir uns den alten, vereinsamten Mann vor, der aufgrund seiner Seh- und Hörschwäche nur noch wenig Impulse von außen bekommt. Er sitzt in der Dämmerung allein am Abendbrottisch. Plötzlich sieht er sich in Gesellschaft von zwei Männern. Hierin kann man gewissermaßen eine Wunscherfüllung sehen, wenngleich ihn dieser unangemeldete Besuch auch erschreckt. Mit den Schweinchen der Patientin verhält es sich ähnlich. Sie haben die Frau jahrelang davon abgehalten, sich mit ihrer Einsamkeit auseinandersetzen zu müssen. In ihrer Vorstellung war sie eben nicht allein.

Wahn kann auch die Funktion haben, das narzisstische Gleichgewicht zu erhalten. Erinnern wir uns an die Frau, die klagt, bestohlen zu werden. Hinter dieser Anklage steht der Wunsch, nicht wahrnehmen zu müssen, dass sich die eigene Merkfähigkeit vermindert hat. Es ist für sie besser zu sagen: „Meine Schlüssel sind weg, jetzt bin ich schon wieder bestohlen worden", als sich einzugestehen: „Wo habe ich meine Schlüssel denn nun schon wieder hingelegt, ich kann mir aber auch die einfachsten Dinge nicht mehr merken!" Dies ist auch deutlich bei dem Patienten, der Leistungen in der Vorkriegszeit herausstellte, seine Alterskrankheiten verleugnete und für seine körperlichen Beschwerden wahnhaft seine Ärzte verantwortlich macht.

Wahn kann sich auch bilden, wenn man sich gezwungen sieht, *soziale Kompromisse* zu schließen, die man eigentlich ablehnt:

Eine 84-jährige, noch sehr rüstige Frau bezog ein Zimmer im Haus ihrer Tochter, nachdem ihr Mann, zu dem sie ein zwiespältiges Verhältnis hatte, verstorben war. Die Tochter verlangte von ihr eine Vollmacht über ihr Bankkonto, obwohl sie lieber eigenständig über ihr Geld verfügen möchte. Die alte Frau bildete daraufhin den Wahn aus, von Männern verfolgt und ausgeraubt zu werden. Hierdurch konnte sie ihre ganze Verzweiflung darüber ausdrücken, dass sie die alleinige Verfügungsgewalt über ihr Geld verloren hatte, ohne direkt ihre Tochter anzuklagen. Ihr Wahn half ihr, einen Konflikt mit der Tochter zu vermeiden.

Auch unbewusster *Neid* kann Wahn verursachen, wie das folgende Beispiel zeigt:

Eine 79jährige Frau, die seit dem Zweiten Weltkrieg allein lebte, beobachtete zufällig ein Zärtlichkeiten austauschendes Paar in einem ihrer Wohnung gegenüber liegenden Haus. Sie reagierte darauf unruhig, fand keinen Schlaf mehr und fühlte sich verfolgt – man könnte sagen, von ihren eigenen Triebwünschen, die sie so viele Jahre lang streng abgewehrt hatte.

Hinter den Wahnerkrankungen im Alter werden Wünsche (der Betroffenen) deutlich. Oft dienen sie auch der narzisstischen Stabilisierung.

- Umgang

Wenn wir mit Wahnkranken verständnisvoll umgehen wollen, so müssen wir die Krankheitsdynamik erfassen und erkennen, welche Wünsche hinter der Symptomatik stehen und was durch diese stabilisiert werden soll.

Bei Wahnerkrankungen, bei denen der Wahn Lücken gefüllt bzw. Defizite ausgeglichen hat, tritt schon durch kontinuierliche Kontakte nach einer Krankenhausaufnahme Besserung auf, weil der Kontaktmangel dadurch überwunden wird. Solche ersatzweisen Kontakte sind problematisch, da bei erneuter Vereinsamung sehr rasch das ursprüngliche Problem wieder auftreten kann.

Liegt die Erhaltung des *narzisstischen Gleichgewichts* der Wahnbildung zugrunde, so ist der Umgang mit Betroffenen meist recht schwierig. Wir können narzisstische Verluste, Verluste, die die eigene Persönlichkeit, den eigenen Körper betreffen, oft nicht ausgleichen. Hier kommt es darauf an, die Verlustproblematik, die aufgrund eingeschränkter Kompensationsmöglichkeiten im Alter eine gravierende Bedeutung hat, immer und immer wieder taktvoll zu besprechen. Wir sollten helfen, einen Trauerprozess einzuleiten, und wir sollten in diesem Prozess Begleiter sein. Solche Erkrankungen können in eine depressive Verweigerungshaltung übergehen, bei der alles von außen Kommende abgewehrt wird (z.B. Mahlzeiten), was schließlich tödlich enden kann. Oft treten auch heftige Kämpfe mit den vermeintlichen Schädigern auf.

Sind erzwungene soziale Kompromissbildung oder unbewusster Neid der Wahnbildung ursächlich, so fällt es uns leichter als bei der narzisstischen Problematik, den Patienten zuzuhören und ihre Wünsche zu erraten. Vielleicht können wir die Patienten darin unterstützen, die Wünsche zu verwirklichen, soweit dieses möglich ist.

- Eigene Gefühle

Wahnerkrankungen haben für uns oft einen faszinierenden Charakter. Hierdurch werden unser Interesse und unsere Gesprächsbereitschaft geweckt. Der Umgang mit unseren Patienten wird aber problematisch, wenn wir in ihren Wahn einbezogen werden und zum Beispiel plötzlich als Dieb beschuldigt oder gar als KZ-Wächter identifiziert werden. Dieses trifft uns dann besonders hart, wenn wir zu dem von uns Betreuten zuvor eine nahe Beziehung entwickelt hatten. Es ist sehr schwer, mit solchen Kränkungen umzugehen. Einen Rat hierfür wissen wir leider nicht. Man wird es einstecken müssen – wie so oft, wenn keine Alternative besteht.

- Therapie

Die Therapie von Wahnkranken erfordert Fingerspitzengefühl.

Medikamentös werden vorwiegend sogenannte atypische Neuroleptika eingesetzt, jedoch in sehr niedriger Dosierung, was auch mit Risiken verbunden ist. Eine niedrige Dosierung ist nicht nur erforderlich, weil diese Medikamente im Alter langsamer abgebaut und ausgeschieden werden (wodurch eine höhere Konzentration im Blutserum entsteht), sondern auch weil oft erschreckend schnell depressive Zustände mit Desinteresse und allgemeiner Verweigerungshaltung auftreten und die allgemeine Vitalität untergraben wird. Wichtig ist, dass die Patienten zumindest stundenweise Nachtruhe erreichen (z.B. durch Benzodiazepine). Nur in Ausnahmefällen, wenn der Wahn zum Beispiel zu heftigen Aggressionen führt, ist ein höher dosiertes medikamentöses Eingreifen erforderlich.

In Fällen, in denen zugleich eine Demenz vorhanden ist, sind die entsprechenden therapeutischen Maßnahmen angezeigt (S. 120f).

Für das *soziotherapeutische* Vorgehen kommt es darauf an, die soziale Situation unserer Patienten abzuklären. Häufig ist das nicht einfach. Probleme treten insbesondere auf, wenn sich ein Patient zum Beispiel von Verwandten ausgenutzt und geschädigt fühlt. Hausbesuche und Familiengespräche können dann hilfreich sein. Grundsätzlich sollten wir unsere Patienten so weit wie möglich dabei unterstützen, die eigenen Angelegenheiten (z.B. ihr Bankkonto betreffend) eigenständig zu regeln, damit sie nicht misstrauisch sein müssen.

Kunsttherapie, möglicherweise auch andere kreative Verfahren, können sich positiv auswirken. Zumindest zeitweise werden die Patienten von ihrem Problem abgelenkt, und die angesetzten Therapietermine tragen dazu bei, die Woche zu strukturieren.

In der *Psychotherapie* geht es darum, die Wünsche, die hinter der Krankheitsdynamik verborgen sind, zu verstehen. Einzelgespräche, in denen man zuhört und sich um Kontakt bemüht, sind wichtig. Die Integration von Wahnkranken in eine Psychotherapiegruppe gestaltet sich häufig schwierig.

Tritt nach Beginn der Behandlung eine depressive Symptomatik auf, so sind Wahnpatienten wie andere depressive Patienten zu behandeln.

3.9.1 Schizophrenie und Wahnerkrankungen – ein Überblick

Schizophrenie: Schizophrenie hat eine vielgestaltige Symptomatik mit Wahn, Halluzinationen, formalen Denkstörungen, Ich-Störungen, Affektstörungen und teilweise mit psychomotorischen Symptomen (vgl. S. 38). Bei Wahnerkrankungen im Alter fehlt ein Teil dieser Symptomatik.

Formen der Schizophrenie:

- Paranoid-halluzinatorischer Typ, häufig vorkommend, mit Wahn und Halluzinationen.
- Katatoner Typ, mit psychomotorischer Hemmung (Stupor) oder psychomotorischer Erregung.
- Hebephrener Typ, in der Adoleszenz beginnend mit Affektstörungen (läppische Grundstimmung) und Denkstörungen.
- Residualtyp mit Persönlichkeitsveränderungen, Antriebsmangel, wahnhafter Körpersymptomatik, Affektarmut und sozialem Rückzug, insbesondere bei schizophrenen Patienten, die alt geworden sind.

Symptomatik der Schizophrenie nach ICD-10:

- Kontrollwahn, Beeinflussungswahn, Wahnwahrnehmungen,
- Halluzinationen, insbesondere kommentierende und dialogisierende Stimmen,
- Gedankenlautwerden, Gedankeneingebung, Gedankenentzug, Zerfahrenheit etc.,
- Katatone Symptome,
- Negative Symptome wie Apathie, Sprachverarmung und verflachter Affekt,
- Hirnorganische Ursachen müssen ausgeschlossen werden.

Dauer: Symptomatik muss seit mindestens 1 Monat bestehen.

Therapie:

Kombination von medikamentöser Therapie (Neuroleptika, s.S. 243f), Soziotherapie und Psychotherapie i.S. eines psychoedukativen oder analytisch orientierten Konzeptes.

Formen anderer Wahnerkrankungen im Alter:

- Kontaktmangelparanoid (Janzarik 1974): Diese Wahnerkrankung geht einher mit Vereinsamung ohne starke Persönlichkeitsveränderungen und ohne Demenz.
- Demenz mit paranoidem Erscheinungsbild: Dieses Krankheitsbild ist im Alter häufig (vgl. geschilderte Fälle).
- Paranoide Persönlichkeit: Dieser Typ ist gekennzeichnet durch starkes Misstrauen, das im Alter häufig stärker wird. Es findet sich eine Tendenz, Erlebtes zu verdrehen.

3.10 Der regressive Rückzug in die Vergangenheit als Antwort

Diese Form, auf Verluste zu reagieren, ist, wie zum Teil auch schon die wahnhafte Antwort, auf einen hirnorganischen Abbau (Demenz) zurückzuführen. Die Beschreibung in einem eigenen Kapitel ist uns wichtig, weil nicht der besondere Gehirnabbau, sondern die individuelle Form, aus der eigenen Lebensgeschichte heraus zu reagieren, für den Umgang wichtig ist.

- Begegnung

Frau K., 72 Jahre alt, wohnt mit ihrem Ehemann am Stadtrand. Ihre Angehörigen berichten mir, sie leide schon seit längerer Zeit unter Vergesslichkeit, die inzwischen so stark geworden sei, dass ihr Mann, der noch sehr rüstig wäre, sie nicht mehr allein auf die Straße lasse. Nach einer Grippeerkrankung habe sich ihr Zustand noch weiter verschlimmert, sie sei jetzt viel unruhiger als zuvor. Jetzt leide sie unter Schlaflosigkeit, habe gegen den Willen des Mannes das Haus verlassen wollen und gar gedroht, sich vom Balkon zu stürzen. Ihre Einweisung in unsere Klinik wurde diagnostisch mit „Unruhezustand bei Demenz" begründet.

Bei der Aufnahme nahm das Gespräch eine unvermutete Wendung, Frau K. sagt plötzlich: „Ich bin 18 Jahre alt und ich habe 3 Brüder. Mein Vater ist Schneider in der Hohenzollernstraße." (Diese Straße heißt seit langem Friedrich-Ebert-Straße). Frau K. wirkt jetzt wie verwandelt, aus der leidenden Patientin ist für einen Augenblick eine stolze und sichere Frau geworden. Der Hinweis auf die Brüder und den Vater scheint für sie die Wirkung eines schützenden Schildes zu haben. Mit ihrer Äußerung hatte sie sich eine Welt (zurück)erschaffen, in der sie sich ganz offensichtlich behütet fühlt. Ihre Krankheitssymptome der Unruhe und Agitiertheit sind Reaktionen auf eine Welt, in der sie sich nicht mehr auskennt. Die Eingewöhnung auf der Station bereitete ihr große Schwierigkeiten, sie fand sich nur schwer zurecht.

In einem weiteren Gespräch äußerte Frau K. eine Woche später, sie sei jetzt mit 28 Jahren gerade frisch verheiratet und fühle sich großartig. Mit dem Stationsalltag hatte sie mittlerweile weniger Probleme und gewöhnte sich im Lauf der folgenden 3 Wochen weiter ein.

Allmählich erkannte sie ihren Ehemann und ihre Kinder wieder. Frau K. konnte aus der Klinik entlassen werden und ihr früheres Leben fortführen. Ihre Stimmung wirkte nun jedoch niedergedrückt, und ihre in der Erkrankungsphase teilweise gezeigte Lebendigkeit ging deutlich zurück.

Ein Kollege berichtete von einer anderen Begegnung.

Eine 80-jährige Patientin sprach ihn auf dem Stationsflur an: „Ich muss jetzt unbedingt nach Hause, meine Mutter ist krank." Der Kollege antwortete ihr, das gehe nicht, sie sei doch selbst krank. Aber die Patientin schien diesen Einwand zu ignorieren: „Ich muss jetzt nach Hause." Auf die Frage des Arztes, wo denn ihre Mutter sei, antwortete die Patientin etwas irritiert: „Sie ist in der Stube ..."

Diese Dynamik, in der die Betroffenen selbst eine aktive Position haben, soll anhand eines weiteren Praxisbeispiels veranschaulicht werden.

Eine 73-jährige Patientin, die früher Putzfrau in einem Altenheim war, lebt heute in einem Pflegeheim. Die Mitarbeiter des Heimes bezeichneten die Frau als unruhig und verwirrt; es sei sehr schwer, mit ihr auszukommen. Das besondere Problem bestehe darin, die Patientin vom Putzen abzuhalten, andauernd wolle sie putzen. Sie entwickle viel Energie und wirke absolut nicht schwach, wenn sie versuche, eine Schürze vorgebunden, die Pflegestation zu verlassen.

Das Verhalten dieser Frau ist auch als Rückgriff auf ihr früheres Leben zu verstehen. Ihr ist es unerträglich, sich als alt und krank zu empfinden und sich mit dem Abbau ihrer intellektuellen Fähigkeiten auseinanderzusetzen. Gerade hierzu ist sie aber durch das Verhalten der Pflegeheimmitarbeiter verurteilt, die sie zu Passivität anhalten, indem sie ihr Betätigungsmöglichkeiten entziehen. Erst als diese Patientin auf der Station einige Reinigungstätigkeiten versehen und sich hierbei in ihrer früheren Rolle erleben kann, ist sie relativ zufrieden und für die anderen Menschen auf der Station umgänglicher geworden.

- Symptome

Der Beschäftigung mit Kindheit und Jugend begegnen wir bei alten Menschen häufig. In den geschilderten Fällen hat sich der Rückgriff auf die Vergangenheit allerdings zu einer extremen Symptomatik ausgebildet. Die Patienten finden Sicherheit in ihrer früheren Lebenswelt (Kipp 1992) und verkennen zugleich die Gegenwart, in der sie sich nicht auskennen und unsicher sind. Man kann auch von einer Vergegenwärtigung der Vergangenheit sprechen.

Es fällt oft schwer, Äußerungen und Verhalten als solche Rückgriffe zu entziffern. Vor allem fehlen Kenntnisse über das frühere Leben der Betroffenen, da deren „Berichte" aus vergangenen Lebensphasen häufig sehr undeutlich und bruchstückhaft sind. Offensichtlich finden Patienten, die in der Gegenwart verunsichert sind, je nach ihren biografischen Erfahrungen, unterschiedliche Bereiche der Vergangenheit, die ihnen Sicherheit geben. Die einen greifen auf Lebensumstände zurück, in denen sie sich durch ihre *Aktivität* sicher gefühlt hatten (wie die ehemalige Putzfrau), die anderen suchen Sicherheit in Szenen, in denen sie *geborgen* waren (wofür das erste Beispiel steht).

Regressive Antworten wurden bislang nur mit abwertenden psychopathologischen Begriffen belegt („verwirrt“, „abgebaut“, „desorientiert“). Es wurde nicht (an-)erkannt, was hinter dem Verhalten der Patienten steht. In keiner uns bekannten Diagnosesystematik werden die gesunden Anteile dieser Antwort auch nur annähernd positiv definiert.

Mitunter wird auch diskutiert, inwieweit beim Einkoten und Einnässen frühkindliche Verhaltensweisen zum Vorschein kommen und eine Triebregression vorliegt, Überlegungen, die nicht überprüfbar sind, da die Betroffenen nicht mehr in der Lage sind, darüber zu reflektieren.

Der Rückgriff auf die frühere Lebensgeschichte in Situationen, in denen sich ein Mensch nicht mehr orientieren kann, bringt subjektive Sicherheit.

- Geschichte und Verlauf

Ist die Demenz auch Begleiter solcher regressiver Reaktionen, so gibt es keine Hinweise auf einen spezifischen hirnorganischen Abbau, der diese Symptome auslöst. Ausschlaggebend scheint, dass sie besonders deutlich in akuten Verwirrtheitszuständen (Delir mit Demenz) auftreten. Treten sie plötzlich auf und kann ein differenzierteres Bild der früheren Biografie rekonstruiert werden, so ist die Prognose als relativ günstig anzusehen: Die Patienten stabilisieren sich psychisch und sozial häufig wieder relativ gut.

Welche biografischen Erfahrungen diese regressive Reaktionsweise begünstigen, können wir nur als Hypothese formulieren: Diese Patienten fühlten sich in früheren Lebensphasen sicher und waren sozial nicht so isoliert wie Wahnkranke.

- Verstehen der Krankheitsdynamik

Wer von uns hat sich nicht schon einmal verirrt? Erinnern wir uns, wie wir in solch einer Situation reagiert haben, wie unsicher wir waren und welche Angst wir entwickelten. Wir kommen mit einer solchen Erinnerung dem Verstehen desorientierter Menschen recht nahe. Wir können

Desorientiertheit als einen Zustand begreifen, in dem der Betroffene seine Umwelt nicht mehr richtig einordnen kann. Er kennt sich in dem, was ihn zuvor so selbstverständlich umgab, nicht mehr aus. Das Leben um ihn hat seine Vertrautheit verloren, er hat sich gleichsam verirrt. Wohin gehen, wenn alle Schritte nur zu Fremdem führen? Es entwickelt sich so etwas wie Heimweh. Mancher, der in der ihn umgebenden Welt alle Orientierung verloren hat und nichts Vertrautes mehr findet, geht den Weg zurück in seine Vergangenheit, in die er sich hineinimaginiert und in der er sich sicher und geborgen fühlt. Wenn wir dieses richtig verstehen, muss der Weg in die Irre kein Irrweg sein. Dieser Rückzug beinhaltet gleichzeitig die Chance, an frühere Fähigkeiten und Fertigkeiten anzuknüpfen und so gerüstet in die Gegenwart, in die reale Welt, zurückzufinden.

- Umgang

Der regressive Rückzug ist Ausdruck des Wunsches, sicher und geborgen zu sein und sich wieder wie in früheren Lebensphasen zu fühlen.

Patienten mit schwerster Demenz, wie die Frau aus dem zweiten Fallbeispiel, können so recht zufrieden leben, aus dem Gefühl heraus, nicht allein zu sein. Das Beispiel von Frau K. zeigt, dass Patienten Gefahr laufen, dass man ihren Rückzug in frühere Lebenswelten nicht begreift. Die Folge ist, man tut sie als „verwirrt“ ab und beschränkt sich auf die elementare Pflege. Dabei wäre es wichtig, ihnen vor allen Dingen gut und oft zuzuhören. Wir sollten versuchen zu entziffern, welche Lebenswelt hinter noch so bruchstückhaften Äußerungen steht. Wir sollten versuchen zu ergründen, ob es sich hierbei um einen Wunsch nach Geborgenheit, um einen Rückgriff auf Lebenssituationen, in denen der Betroffene sicher war, handelt. Dies ist auch eine Methode der Validation (Feil u. de Klerk-Rubin 2005). Dazu kann auch eine genaue Fremdanamnese beitragen, wenn Angehörige durch die Kenntnis der Biografie dabei helfen, jetzt unsinnig wirkende Aussagen oder Verhaltensweisen im biografischen Zusammenhang zu verstehen.

Ist dieses der Fall, so ist es weder sinnvoll, die imaginierte Lebenswelt zu bestätigen (z.B. „setzen Sie sich, Ihre Mutter kommt gleich“), noch ist es sinnvoll, sie zu verneinen (z.B. „Sie sind doch jetzt schon 80 Jahre alt, und Ihre Mutter ist schon lange tot!“). Es kommt vielmehr darauf an, den Wunsch, der dahintersteht, zu akzeptieren und zum Beispiel zu sagen: „Es wäre schön, wenn Ihre Mutter da wäre, aber vielleicht kann ich Ihnen jetzt helfen?" Dann wäre die Patientin unseres zweiten Fallbeispiels nicht alleingelassen.

Unser Verständnis des Wunsches von Frau K. nach Sicherheit und Geborgenheit durch ihren Rückzug in frühere Lebensphasen hat es ihr erleichtert, sich nach einiger Zeit wieder zu stabilisieren. Auch die pflegebedürftig gewordene Putzfrau, die durch ihre Unruhe und Verwirrtheit zu einer Belastung der Station geworden war, fand Beruhigung, indem sie Aktivitäten ihrer früheren Berufsrolle wieder partiell aufnehmen konnte.

Wichtig ist es, die Wünsche, die hinter dem Zurückgehen in die imaginierte Vergangenheit stehen, herauszufinden, um sie soweit möglich zu befriedigen.

- Eigene Gefühle

Es hängt von der Symptomatik ab, wie gut man mit regressiven Patienten zurechtkommt. Die Patienten, die in ihrer früheren Lebenswelt Geborgenheit suchten, appellieren an uns, dass wir ihnen auch Geborgenheit bieten. Oft entwickelt sich ein (auch körperlich) enges Verhältnis.

Problematischer für uns wird es, wenn die reaktivierte Lebenswelt Aktionen zeitigt, die früher zu Erfolgserlebnissen führten, heute aber mit der Realität der Pflegestation nicht zu vereinbaren sind. Diesen Patienten wird es im Alter möglicherweise besonders schwerfallen, sich in den Verlust persönlicher Macht zu fügen. Auseinandersetzungen und Konflikte mit den Betreuern können die Folge sein. Wir müssen ihn dann trotz all seiner Starrsinnigkeit davon abhalten, „zur Arbeit" zu gehen. Oft kommt es zu „Kämpfen", in denen Pflegende sich gezwungen fühlen, Grenzen zu ziehen – bis hin zu freiheitsentziehenden Maßnahmen (S. 190f). Unsere Phantasie ist gefragt, wenn es gilt, in der Pflege Aktivitätsmöglichkeiten zu finden, bei denen sich diese Patienten ein Stück weit verwirklichen können.

- Therapie

Die Möglichkeiten der Demenztherapie sind begrenzt (S. 120–122). Wesentlich für die Stabilisierung von Patienten mit solchen regressiven Reaktionen ist es, die Wünsche, die hinter der bruchstückhaften Artikulation früherer Lebenswelten stehen, zu erkennen und zu akzeptieren. Des

Weiteren muss man berücksichtigen, dass alte Patienten, die entmündigend behandelt werden und keine Hoffnung auf eine Änderung dieses Zustandes haben, sich sozial zurückziehen und sich vernachlässigen. Erhöhte persönliche Zuwendung und bemündigende Umgangsformen können diesen Prozess wieder umkehren. Ist die regressive Symptomatik nicht allzu problematisch (wie z.B. ständiges Weglaufen), sollte auf eine dämpfende Medikation verzichtet werden. Im stationären Bereich ist es außerdem sinnvoll, einfache und leicht erkennbare Strukturen anzubieten (z.B. eindeutig gekennzeichneter Weg zur Toilette). Regelmäßige Aktivitäten (z.B. in einer täglichen aktivierenden Gruppe) tragen dazu bei, dass Patienten sich wieder orientieren können.

3.10.1 Regression – ein Überblick

Regression: psychischer Vorgang des Zurückgehens auf eine frühere Entwicklungsstufe.

Aspekte der Regression nach Freud (Radebold 1987):

- topische Regression, eine Regression von später entwickelten Bereichen des seelischen Apparates auf frühere (z.B. im Traum),
- zeitliche Regression, ein Rückgriff auf ältere psychische Bindungen und
- formale Regression, ein Ersatz der gewohnten Ausdrucks- und Darstellungsweisen durch primitive.

3.11 Demenz – Verlust und Antwort zugleich

- Begegnung

Eine 83-jährige Frau wurde in unsere Klinik eingewiesen, weil sie sich zu Hause nicht mehr versorgen konnte. Auf der Station war sie von allen wohlgelitten, sie war immer freundlich. Wenn man sie nach ihrem Wohlergehen fragte, hatte sie die immer gleiche Antwort parat: „Es geht mir gut.“ Dabei verhielt sie sich meist sehr passiv. Zu ihren wenigen „Initiativen“ gehörte es, sich tagsüber ins Bett zu legen. Diese Frau konnte den Urin nicht halten, deshalb wurde sie mit einer Windelhose versorgt. Beim Waschen und Anziehen benötigte sie Hilfe, die sie auch gern annahm. Uns erinnerte sie oft an ein williges Kleinkind. Wir fragten uns, wie sie in diesem Alter wohl gewesen war.

Der Umgang mit einer um zwei Jahre älteren Frau gestaltete sich für uns viel schwieriger.

Frau P. war fast erblindet und hörte schlecht. Häufig war sie unruhig und schrie oft stundenlang. Es war ein ganz eigenartiges Schreien, beinahe an ein Nebelhorn erinnernd. In diesen Phasen wurde Frau P. nur ruhig, wenn man sich intensiv mit ihr beschäftigte, wenn man sie berührte, streichelte. Mit Hilfe von Medikamenten fand sie nur dann Ruhe und Schlaf, wenn relativ hoch dosiert wurde. Dieser Weg, Ruhe zu finden, kann aber keine Lösung rund um die Uhr sein.

Andere Schwierigkeiten traten bei dem 86-jährigen Herrn Sch. auf.

Herr Sch. war auf der Station rastlos tätig. Mal suchte er seine Kleider, mal nahm er seinen Zimmernachbarn alles weg, was nicht niet- und nagelfest war. Ein anderes Mal stand er mit vier Hemden bekleidet an der verschlossenen Stationstür und wollte nach Hause gehen. Da die Tür verschlossen blieb, wurde er gegenüber den jüngeren Pflegern wütend und versuchte, sie zu schlagen. Schwestern konnten ihn hingegen, wenn sie freundlich blieben, von diesem Wunsch abbringen. Kurze Zeit später hatte er ihn wieder vergessen.

Herr Sch. redete nicht viel. Es war auch nicht klar, inwieweit er verstand, wenn man zu ihm sprach. Seine Frau erkannte er nicht mehr. Wenn sie ihn besuchte, fragte er nur, was sie denn von ihm wolle. Häufig setzte sich Herr Sch. zu einer recht ruhigen, ebenfalls dementen Mitpatientin. Er behauptete, sie sei seine Frau. Wenn Pfleger die Frau in ihr Zimmer bringen wollten, reagierte Herr Sch. wiederum mit Wut.

- Symptome

Das Spektrum des Verhaltens von dementen Patienten ist weit gefächert. Sie können unruhig und wütend, aber auch angepasst und freundlich sein. Das Gedächtnis, die *Merkfähigkeit,* ist in den geschilderten Fällen erheblich gemindert. Oft schränken Patienten ihre Sprache ein, ohne dass eine spezielle Sprachstörung *(Aphasie)* vorhanden ist. Die Gefühlslage wechselt mitunter sehr rasch *(Affektinkontinenz)*. So wird Herr Sch., der nach Hause möchte, vor der geschlossenen Stationstür sehr wütend, beruhigt sich aber umgehend, wenn sich eine Betreuerin um ihn kümmert. Von Demenz Betroffene können häufig nicht mehr eigenständig essen und trinken. Als Folge tritt oft eine *Exsikkose* (Austrocknung) auf, wenn zu wenig Flüssigkeit aufgenommen wird. Stuhlgang und Wasserlassen können nicht mehr reguliert werden. Der Schlaf ist oft gestört, insbesondere im Hinblick auf den *Tag-Nacht-Rhythmus*.

> *Demenzerkrankungen führen dazu, dass das praktische Handeln gestört und die Aktivitäten des täglichen Lebens eingeschränkt sind.*

- Geschichte und Verlauf

In vielen Fällen können wir die Biografie unserer Patienten nicht mehr ergründen, da sie zu wenig Erinnerung daran haben und fremdanamnestische Aussagen nicht so leicht zur Verfügung stehen. Oft weiß man nur, dass sich die Demenz über Jahre hinweg allmählich entwickelt hat. Plötzlich tritt dann eine akute Problematik auf. Die Leistungsfähigkeit lässt so stark nach, dass Betroffene ihre Alltagspraxis nicht mehr bewältigen können.

Umgangsformen, wie z.B. Höflichkeit oder bestimmte Redewendungen, bleiben häufig lange erhalten und weisen auf eine entsprechende Erziehung hin. Man spricht in diesem Fall davon, dass die „Fassade" Betroffener noch vorhanden ist. Bei flüchtigeren Kontakten fällt die Demenz dieser Menschen nicht auf.

- Verstehen der Krankheitsdynamik

Der Verlust intellektueller Fähigkeiten überschattet die gesamte Symptomatik. Es ist schwer möglich, dementen Patienten zuzuhören und mit ihnen zu sprechen. Oft liegt dieses aber daran, dass uns die Geduld fehlt. Wenn wir die Krankheitsdynamik Dementer verstehen wollen, ist es nötig, dass wir uns in sie einfühlen (Empathie).

Wir neigen dazu, in dem ruhigen und freundlichen Vorsichhindämmern dementer Menschen nur den Ausdruck abgebauter Gehirnstrukturen zu sehen. Damit machen wir es uns aber zu einfach. Vielleicht ist das für uns unkomplizierte Verhalten auch Ausdruck der Kapitulation: Wenn man sowieso alles falsch macht, ist es am besten, gar nichts mehr zu machen.

Alte Patienten, die stundenlang vor sich hindämmern, sind manchmal urplötzlich in der Lage, zu uns freudig in Kontakt zu treten. Freilich versinken sie kurz darauf wieder in ihren Dämmerzustand. Sie führen dann ein Schattendasein, wie in der Sage die Mutter von Odysseus, der er in der Unterwelt als Schatten begegnet und die im Kontakt lebendig wird.

Kann das geschilderte Schreien der Patientin, das uns bezeichnenderweise an ein Nebelhorn erinnert, nicht das einzige Signal sein, das noch zu ihr dringt, die einzige Möglichkeit, überhaupt noch Vertrautes wahrzunehmen? Kennen wir dieses Verhalten nicht auch an uns selbst? Warum fängt z.B. jemand an, im Wald zu singen, wenn er Angst und Unsicherheit vertreiben will? Es passt dazu, dass die Frau, die kaum noch hören und sehen kann, nur bei intensivem Kontakt wieder ruhig wird. Vielleicht fühlt sie sich dann nicht mehr so allein? Auch in Herrn Sch.s Wutausbrüchen kann ein Versuch gesehen werden, mit der gegebenen Situation fertig zu werden. Er versucht, alles, was ihn kränken könnte, aggressiv zu bekämpfen.

Statt sich gar nicht mehr zu äußern, können Defizite auch durch Wiederholungen *(Perseveration)* ausgeglichen werden. Man kann z.B. erleben, dass ein Patient Mitpatienten und Mitarbeiter alle in gleicher Weise freundlich begrüßt, auch zwei-, dreimal hintereinander (vgl. S.36). Mitunter sprechen Patienten fortwährend beliebige Wörter vor sich hin. Offensichtlich wollen sie verhindern, dass Stille eintritt, Redefragmente füllen eine Leere *(Konfabulation)*.

- Umgang

Über den Umgang mit dementen Patienten ist in den letzten Jahrzehnten viel publiziert worden (Grond 1984; Mace u. Rabins 1986; Böhm 1988; Feldmann 1989). Die Selbsterhaltungstherapie (Romero 1997), der personzentrierte Ansatz, der dem Beobachtungsverfahren des „Dementia Care Mapping" (Kitwood 2000) zugrunde liegt, und Überlegungen, inwieweit Demenzkranke auf im Kollektivgedächtnis gespeicherte Rituale reagieren (Wojnar 2005), sind Beispiele dafür.

Im Umgang sind Demente häufig gefühlsmäßig sehr nah. Man neigt dazu, sie wie Kinder zu behandeln, und läuft so Gefahr, zum Abbau ihrer noch vorhandenen selbstständigen Fähigkeiten beizutragen. Auch wenn uns sprachliche Kommunikation mit Dementen als kaum mehr möglich erscheint, sollten wir ihnen zuhören und weiterhin mit ihnen sprechen. Hierdurch können wir dafür sorgen, dass noch erhaltene Fähigkeiten trainiert werden.

Im Umgang mit dementen Patienten ist deren frühere Biografie, soweit sie bekannt ist, einzubeziehen. Es ist für die Patienten wichtig, wenn ihre früheren Gewohnheiten und Umgangsformen (z.B. Tischsitten, Kontaktverhalten, Ess- und Schlafgewohnheiten) respektiert werden.

Große Nähe gerade zu freundlichen Patienten kann mitunter auch bedrohlich werden:

Eine Patientin, die in ihrer Familie immer eine dominierende Rolle gespielt hatte, setzte diese in der von ihr eingeübten Art auf der Station fort. Sie, die meist sehr umgänglich war und der die Mitarbeiter viel Sympathie entgegenbrachten, konnte plötzlich aggressiv reagieren, und von ihren Schlägen waren vornehmlich die Mitarbeiter betroffen, die an sich besonders gut mit ihr umgehen konnten.

Natürlich musste dieses Problem in einer Teamsitzung erörtert werden; dort kamen wir den Gründen aggressiven Verhaltens auf die Spur. Die Mitarbeiter fühlten sich der Patientin oft nah und waren dann vor Schlägen nicht gewappnet. Die Patientin schlug zu, wenn sie spürte, dass sie wieder allein gelassen werden sollte. Sie wollte ihre „Stationsfamilie" fest im Griff behalten.

- Eigene Gefühle

Durch die eingeschränkte sprachliche Kommunikationsfähigkeit der Patienten werden averbale (wortlose) Reaktionen bei uns hervorgerufen. Wir können gegenüber dementen Patienten, die einen liebevollen Kontakt zulassen, große Nähe empfinden. Allerdings ist der Wechsel zwischen dem nahen Umgang mit Dementen und normal distanzierten Beziehungen im sonstigen beruflichen und privaten Bereich sehr anstrengend, anstrengender noch als die körperliche Pflegetätigkeit.

- Therapie

Demenz ist Verlust und Antwort zugleich. Der Verlust, d.h. die Degeneration, ist bei der Alzheimer-Erkrankung nicht aufzuhalten. Die Antwort auf Degeneration, d.h. die Folgen und Komplikationen, können mit verschiedenen therapeutischen Maßnahmen beeinflusst werden, allerdings sind ihre Wirkungen begrenzt.

Die medikamentöse Therapie geht von Modellen aus, nach denen eine verbesserte Gehirndurchblutung oder eine Veränderung der Neurotransmitter die Erkrankung aufhalten könnte. Nootropika haben keinen oder nur einen sehr begrenzten Effekt, sodass wir andere Prioritäten setzen. Die neuen Acetylcholinesterasehemmer, die die Konzentration des Acetylcholins erhöhen, können vor allem bei leichteren Fällen positiv wirken und das Fortschreiten des Demenzprozesses verlangsamen.

Sind andere Ursachen als die Alzheimererkrankung für die cerebrale Degeneration verantwortlich, so kann versucht werden, diese zu beeinflussen. Ist aufgrund körperlicher Erkrankungen die Blut- und Sauerstoffzufuhr zum Gehirn gestört, so kann die Therapie der Grundkrankheit eine Verbesserung der krankheitsbedingten Störung des Gehirnstoffwechsels bewirken. Therapeutisch ist von Bedeutung:

- Therapie einer Herz(muskel)schwäche,
- Therapie einer Blutarmut (wegen des Sauerstofftransports),
- Vermeidung einer Unterzuckerung (Hypoglykämie),

- Vermeidung einer Exsikkose, das heißt einer Verminderung des Blutvolumens durch Austrocknung (Trinken!),
- andere spezifische Therapien spezieller Ursachen.

Der Einsatz von Psychopharmaka ist angezeigt, wenn als Folge der Demenz störende Symptome wie nächtliche Unruhe bzw. auch Unruhe allgemein auftreten. Wenn der Tag-Nacht-Rhythmus wieder geregelt ist, hat das Gehirn die notwendigen Ruhe- und Erholungszeiten. Aber auch für die Betreuenden und Pflegenden – hierin sollte man ehrlich sein – kann der Einsatz von Psychopharmaka eine Hilfe sein. So kann z. B. ein pflegender Ehepartner die Strapazen der Pflege nur dann aushalten, wenn er selbst nachts die Möglichkeit hat, ungestört zu schlafen. Psychopharmaka sind auch notwendig, wenn paranoide Symptome (vgl. wahnhafte Antwort, S. 103 – 110) auftreten. Eine pflegende Schwiegertochter kann beispielsweise ihre Aufgabe nur erfüllen, wenn sie nicht fortgesetzt beschuldigt wird zu stehlen. Diese Indikation „Schutz der anderen" steht gerade in der institutionellen Versorgung, z. B. im Heim, häufig im Vordergrund. Man muss dabei sehr darauf achten, dass nicht zu viel des „Guten" getan wird.

Bei Patienten, die weglaufgefährdet sind, ist z. B. erst zu klären, woher ihr *Weglaufdrang* kommt (vgl. S. 220 – 222).

Besonders schwierig ist die Therapie von Patienten, die dauernd laut rufen. Zuwendung kann dieses Rufen manchmal stillen, aber nur solange sie praktiziert wird. Musik hören lassen hat auch schon einzelne Patienten ruhiger werden lassen. Oft ist auf eine dämpfende Medikation nicht zu verzichten. Derzeit haben wir die besten Erfahrungen mit Zuclopenthixol (Ciatyl Z in geringer Dosierung).

Unter soziotherapeutischen Aspekten ist es am günstigsten, wenn Patienten möglichst in ihrer alten, gewohnten Umgebung verbleiben und ihre alltäglichen Gewohnheiten durch Betreuung aufrechterhalten können. Diesem dient auch die *Übergangspflege* (vgl. S. 178).

Ist der Verbleib in den vertrauten Lebenszusammenhängen nicht möglich, so sollte die neue Umgebung so strukturiert sein, dass an frühere Lebensformen, die den Betroffenen gleichsam Orientierungspunkte sind, angeknüpft werden kann. Unter den gegenwärtigen Bedingungen lässt sich dies in Krankenhäusern oder in Pflegeheimstationen allerdings nur recht bescheiden umsetzen. Der *Tagesrhythmus* orientiert sich dort am Dienst der Mitarbeiter (Schichtarbeit), der Stationsablauf an der

Funktionalität von Pflege und Versorgung. So bleibt wenig Raum für eine individuelle Tagesgestaltung alt gewordener Menschen.

Über die verschiedenen *soziotherapeutischen* Methoden wird im fünften Kapitel Auskunft gegeben (S. 216–241).

Die *Psychotherapie* dementer Patienten ist bislang wenig erprobt. Die Erfahrung zeigt aber, dass z.B. durch Gesprächsgruppen zwar keine eindeutige Besserung der Demenzsymptomatik eintritt, jedoch ein Gemeinschaftsgefühl erzeugt wird, das die Teilnehmer, die auf einer Station untergebracht sind, auch aus eigener Initiative zusammenfinden lässt.

3.11.1 Hirnorganisches Psychosyndrom (HOPS) – ein Überblick

Hirnorganisches Psychosyndrom (HOPS): Oberbegriff für psychische Störungen, die durch Veränderungen des Gehirns bedingt werden.

Formen:

- Hirnlokales Psychosyndrom mit Hirnwerkzeugstörungen wie Aphasie (Unfähigkeit, sich sprachlich zu verständigen) oder Apraxie (Störung von praktischen Fähigkeiten, wie z.B. die Jacke zuknöpfen zu können), Agnosie (Unfähigkeit, Gegenstände zu erkennen).
- Allgemeines Psychosyndrom in Form akuter (z.B. Delir) oder chronischer Störungen (z.B. Demenz).

Delir: Wechselnde starke Bewusstseins- und Aufmerksamkeitsstörung mit Störung von Kognition, Wahrnehmung (Halluzinationen), Auffassung, Kurzzeitgedächtnis, Orientierung, Angst und Reizbarkeit.

Ursachen:

Alkoholentzugssyndrom, Durchblutungsstörungen des Gehirns (cerebrale Durchblutungsstörungen), Nebenwirkungen von Medikamenten (wie Akineton oder trizyklische Antidepressiva), Infektionen, Operationen.

Therapie:

Medikamente absetzen, die ein Delir erzeugen können, Alkoholentzugssyndrom behandeln. Bei Angst und Unruhe Clomethiazol (Distraneurin) oder Benzodiazepine. Außerdem intensive Betreuung mit dem Ziel, den Patienten zu beruhigen.

Demenz: Folge eines einmaligen starken oder eines chronischen fortlaufenden Hirnabbauprozesses, charakterisiert durch die Reduktion von Gedächtnis, Denkvermögen, Urteilsfähigkeit, Störung der Informationsverarbeitung, Verlust der lebenspraktischen Fähigkeiten, jedoch ohne Bewusstseinsstörung (wie bei Delir).

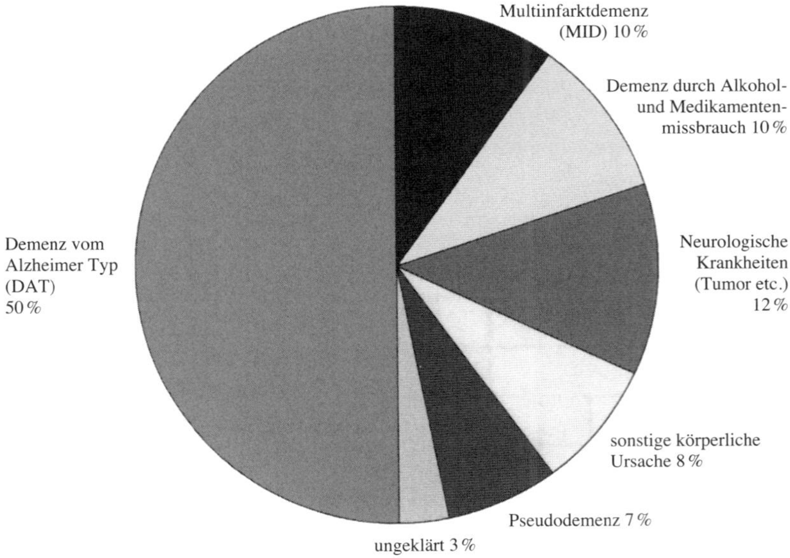

Abb. 2: Formen der Demenz (nach Ursachen) und ihre relative Häufigkeit (nach Adams u. Victor 1985)

Klinische Formen der Demenz:

- Einfache Demenz (ohne zusätzliche Symptome),
- Demenz mit depressiven Symptomen,
- Demenz mit psychomotorischer Unruhe/Schlafstörungen,
- Demenz mit paranoiden Symptomen,
- Demenz mit Dauerrufen und anderen Abbausymptomen.

Lebensalterbezogene Häufigkeit der Demenz:

Die Häufigkeit der Demenzerkrankung verdoppelt sich ab dem 65. Lebensjahr in Fünfjahreszeiträumen, im Alter zwischen 65–70 Jahren leiden ca. 2,5 % der Menschen an einer Demenz, bei über 85-Jährigen 20–30 %.

Diagnostik:

Durch körperliche Diagnostik, insbesondere auch durch bildgebende Verfahren (CT), kann man Ursachen und Formen voneinander abgrenzen. Lassen sich umschriebene körperliche und psychische (Pseudodemenz) Ursachen ausschließen, so ist die degenerative Demenz vom Alzheimer Typ (DAT) wahrscheinlich. Neuerdings wird der Kombination von Demenz- und Parkinsonsymptomen (Levy-body-Demenz) viel Aufmerksamkeit gewidmet, da sie auf Cholinesterasehemmer gut anspricht.

Therapie:

Falls die Demenz auf spezifische Ursachen zurückzuführen ist (z.B. Hirntumor, hoher Blutdruck etc.) ist eine ursächliche Therapie möglich. Die symptomatische Therapie mit Nootropika hat keine wesentlichen klinischen Effekte. Die neuen Cholinesterasehemmer können zur Verlangsamung des Krankheitsprozesses beitragen.

Pseudodemenz: Psychisch, meist depressiv bedingte Demenzform, die reversibel ist.

Typische Kennzeichen:

- plötzlicher Beginn,
- subjektives Leiden unter der Störung,
- lebenspraktische Fähigkeiten auch bei schwerer Demenz oft nicht stark eingeschränkt,
- psychiatrische Erkrankungen in der Vorgeschichte,
- Ansprechen auf antidepressive Therapie.

3.12 Psychosomatik im Alter oder die Antwort mit körperlichen Symptomen

Unter psychosomatischen Erkrankungen verstehen wir körperliche Funktionsstörungen, die mit seelischen Konflikten einhergehen. Umfassend gibt darüber das Lehrbuch von Uexküll (1990) Auskunft, in das auch ein spezielles Kapitel zur Psychosomatik im Alter (Radebold 1990) aufgenommen ist sowie das Lehrbuch zur Gerontopsychosomatik von Heuft et al. (2006). Unter dem Begriff der somatischen Antwort im Depressions-Kapitel haben wir psychisch begründete, subjektive Beschwerden eingeordnet.

- Begegnung

Ein Monat war seit dem Tod des Ehemanns vergangen, als Frau B., 68 Jahre alt, wegen einer Depression in unsere Psychiatrische Klinik eingeliefert wurde. Sie war mit dem Tod ihres Mannes abrupt konfrontiert worden, sie hatte ihn tot auf der Toilette ihrer Wohnung aufgefunden. Sie berichtete, sie sei anfangs sehr gefasst gewesen, das habe auch ihre Umwelt bestätigt. Mit der Zeit sei aber ihr Appetit zurückgegangen und sie habe sich zu nichts mehr „aufrappeln“ können. Die letzten zwei Wochen hätte sie kaum noch Schlaf gefunden und besonders nachts starke Angstgefühle gehabt. Wenn sie in ihrem Bett wachgelegen habe, habe sie das Gefühl gehabt, nicht allein zu sein, irgendjemand sei anwesend. Schließlich, berichtete Frau B. weiter, habe sie auch Probleme mit ihrem Körper bekommen. Seit Tagen schon könne sie kein Wasser mehr lassen, sie sei innerlich schon ganz vergiftet.

Dieses stellte sich für uns auf der Station tatsächlich als ein ernsthaftes Problem heraus. Da die Blase von Frau B. erheblich überfüllt war, mussten wir sie katheterisieren. Dann zeigte es sich aber, dass Frau B. auf dem Bettstuhl in ihrem Zimmer keine Probleme mit dem Wasserlassen hatte. Im Gespräch mit ihr ergab sich die Erklärung: Jedesmal, wenn Frau B. auf Toilette gehen musste, „sah" sie dort wieder ihren toten Mann sitzen. Nach diesem Gespräch verschwand die Harnsperre der Patientin nahezu schlagartig.

Bei einer weiteren Begegnung wird deutlich, dass im Alter Krankheitssymptome psychogen verstärkt werden:

Eine 76-jährige Patientin ist völlig gehunfähig, obwohl sie nur unter einer leichten Parkinsonschen Erkrankung leidet. Auch intensive krankengymnastische Übungen helfen nicht weiter. Als aber während der Behandlung mit der Patientin geklärt wird, dass sie in ein von ihr gewünschtes Heim einziehen kann, ist die über Monate hinweg andauernde drastische Bewegungseinschränkung nahezu vollständig verschwunden.

Sehr viel tragischer entwickelte sich die Problematik eines 58-jährigen Patienten, der alleinstehend war.

Wegen einer chronischen Bronchitis war er zwei Jahre vor unserer Kontaktaufnahme frühzeitig berentet worden. Seitdem hatten seine Anfälle von Atemnot, die er als Asthma deutete, zugenommen. Allerdings konnte kein Asthma diagnostiziert werden. Aus den Schilderungen des Patienten wurde deutlich, dass seine Atemnot mit Angst und Unruhe einherging und dass sich seine Anfälle bei Dunkelheit erheblich verstärkten. Unser Patient schob es auf die Einnahme von Medikamenten, wenn er sich appetitlos, abgespannt und zittrig fühlte. In Gesprächen wurde er merklich ruhiger, und im Lauf der mehrwöchigen stationären Behandlung schwächten sich auch seine Angstzustände ab. Dennoch fühlte er sich weiterhin schlecht, und es war ihm auch anzusehen, dass er körperlich hinfälliger wurde. Uns blieb diese Entwicklung des Patienten unerklärlich, bis ein ausgedehntes Speiseröhrenkarzinom entdeckt wurde. Wir – aber auch die hinzugezogenen Internisten – hatten uns zu lange mit einer möglichen psychogenen Ursache für das Missbefinden des Patienten beschäftigt und die sich allmählich entwickelnde körperliche Symptomatik nicht genügend ernst genommen.

• Symptome

Zahlreiche Symptome, die wir an den von uns betreuten Menschen erkennen können, stehen in Zusammenhang mit der Lebensgeschichte.

Bei der psychogenen Harnsperre in unserem ersten Fallbeispiel handelt es sich um ein Konversionssymptom (S. 78). Ein seelischer Konflikt wird auf den Schließmuskel der Harnblase übertragen. Wäre man diesem lediglich medizinisch begegnet, so hätte sich leicht eine Chronifizierung ergeben können. Ein fortwährendes Katheterisieren hätte möglicherweise zu einem Harnwegsinfekt geführt.

Der Fall des Patienten mit dem Speiseröhrenkarzinom verdeutlicht, dass ein Zusammenhang zwischen psychischen Problemen und körperlichen Symptomen zu trügerischen Schlüssen führen kann. Die nachts sich verstärkende „psychogene" Atemnot hatte uns den Blick auf die Appetitlosigkeit und die körperliche Hinfälligkeit des Patienten versperrt. Gerade wenn psychogene Zusammenhänge zu offensichtlich sind, ist es notwendig, nach körperlichen Erkrankungen zu fahnden.

> *Der Zusammenhang zwischen einem seelischen Konflikt und einer Krankheitssymptomatik ist in der Regel unbewusst und daher nicht offensichtlich.*

Nur bei *posttraumatischen Belastungsstörungen,* bei denen eine starke Einwirkung (z.B. Unfall, Überfall, Kriegsfolgen) der Störung vorausgeht, ist der Zusammenhang zwischen schockierendem Ereignis (wie im ersten Fall) und der Symptomatik unmittelbar deutlich.

• Geschichte und Verlauf

Krankheiten sind meist bio-psycho-sozial bedingt. Zwar haben körperliche Krankheiten meist auch körperliche Ursachen *(Ätiologie).* Die physiologischen Zusammenhänge können als Pathogenese auf körperlicher Ebene untersucht werden. Jedoch sollte man immer auch die Frage stellen: Warum tritt eine Krankheit bei dem einen Individuum auf, bei dem anderen aber nicht und weshalb zum jetzigen Zeitpunkt? Zur Abklärung ist eine *biografische Anamnese* notwendig (Kipp 2004 a).

- Verstehen der Krankheitsdynamik

Es gibt unterschiedliche Formen der Verlagerung psychischer Konflikte in eine körperliche Symptomatik.

In der ersten Fallbeschreibung zeigt sich der Konflikt an der quergestreiften Muskulatur der Harnblase. Offensichtlich hat die Patientin das Auffinden ihres toten Mannes als Trauma erlebt. Man kann in diesem Fall auch von einer Belastungsstörung sprechen. Neurotische Konflikte dagegen kommen nur selten so offensichtlich zum Vorschein.

Gefühle wie z.B. Angst oder gehemmte Wut drücken sich auch körperlich aus. Es sind dann Organe betroffen, die vom vegetativen Nervensystem gesteuert werden (z.B. Herzklopfen, Mundtrockenheit). Aber auch Stress und Anspannung haben auf die willkürliche Steuerung einen Einfluss. Wirken diese nervösen Impulse längere Zeit auf die Organe ein, so kommt es zu Organveränderungen. Beispielsweise kann eine dauernde Anspannung der Nackenmuskulatur zu einer Abnutzung der Halswirbelsäule führen. Eine erhöhte, durch das vegetative Nervensystem fehlgesteuerte Magensaftproduktion kann eine Magenschleimhautentzündung (Gastritis) bewirken.

Schließlich ist zu bemerken, dass die meisten Krankheiten des Körpers mit der psychosozialen Problematik eines Menschen in Zusammenhang stehen. Körperliche Erkrankungen lassen sich oft im Nachhinein mit bestimmten biografischen Situationen verbinden.

Bei neurologisch Kranken, wie der Patientin mit der Schüttellähmung *(Parkinsonsyndrom)*, können Gefühlshaltungen einen wesentlichen Einfluss auf die Schwere der Symptomatik haben. Leider sind solche emotional bedingten Besserungen häufig nicht von langer Dauer.

Andersherum haben körperliche Veränderungen auch auf das seelische Befinden einen wesentlichen Einfluss.

- Umgang

Der Umgang mit Kranken hängt häufig von der Einschätzung der Symptomatik ab. Auch bei sehr starkem Leiden besteht die Gefahr, dass psychogene Zusammenhänge nicht ernst genommen, sondern an die Patienten als Simulationsvorwurf zurückgegeben werden: „Die schwerhörige Patientin stellt sich doch nur an. Die hört nur dann nicht, wenn man etwas von ihr will. Sonst bekommt sie alles sehr gut mit" (vgl. S. 73f). Solche Vorwürfe sind vielfach ungerecht und kränkend.

Uns muss bewusst sein, dass jede Symptomatik durch die Einstellung gegenüber der Krankheit überformt wird. So kann ein sich hoffnungslos fühlender Patient eine schwerere Symptomatik entwickeln, als dies der Erkrankung entsprechen müsste.

Es gilt, *mit* den Patienten zu sprechen und nicht nur *über* sie. Dieses hat auch für Teamsitzungen Bedeutung. Wenn wir uns nur über das *Verhalten* eines Patienten austauschen und seine eigenen Äußerungen nicht einbeziehen, können wir leicht zu Fehleinschätzungen gelangen.

Die Erfahrung lehrt, dass Patienten weniger auf Symptomen „bestehen müssen", wenn sie sich von uns ernst genommen fühlen. Wir dürfen Patienten nicht in eine Situation bringen, in der sie glauben, nur durch eine drastisch geäußerte Symptomatik Aufmerksamkeit erlangen zu können.

- Eigene Gefühle

Vielleicht ist es wichtig, uns zu erinnern, welche Phantasien und Vorstellungen bei uns Körpersymptome hervorrufen. Nicht erwartete Körpergefühle oder Zeichen veränderter Körperfunktionen können Angst und Verzweiflung verursachen, auch wenn sie harmlos sind. Ein hellgefärbter Stuhl kann z.B. die Angst erzeugen, dies sei ein Zeichen eines Karzinoms, gerade dann, wenn wir vorher einen Patienten mit solcher Symptomatik gepflegt haben.

Wenn wir Situationen erleben müssen, in denen wir eine Krankheitssymptomatik falsch einschätzen, wie die im Falle des Mannes mit dem Speiseröhrenkarzinom, so ist es um unsere eigenen Gefühle schlecht bestellt. Sie verbinden sich mit Schuld und führen zu Sprachlosigkeit.

- Therapie

Eine umfassende Darstellung psychosomatischer Therapie ist an dieser Stelle nicht möglich. Wir können aber davon ausgehen, dass eine Entlastung von alltäglichen Konfliktsituationen, Gespräche, die sich mit Biografischem und mit Lebenseinstellungen befassen, und neue Umgangs- und Beschäftigungsmöglichkeiten therapeutisch wirksam sind.

3.12.1 Psychosomatische Grundbegriffe – ein Überblick

Psychosomatik: beschäftigt sich mit den bio-psycho-sozialen Zusammenhängen von Krankheiten.

Formen der psychosomatischen Zusammenhänge:

- Konversion (Freud) oder Dissoziation (ICD 10): Seelische Konflikte und Störungen sind von der körperlichen Symptomatik abgespalten. Die körperliche Symptomatik kann zugleich symbolischer Ausdruck seelischer Konflikte sein.
- Psychovegetative Symptomatik: Gefühle sind nicht unabhängig von körperlichen Funktionen, die vorwiegend über das vegetative Nervensystem gesteuert werden. Angst geht z.B. mit Mundtrockenheit (Wirkung auf die Speicheldrüsen), Herzklopfen (Wirkung auf die Reizleitung), Veränderung der Darmperistaltik usw. einher. Bei chronischen Angstkonflikten kann die Gefühlsseite in den Hintergrund treten, sodass nur noch ein psychovegetatives Syndrom vorhanden ist. Die vegetative Fehlsteuerung kann auch durch körperliche Einflüsse (Rekonvaleszenz, Medikamente) auftreten und einen wesentlichen Einfluss auf das psychische Befinden haben.
- Psychosomatische Erkrankungen im engeren Sinne: Bei Erkrankungen, wie z.B. bei Asthma, Magenulkus, Colitis ulcerosa (entzündliche Dickdarmerkrankung) oder Ekzem, sind psychische Faktoren wesentlich an der Krankheitsentstehung und -gestaltung beteiligt. Eine körperliche Disposition oder Schwäche, jedoch nicht ein spezifischer Konflikt ist für die Organwahl ausschlaggebend.

Beispiel für die Entstehung einer psychosomatischen Krankheit:

Rücken- und Wirbelsäulenbeschwerden sind sehr häufig. Anspannung und aufgestauter Ärger schlagen sich häufig in einer vermehrten Muskelspannung in Nacken und Rücken nieder, bei chronischen Konflikten über eine lange Zeit hinweg. Diese vermehrte und fortgesetzte Muskelspannung führt zu einer schnelleren Abnutzung der Wirbelkörper. Die Zwischenwirbelscheiben (Disci) werden stärker belastet und degenerieren früher. Damit steigt die Wahrscheinlichkeit, dass Nerven, die aus der Wirbelsäule austreten, gereizt werden und Schmerzsymptome entstehen, die wiederum zu einer gesteigerten Muskelspannung führen, welche erneut die Belastung der Wirbelsäule steigert: Es entsteht ein Teufelskreis.

Therapie:

Entsprechend den Faktoren, die eine Erkrankung bedingen, sind auch die therapeutischen Interventionen. Neben der körperlichen Untersuchung ist eine biografische Anamnese mit dem Ziel notwendig, den Menschen mit seiner Krankheit in seiner Lebenssituation zu verstehen. Wichtig dabei sind auch die Klärung von individuellen Bewältigungsmöglichkeiten (Coping) und unterstützenden Faktoren (Ressourcen), da dadurch der Krankheitsverlauf wesentlich beeinflusst wird. Entlastung und psychotherapeutische Klärung von Konflikten mit dem Ziel, anders mit Problemen umzugehen, sind ebenso wichtig, wie somatisch-therapeutische Maßnahmen.

3.13 Die verweigernde Antwort und die Krankheit zum Tode

- Begegnung

Von Nachbarn ist der in unserer Stadt lebenden Tochter die Nachricht übermittelt worden, ihrem in einer anderen Großstadt wohnenden 82-jährigen Vater, gehe es schlecht. Sie reiste hin und traf ihren Vater sehr verändert an.

Herr H. hatte sich nach dem eineinhalb Jahre zurückliegenden Tod seiner Frau zurückgezogen. Aber die Tochter wusste, dass der Vater seinen Alltag geordnet gestaltete. Herr H. führte ein genügsames Leben. Häufige Telefongespräche halfen, den Kontakt zwischen Vater und Tochter aufrechtzuerhalten.

Jetzt erlebte sie ihren Vater aber körperlich heruntergekommen. Vor allem litt er so stark unter Vergesslichkeit, dass er nicht mehr in der Lage war, weiterhin eigenständig in seiner Wohnung zu leben. Der Tochter von Herrn H. blieb nichts anderes übrig, als ihren Vater zu sich zu nehmen und wegen der plötzlichen Verschlechterung seines Gesundheitszustandes eine Untersuchung zu veranlassen. Wir nahmen Herrn H. in unsere Klinik auf.

Er klagte hauptsächlich über trockene Lippen und sagte, es sei ihm unmöglich, etwas zu schlucken. Nur tröpfchenweise konnte er Flüssigkeit zu sich nehmen. Daher mussten Infusionen gegeben werden. Zumeist sah man ihn passiv auf einem Stuhl sitzen, ohne dass er von sich aus Kontakt zu anderen auf der Station aufnahm. Nur wenn man auf ihn zuging und ansprach, reagierte er freundlich, vielleicht mit einer Spur Resignation. In der ersten Zeit seines Klinikaufenthaltes berichtete er noch über seine Wohnung. Später verstummten auch diese Berichte. Trotz aller medizinischer Aktivitäten, die um Herrn H. entfaltet wurden, wurde seine Lebenskraft immer schwächer. Eine HNO-ärztliche Untersuchung, die wir wegen seiner Schluckbeschwerden veranlassten, ergab den Verdacht auf ein Divertikel in der Speiseröhre. Er wurde in die HNO-Klinik verlegt und wenig später wieder zu uns zurückgebracht – jetzt war Herr H. bettlägerig. Eine Untersuchung unter Narkose in der HNO-Klinik war ohne Befund geblieben.

Wir hatten den Eindruck, dass das Gefühl von Zukunftslosigkeit sein Verhalten prägte. Unsere Mitarbeiterinnen und Mitarbeiter auf der Station hatten den Patienten in ihr Herz geschlossen. Mit viel Fürsorge päppelten sie Herrn H. wieder etwas auf. Dann wurde er in ein Pflegeheim verlegt. Wir wünschten ihm alles Gute, fragten uns aber, ob er noch eine Zukunft hat.

Schon kurze Zeit später mussten wir seine Todesanzeige in der örtlichen Zeitung lesen.

Während in der geschilderten Begegnung der Tod als einzige Zukunftsmöglichkeit erlebt wird, werden Krankheit, Sterben und Tod oft auch in anderer Weise erfahren.

Frau Z., 85 Jahre alt, lebte schon seit langer Zeit in einem Altenpflegeheim. Sie sah schlecht, hörte schwer und war durch eine Arthrose der Hüft- und Kniegelenke an ihr Bett bzw. einen Sessel gefesselt. In jüngerer Zeit war sie nachts immer unruhiger geworden. Psychopharmaka und die Verlegung in ein Einzelzimmer sollten Frau Z. Hilfe bringen. Jetzt fing die Patientin jedoch an, stundenlang zu schreien. Sie wurde deshalb in unsere Klinik eingewiesen. Durch Absetzen des Antidepressivums (Antidepressiva können mitunter zu Unruhe und Delirzuständen führen), Zuwendung und geeignete Beruhigungsmedikamente wurde rasch eine Besserung erreicht. Frau Z. konnte in das Pflegeheim zurückverlegt werden – und leider wiederholte sich alles: Die Patientin war schon in der ersten Nacht wieder unruhig und kurze Zeit später begann sie wieder zu schreien. Frau Z. wurde erneut bei uns aufgenommen. Zunächst sahen wir auch dieses Mal den Grund darin, dass sie die falschen Medikamente verordnet bekommen hatte. Aber dann wurde die Behandlung bei uns schwierig. Die Patientin hörte nicht auf zu schreien, sie war meist unruhig. Nur wenn man in Kontakt zu ihr trat, wurde sie zeitweilig ruhiger. Ihre Mitpatientinnen im Dreibettzimmer konnten die Situation nicht mehr aushalten. Das Zimmer wurde für Frau Z. allein reserviert, aber ihr Schreien hallte durch die ganze Station. Ihr körperlicher Befund hatte sich nicht wesentlich verschlechtert, er war nur durch die Nebenwirkungen der Psychopharmaka beeinträchtigt. Wir waren ratlos.

Eine zufällige Beobachtung ließ einen Rückschluss darauf zu, was in Frau Z. vielleicht vorging. Eine Schwester, die üblicherweise die besten Kontakte zu alten Patienten hatte, fuhr sie in einem Rollstuhl durch den kleinen Park der Klinik. Frau Z.s Schreien war auch bei intensivster Zuwendung nur kurz zu unterbrechen. Die Schwester sprach in beruhigendem Ton auf sie ein. Im Vorbeigehen hörte ich, wie sie Frau Z. ansprach, sie könne vielleicht auf dem Friedhof zur Ruhe kommen. Aber diese schrie weiter, trotz oder treffender wegen der „beruhigenden“ Worte.

Diese Episode wurde Thema einer Teamsitzung. Dort wurde herausgearbeitet, dass die Patientin unter Todesangst litt und dass Todesangst Grund für ihr Schreien war. Offensichtlich hatte sich in der Klinik, wie zuvor im Pflegeheim, eine Interaktion aufgeschaukelt. Frau Z. schrie, weil sie Angst hatte. Damit erzwang sie Zuwendung, die ihre Angst linderte, solange jemand bei ihr war. Sie rief hierdurch jedoch bei den Mitarbeitern eine hilflose Wut hervor, die sich wegen des ewigen Schreiens möglichst aus dem Kontakt zurückziehen wollten. Die Vorstellung vom „Tod als Erlöser" entsprach den durch das Schreien erzeugten Gefühlen des Personals und verstärkte die Angst der Patientin. Als im Teamgespräch deutlich wurde, dass solch „schlimme Gedanken" nicht nur ein individuelles Problem, sondern allgemeinere Reaktionen wären, führte dieses zu Entlastung. Der Umgang mit der Patientin, die wir nun verstehen konnten, wurde ruhiger und sie hörte mit dem Schreien auf. Frau Z. konnte in das Pflegeheim zurückverlegt werden.

Oft sind Sterben und Tod auch unerwartet.

Eine 72-jährige, Frau A., war wegen einer Depression schon lange Monate im Krankenhaus. Allmählich wurde die Schwere der Depression geringer, und auch der Druck, die Entlassung aus dem Krankenhaus vorzubereiten, stieg. Frau A. hatte zuvor lange Jahre mit dem zweiten Ehemann in einem Dorf zusammengelebt, bis dieser gestorben war. Sie hatte ein Wohnrecht in seinem Haus, das jedoch seine Kinder aus der ersten Ehe geerbt hatten. Ihr Verhältnis zu diesen Stiefkindern war nicht zu klären. Es sei nicht schlecht. Aber sie kamen nicht zu Besuch und auch die Patientin wagte sich nicht nach Hause. Darauf angesprochen, verstummte sie. Nur zu ihrer etwas älteren Schwester und zu ihrem Schwager hatte sie Kontakt.

Allmählich entschied sie sich, nachdem sie jede Rückkehr nach Hause ausgeschlossen hatte, in ein Altenheim zu ziehen. Sie schaute mit Hilfe des Sozialarbeiters mehrere Heime an und entschied sich für eines. Nun mussten die Kosten geklärt werden. Wie telefonisch zuvor verabredet, fuhr die Patientin, begleitet von dem Sozialarbeiter, zur Schwester, wo Sparbücher und sonstige Unterlagen deponiert waren. Die Schwester verhielt sich eigenartig und wollte keinen Einblick in die Unterlagen gewähren, versprach aber, am nächsten Tag Frau B. im Krankenhaus zu besuchen und die Unterlagen mitzubringen. Der Sozialarbeiter hatte den Eindruck, dass irgendetwas mit Geld und Unterlagen nicht stimme.

Bei der Rückfahrt ins Krankenhaus war Frau B. gesprächiger als sonst. Sie verabschiedete sich mit „Bis bald", da nachmittags noch eine gemeinsame Aktivität angesagt war, zu der aber Frau B. nicht erschien.

Die Polizei rief an, nachdem eine Ertrunkene am flussabwärts gelegenen Campingplatz aus dem Wasser gefischt worden war. Wir waren erschüttert – es war Frau B. Wir brauchten lange Zeit, bis wir es glauben konnten.

Die Schwester berichtete am nächsten Tag, Frau B. habe ihr versteckte Zeichen gegeben, die Sparbücher und Unterlagen nicht zu zeigen. Trauer und Ohnmachtsgefühle blieben zurück. Haben wir uns zu intensiv für die Verlegung in ein Heim eingesetzt? Haben wir die alte psychiatrische Erfahrung, dass die Suizidgefährdung am größten ist, wenn die Depression abklingt und der Antrieb wiederkommt, nicht ernst genug genommen?

- Symptome

Der Tod ist in der Altersmedizin häufig „anwesend", sei es, dass kein Lebensmut mehr besteht und Essen und Trinken mehr oder weniger deutlich verweigert wird, sei es gar, dass jeglicher Kontakt mit der Umwelt aufgegeben wird und ein „Totstellreflex" (Depletion) eintritt, was meist in kurzer Zeit zum Tod führt.

Durch therapeutische Interventionen können manche Arten von Verweigerung sicherlich durchbrochen werden, besonders wenn zum Beispiel der Wahn dahintersteht, das Essen sei vergiftet oder nicht bezahlt (vgl. S. 90f). Aber die Verweigerung kann auch gleichsam eine Vorwegnahme des Todes bedeuten – dann fehlen ihr Aspekte von Trotz, wie in unserem ersten Fallbeispiel deutlich wird.

Häufig wird der Tod aber auch erwartet, ja ersehnt. Menschen, die zum Beispiel unter Schmerzzuständen leiden, können im Tod eine Erlösung von einem nicht mehr ertragbar erfahrenen Leben sehen. Erinnern wir uns an unsere zweite Begegnung, so wird deutlich, dass dieser Gedanke auch Betreuer erfassen kann, auch wenn er von Betroffenen selbst nicht gehegt oder gar mit großer Angst abgewehrt wird. Für uns ist von Bedeutung, dass man nicht davon ausgehen kann, dass Schwerstkranke Todeswünsche entwickeln.

Oft vermitteln medizinische Fakten die Nähe des Todes. Besteht hierzu eine Bereitschaft des Betroffenen, den nahen Tod zu akzeptieren, so kann mit ihm behutsam über diesen letzten biografischen Abschnitt gesprochen werden.

Suizidversuche und Suizide sind in den letzten Jahrzehnten in Deutschland insgesamt zurückgegangen, bei älteren Menschen jedoch kaum (Radebold u. Schlesinger-Kipp 1982; Teising 1992). Insbesondere bei alten Männern haben Suizidversuche aber oft einen tödlichen Ausgang. Dabei werden „härtere" Methoden als die Einnahme von Beruhigungsmedikamenten angewandt.

• Geschichte und Verlauf

Sterben und Tod haben für ältere Menschen eine andere Bedeutung als für jüngere. Alte Menschen erleben, dass Altersgenossen sterben, dass „ihre Generation immer weniger wird". Krankheiten treten häufiger auf. Anders als die jüngeren können alte Menschen die Realität des Todes kaum mehr ausklammern. Möglicherweise ist jedoch die Tendenz alter Menschen, sich verstärkt mit der eigenen Jugend zu beschäftigen, auch eine gewisse Negation des Todes. Die regressive Antwort als Rückkehr in frühere Lebensphasen ermöglicht es, die Angst vor Gegenwart und Zukunft zu bekämpfen. Die klassischen von Kübler-Ross (1996) herausgearbeiteten Phasen des Sterbens, wie sie beispielsweise bei Krebskranken beobachtet werden können, treten bei alten Menschen nicht oder nicht so deutlich auf.

Wenn Verweigerungsverhalten auftritt, ist dies häufig ein Zeichen psychischer Krankheit. Psychiater achten dann auf Symptome des Wahns und der Depression. Tendenziell besteht aber so die Gefahr, eine Todesbejahung immer als Krankheit zu interpretieren und eine freie Willensentscheidung zu negieren. Dieses erhält seine besondere Relevanz, wenn es um medizinische Interventionen geht. Soll bei einem alten Menschen „alles" unternommen werden, um den Tod hinauszuzögern?

Bei alten Menschen, die Essen und Trinken verweigern, ist häufig unklar, ob sie aus freiem Willen handeln und sterben wollen oder ob das Verhalten auf eine Depression zurückzuführen ist.

Wichtig ist, was die Patienten meinen, soweit sie sich noch äußern können, sowie das Gespräch mit den Angehörigen. Da ca. 60 % aller Menschen in der Bundesrepublik im Krankenhaus sterben, ist davon auszugehen, dass Hoffnungen auf die Möglichkeiten der Medizin auch die letzte Lebensphase begleiten (Kipp 1988 c).

• Verstehen der Krankheitsdynamik

Die Einstellungen zu Sterben und Tod sind breit gefächert. Möglicherweise werden sie schon von der Kindheit her mitbestimmt. Hat das Kind nie die Erfahrung machen müssen, ganz verlassen zu sein, ist sein Urvertrauen nicht beschädigt worden, so wird das Sterben vielleicht weniger als Weg ins Alleinsein, ins Nichts, erlebt, auch wenn dieses eine

Illusion sein könnte. Eine religiöse Einstellung, die, vereinfacht formuliert, beinhaltet, Gott sei immer bei uns, hat eine ähnliche Funktion.

Wie jemand den letzten Abschnitt seines Lebens erlebt, ist nicht vorhersehbar. Angst vor dem Tod erfasst einerseits Menschen, bei denen man es so nicht erwartet hätte; andererseits gehen Menschen, die man ganz anders eingeschätzt hatte, ruhig und gefasst ihrem Tod entgegen. Im Alter, insbesondere wenn eine Demenz besteht, kommt es häufig zu einem Dem-Tod-Entgegendämmern mit manchmal noch recht klaren letzten Stunden.

- Umgang

Das Sterben führt nicht nur den Sterbenden an eine Grenze. Auch für diejenigen, die ihm nahe sind, stellt der Tod ein Grenzerlebnis dar. Es ist wichtig, in dieser Situation über die eigenen Gefühle zu sprechen, um mit dem Patienten im Gespräch bleiben zu können, um mit ihm auch in seinem Sterben verstehend umzugehen. Aber das fällt sehr schwer. In dem zuerst geschilderten Fall fühlten wir uns ohnmächtig und waren für das Angebot der HNO-Klinik, etwas zu tun, sehr dankbar. Im zweiten Fall waren wir durch das „ewige" Schreien von Frau Z. so entnervt, dass wir in dem nahenden Tod eine Erlösung sahen und unsere Versuche, der Patientin beizustehen, ihre Todesangst noch vermehrten. Problematisch ist es, dass in medizinischen Einrichtungen, wenn medizinische Maßnahmen nicht mehr sinnvoll sind, der Kontakt zum Patienten seitens der Ärzte und auch des anderen Personals reduziert wird. Gut, wenn dann Angehörige da sind. Aber was ist, wenn sie nicht kommen?

Wie häufig verhindern wir auch mit medizinischen Tätigkeiten den Kontakt? Mit dem verminderten Kontakt wird auch der Umgang sprachloser. Hat Frau Z. uns durch ihr Schreien gezwungen, mit ihr Kontakt zu halten? Auch für den Umgang mit todkranken Menschen gilt: Sprechen ist wichtig, Zuhören, zum Sprechen ermuntern. Gerade bei älteren Patienten erfordert dieses große Geduld. Es ist gleichfalls wichtig, den Patienten Wünsche zu erfüllen, wenn sie diese äußern oder sie uns sonst bekannt sind. In der Nähe des Todes gibt es keine vernünftigen (medizinischen) Gründe, Wünsche auszuschlagen.

Wie weit reicht aber nun ein sinnvoller und vertretbarer Einsatz medizinischer Maßnahmen, wie steht es beispielsweise mit der Zwangsernährung? Für eine begrenzte Zeit kommen solche Maßnahmen u. E.

in Frage, sicher jedoch nicht als verbleibende Lebensperspektive. Die Entscheidung, medizinische Maßnahmen zur Verlängerung des Lebens abzubrechen, fällt allerdings immer schwer. Wenn es möglich ist, so fragen wir die Patienten nach ihren Wünschen, wir sprechen mit den Angehörigen und denken in der Teamsitzung gemeinsam über diese mögliche Entscheidung nach. Also: keine einsamen Entschlüsse von Herren über Leben und Tod. Eine aktive Verkürzung des Lebens lehnen wir allerdings ab.

Wie gehen wir aber mit den Menschen um, die ihren Tod aktiv herbeiführen? Da das Sprechen über Selbstmordgedanken meist recht schwierig ist, stellt man nach einem Suizid fest, dass man Andeutungen, die Thematik betreffend, nicht verstanden hat. Vielleicht verschließt auch die therapeutische Einstellung, nämlich helfen zu wollen, die Ohren für leise Signale.

- Eigene Gefühle

Die Identifikation mit Sterbenden ist ein verbreitetes Erlebnis. Sie wird gefördert, wenn Sterbende biografische Daten aufweisen, die sich zur eigenen Person vermitteln lassen (Alter, Beruf, Herkunft etc.). In dieser Identifikation (Kipp 1988 c) wird man mit der eigenen Sterblichkeit konfrontiert, was Angst auslösen kann. Indem man sich von dem Todkranken distanziert, Nähe meidet, versucht man diese Angst zu beherrschen. Man kann sich in unserem Berufsfeld der Nähe zu Sterbenden wohl nur dann aussetzen, wenn man Rückhalt und Nähe bei anderen findet, zum Beispiel bei den Kollegen auf der Station. Mitunter kommen Gedanken auf, den Tod von Patienten mit dem möglichen oder tatsächlich erfolgten Tod naher Angehöriger zu vergleichen. Dieses kann zu peinigenden Schuldgefühlen führen, die kurzfristig ein Überengagement und folgend einen Rückzug zeitigen.

Grenzerfahrungen lösen auch in psychisch stabilen Menschen Gefühlserlebnisse aus, die in der frühen Kindheit vorgeherrscht haben. Diese Gefühlstendenz kann als Spaltung zwischen gut und böse, richtig und falsch, nahe und fern beschrieben werden. Im Umgang mit Todkranken fühlen wir uns gut und kritisieren Angehörige als herzlos. Darauf ist es zurückzuführen, dass Angehörige häufig von uns mit sehr vielen Vorwürfen bedacht werden. Diese Spaltung ist allerdings nicht in dem Sinn konstant, dass wir immer auf der guten und die anderen immer auf der bösen Seite sind. Tritt eine Verschlechterung im Zustand des Patienten auf, die vielleicht mit einer von uns durchgeführten oder unterlassenen Maßnahme in Zusammenhang stehen könnte, so treten oft quälende Gewissensskrupel auf.

Insgesamt ist unsere Gefühlshaltung gegenüber Todkranken auch durch Angst, Unsicherheit und Schuldgefühle sowie Ohnmacht gekennzeichnet. Schuldgefühle werden dann noch verstärkt, wenn wir in uns nicht nur Zuneigung, sondern Abneigung oder gar Ekel spüren; solche Gefühle können beispielsweise schon durch den Geruch eines Kranken erregt werden.

Wesentlich ist, dass uns nicht so sehr der Tod, sondern eher das Sterben schreckt. Der Gedanke an das Sterben mobilisiert Ängste des Verlassenwerdens, die vielleicht am ehesten Ängsten gleichkommen können, die in der frühen Kindheit auftreten. Viele Kinder brauchen gerade beim Einschlafen – Schlaf, der kleine Bruder des Todes – die direkte körperliche Zuwendung.

Der Umgang mit Sterbenden birgt für uns aber auch Möglichkeiten der eigenen Weiterentwicklung. Menschen, die außerhalb eines Krankenhauses oder eines Pflegeheims arbeiten, kommen in der Regel kaum und dann nur für relativ kurze Zeit mit Todkranken oder Sterbenden in Kontakt. In der Identifikation, im Vergleichen des Schicksals, kommen auch Gedanken an den eigenen Tod zu Bewusstsein. Wir wissen, der Tod ist im Leben anwesend. Das kann uns eine Orientierung dafür geben, was im Leben wichtig oder nicht so wichtig ist.

Ein gelungener Suizid eines Patienten ist schwer zu ertragen. Kommt er vor, so reagieren ganze Teams niedergeschlagen, dass sie nur mit Mühe in der Lage sind weiterzuarbeiten. Unterschiedliche Reaktionsformen, wie Vorwürfe („dass sie uns das antun musste“), Schuldsuche („Was hat die Schwester mit dem Ersparten gemacht?“), Selbstanklagen („Warum war ich nicht alarmiert?“), können auftreten. Dazu kommt noch die Angst, wegen ungenügender Aufsicht beschuldigt zu werden. Wenn ein Suizid passiert, rücken Teams oft enger zusammen und sprechen viel untereinander.

Suizidversuche, die keine wesentlichen gesundheitlichen Schäden hinterlassen, lösen weniger Ohnmacht aus. Der Ärger ist dann deutlicher. Leider führt die durch einen Suizidversuch erzeugte Vorsicht häufig nicht zu einer höheren Bereitschaft zuzuhören, sondern oft nur zu mehr beengenden Vorsichtsmaßnahmen.

- Therapie

Bei den beschriebenen Krankheiten zum Tode gibt es keine spezifische Therapie. Wichtig sind Maßnahmen, die das Leben erleichtern. Dazu gehört vor allem eine ausreichende Schmerztherapie.

Bei Suizidneigung und nach Suizidversuchen kommen psychotherapeutische Vorgehensweisen in Frage (Teising 1992). In der *Einzeltherapie* gelingt es, über das tabuisierte Thema Tod zu sprechen, die Einsamkeit mit diesem Gedanken aufzubrechen und Trauerprozesse einzuleiten, bei denen der Therapeut Begleiter sein muss. Versuche, *Gruppentherapien* durchzuführen, mussten abgebrochen werden, weil alte Menschen nach Suizidversuch in der Gruppe so destruktiv waren, dass keine hilfreiche Gruppenatmosphäre zustande kam (Radebold et al. 1987).

Familiengespräche haben, wenn noch Angehörige vorhanden sind, eine wichtige Bedeutung. Manchmal führt ein jahrzehntealter Ehekonflikt zur Suizidhandlung. Gefühle, zurückgesetzt oder abgeschoben zu werden, können auch dafür ausschlaggebend sein.

Oft ist nach einem Suizidversuch auch ein gewisser Neuanfang möglich, der unterstützt werden sollte. Auf die Altersmedizin sind diese Erkenntnisse jedoch nur zum Teil zu übertragen.

3.13.1 Sterbebegleitung und Suizidhandlungen – ein Überblick

Sterbebegleitung:

Formen:

Erfahrungen mit seelischen Vorgängen bei jüngeren Menschen, die an einer todbringenden Krankheit leiden, lassen sich nicht ohne Weiteres auf Sterben und Tod alter Menschen übertragen. Wichtig sind folgende Einstellungen u. Handlungen:

- Zuhören, welche Wünsche vorhanden, welche Aufgaben unerledigt und welche Schmerzen unaushaltbar sind.
- Wünsche erfüllen, auch wenn sie unvernünftig erscheinen.
- Helfen, dass unerledigte Probleme noch angegangen werden können, wie z.B. Versöhnung mit den Kindern oder „Beichten“ von Gewissenslasten.
- Medikamentöse Behandlung der Schmerzen (wichtig!)
- Offen über den nahen Tod sprechen, soweit dies vom Patienten gewünscht bzw. signalisiert wird. Viele Menschen wissen von ihrem nahen Tod.

Sterbenden sollte keine Hoffnung gemacht werden, sie würden wieder gesund, sonst sind sie mit ihren Ängsten allein. Auch medizinische Maßnahmen, die allein dazu dienen, unser Gewissen zu entlasten, sind nicht sinnvoll. Über Sterbebegleitung im Einzelnen kann man in anderen Büchern (z. B. Schmitz-Scherzer 1984) nachlesen.

Da Angehörige und Freunde häufig in einer schwierigen Situation sind, ist es notwendig, mit ihnen über das Sterben zu sprechen, ihnen deutlich zu machen, dass weder sie noch wir etwas an diesem Schicksal ändern können.

Suizid im Alter:

Häufigkeit:

Suizidversuche nehmen mit zunehmendem Alter ab, während die Zahl „gelungener" Suizide ansteigt. Insgesamt ist aber die Häufigkeit von Suiziden in den letzten 20 Jahren deutlich zurückgegangen (um ca. 35 %), auch die Zahl der Suizide über 65-jähriger Menschen hat abgenommen, eine Zunahme gibt es lediglich bei über 75-jährigen Männern.

Ursachen:

- Schmerzen durch körperliche Erkrankungen (wichtig: Schmerztherapie),
- Soziale Isolierung und Vereinsamung,
- Kränkungen und narzisstische Verletzungen,
- Psychische Erkrankungen wie Depressionen (wichtig: Behandlung der Erkrankung).

Stiller Suizid: Unter stillem Suizid versteht man die Verweigerung von Essen, Trinken, Einnahme von Medikamenten etc. Hier ist es wichtig zu klären, ob diese Verweigerung aus einer existenziellen Entscheidung alter Menschen kommt, nicht mehr leben zu wollen, oder auf eine behandelbare Krankheit (Depression oder Wahn) zurückzuführen ist.

Therapie:

Zwangsmaßnahmen (wie Zwangsernährung und Zwangsmedikation) kommen u. E. nur vorübergehend bei behandelbaren Krankheiten in Frage, und zwar so lange, bis theoretisch eine Besserung eingetreten sein müsste. Tritt diese nicht auf, so liegt es nahe, die Verweigerung als eine existenzielle Entscheidung aufzufassen.

4 Praxisfelder der Gerontopsychiatrie

4.1 Einleitung

Im Alter, insbesondere bei psychischen Erkrankungen und beim Fortschreiten der Demenz, kommen Angehörige und Helfer oft in einen Handlungszwang: Die Wohnung ist verwahrlost, der Herd ist angeblieben, Konflikte mit Nachbarn treten auf oder der Betroffene findet nicht mehr nach Hause. Grundsätzlich wären in solchen Situationen Unterstützungs- und Hilfemaßnahmen zu Hause sinnvoll, oft ist aber eine Klinikeinweisung nicht zu umgehen.

Die Aufnahme in eine Klinik oder in ein Pflegeheim führt oft zu einer Entwurzelung. „Alte Bäume verpflanzt man nicht!" Durch das geregelte Leben auf der Station mit „Vollpension" wird die Fähigkeit, sich selbst zu versorgen, bei längeren stationären Aufenthalten häufig verlernt. Wenn eine solche Hospitalisierung eingetreten ist, ist es für die Betroffenen in aller Regel schwer, wieder ein eigenständiges Leben zu führen.

Für vereinsamte alte Menschen ist das Alten- und Pflegeheim allerdings auch ein Weg aus der Einsamkeit. Während ein großer Teil alter Menschen die Verlegung in ein Heim kaum erträgt – die Sterberate ist in den ersten 3 Monaten sehr hoch –, können andere sich sehr gut mit institutionellen Lebensformen abfinden (Kaiser 1988).

Es gilt, im Einzelfall abzuwägen, wie sich für den Betroffenen durch Maßnahmen die persönlich erfahrene Lebensqualität verändert: Die Verlegung in eine Klinik oder ein Pflegeheim kann lebensrettend sein, aber auch ganz kränkend und zerstörerisch empfunden werden.

4.2 Gerontopsychiatrie zwischen Altenhilfe und Medizin

Alte Menschen leiden häufig unter psychischen und psychosomatischen Erkrankungen. Körperliche Erkrankungen und allgemeine Hilfsbedürftigkeit kommen hinzu, insbesondere wenn man die Demenzerkrankung betrachtet. Da häufig ein allgemeiner Hilfsbedarf vorliegt und somatische Krankheiten im Vordergrund stehen *(Multimorbidität)*, ist es in der Regel nicht sinnvoll, diese Menschen in speziellen gerontopsychiatrischen Einrichtungen zu betreuen. Vielmehr kommt es darauf an, dass gerontopsychiatrische Diagnostik und Therapie dort realisiert wird, wo die Betroffenen ihren Lebensmittelpunkt haben.

Anliegen des Kapitels ist es, einen Überblick über das sehr *komplexe Hilfesystem* für alte Menschen mit den grundsätzlichen Finanzierungsarten zu geben. Diese Hilfemöglichkeiten sind regional sehr unterschiedlich ausgebaut. Mit Hilfe eines Schemas (Abb. 3) soll veranschaulicht werden, welche Funktionen die einzelnen Komponenten des Hilfesystems in einer Region haben. Unsere Einteilungsprinzipien beziehen sich auf die grundsätzliche Darstellung der psychiatrischen Versorgung in der Psychiatrie-Enquete (1975).

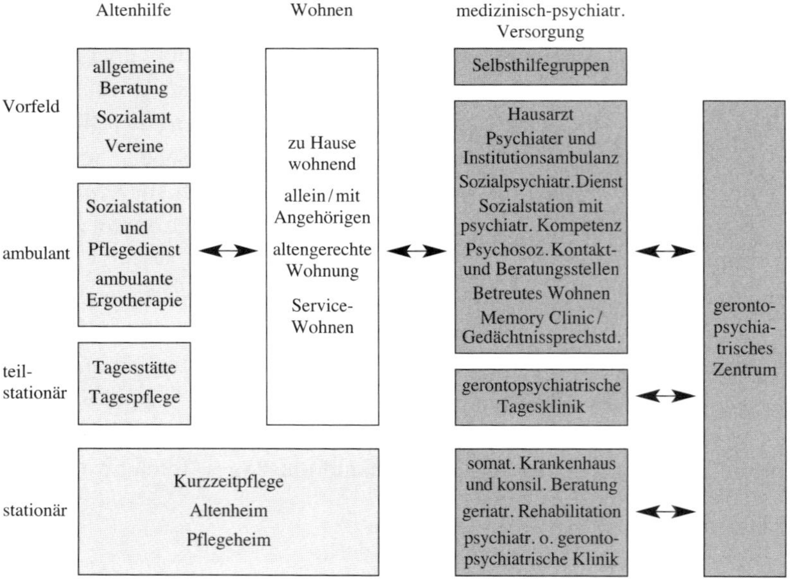

Abb. 3: Schema des Hilfssystems der Gerontopsychiatrie und Altenarbeit

In diesem Schema werden drei Bereiche der Versorgung voneinander abgegrenzt, nämlich

- der Bereich des Wohnens zu Hause (S. 143–147),
- das medizinisch-psychiatrische Versorgungssystem (S. 147–173) mit ambulanten, teilstationären und stationären Angeboten und kurativem Auftrag,
- das System der Altenhilfe (S. 173–186) mit ambulanten, teilstationären und stationären Institutionen und unterstützendem Auftrag.

Für die gerontopsychiatrische Arbeit ist es wichtig, das Hilfesystem in der eigenen Region zu kennen. Um einen Überblick zu bekommen, sollte der Leser die vorhandenen Institutionen in seiner Region nach dem abgebildeten Schema auflisten.

Die drei Bereiche haben unterschiedliche Finanzierungsformen, nämlich:

- Das Wohnen wird durch privates Geld (z.B. Rente), *Wohngeld* (WoGG) oder durch die örtliche Sozialhilfe (Leistungen nach dem Sozialgesetzbuch SGB XII, früher *BSHG)* finanziert.
- Für das medizinisch-psychiatrische Versorgungssystem stehen, je nach individuellem Anspruch, vorwiegend Gelder der *Krankenversicherung* zur Verfügung. Bei Menschen, die noch nicht über 65 Jahre alt geworden sind, kommt auch *Eingliederungshilfe* durch den *überörtlichen Sozialhilfeträger,* z.B. im Sinne des *Betreuten Wohnens* (S. 158), in Frage. Hilfen durch den Sozialpsychiatrischen Dienst und durch Beratungsstellen werden vorwiegend durch die *Kommune* finanziert, wobei kirchliche Träger auch auf kirchliche Mittel zurückgreifen können.
- Leistungen der Altenhilfe können über die *Pflegeversicherung* und bei entsprechender Voraussetzung über die *Sozialhilfe* (Hilfe zur Pflege) finanziert werden. Häufig müssen die Leistungen auch privat durch Heranziehung von Rente oder Vermögen bezahlt werden.

Im Folgenden gehen wir systematisch auf diese drei Bereiche ein.

4.3 Alte Menschen in der eigenen Wohnung

4.3.1 Allein Wohnen

Begegnung

Herr H., 83 Jahre alt, hatte seit zehn Monaten keine Miete mehr bezahlt. Sein großzügiger Vermieter reagierte aber nicht auf die ausstehenden Mietzahlungen, sondern erst, als Herr H. sich immer mehr zurückzog und er ihm kaum noch begegnete. Als er Herrn H. mehrere Tage hintereinander nicht zu Gesicht bekam, informierte er den städtischen Sozialdienst. Der entsandte Sozialarbeiter des Dienstes konnte zunächst wenig ausrichten. Herr H. öffnete ihm nicht die Tür. Der Sozialarbeiter vermutete eine psychiatrische Erkrankung und benachrichtigte die sozial-psychiatrische Beratungsstelle. Einer ihrer Mitarbeiter, der sich einen Namen im Umgang mit „schwierigen Menschen" erworben hat, läutete an Herrn H.s Tür „richtig", diesmal wurde die Tür geöffnet – und mit ihr der Blick auf eine katastrophale Unordnung. Herr H. sagte, er liege zumeist im Bett, seine Mutter habe ihn besucht und werde bald wiederkommen. Man könne ganz beruhigt sein, alles sei in Ordnung. Als der Mitarbeiter der Beratungsstelle, sein Fingerspitzengefühl gebrauchend, bemerkte, Herrn H.s Mutter könne ihn doch geschickt haben, wurde Herr H. zugänglicher. Eine Krankenhausbehandlung lehnte er ab, aber er ließ „Essen auf Rädern" für sich organisieren, für dessen Bezahlung eine Regelung gefunden wurde. Der Mitarbeiter verzichtete darauf, eine spezifische psychiatrische Behandlung zu arrangieren, kümmerte sich aber um eine Hilfe im Haushalt.

Im Gespräch mit diesem alten Mann waren deutliche Anzeichen einer Demenz erkennbar. Perspektivlos alleinlebend, hatte er aus seiner Kontaktarmut heraus mit wahnhafter Gewissheit eine Lebensperspektive entwickelt, bei der der zugrunde liegende Selbstheilungswunsch offensichtlich ist.

Was war zu tun? Zunächst war es notwendig, im Namen der Mutter mütterlich versorgende Angebote zu unterbreiten. Zudem wäre es notwendig gewesen, mehr Gesprächskontakte anzubieten. Aber wie kann man vorgehen, wenn solche Kontakte abgelehnt werden? Welche Gesprächsmöglichkeiten gibt es für einen Alleinwohnenden überhaupt? Eine psychiatrisch-medikamentöse Behandlung hätte v. a. die zu vermutenden Schlafstörungen bzw. Störungen des Schlaf-Wach-Rhythmus bessern können. Aber wenn keine Krankheitseinsicht und keine Bereitschaft zu dieser Behandlung vorhanden sind, steht man vor einem Problem.

Nach ca. 10 Tagen verweigerte Herr H. die Annahme des „Essens auf Rädern". Obwohl er viel Geld angespart hatte, wollte er es nicht mehr bezahlen. Mit dem noch verpackten Menü eilte er hinter dem Auslieferungsfahrer her. Dabei stürzte er die Treppe hinab und zog sich eine Kopfplatzwunde zu. Nach der chirurgischen Versorgung wurde Herr H. zwangsweise in unsere Klinik eingeliefert. Er verleugnete seine Krankheit und zeigte Unruhe sowie Zeichen einer mittelschweren Demenz. Seine Wahnsymptomatik bildete sich zurück, als Perspektive blieb Herrn H. aber nur noch das Pflegeheim.

Situation

Der Einzelfall erschließt natürlich nicht das Gesamtproblem. Aber es ist bekannt, dass der Fall von Herrn H. in ähnlichen Formen häufig vorkommt, vielleicht zumeist weniger spektakulär.

Nach statistischen Angaben (Dritter Altenbericht, Bundesministerium für Familie, Senioren, Frauen und Jugend, 2001) kann man davon ausgehen, dass ca. 32 % der über 60-jährigen in Einpersonenhaushalten wohnen; dies betrifft Frauen mit ca. 44 % wesentlich häufiger als Männer mit 15 %. Bei den über 80-jährigen nehmen die Einpersonenhaushalte zu (ca. 71,5 % der Frauen und 33 % der Männer). Für die Einschätzung der Situation ist zu berücksichtigen, dass alte Frauen häufig nur über relativ geringe finanzielle Mittel verfügen. Alleinleben stellt, wenn es zur Vereinsamung führt, einen Erkrankungsfaktor dar, sodass alleinlebende alte Menschen häufig unterstützungsbedürftig sind.

Alleinwohnende sind in Krisen und bei Krankheiten besonders gefährdet. Es muss geklärt werden, welche Hilfe notwendig ist, um das selbstständige Wohnen weiter zu ermöglichen.

4.3.2 Wohnen mit Angehörigen

Begegnung

Wegen einer Depression wurde die 73-jährige Frau F. in die Klinik aufgenommen. 15 Jahre waren vergangen, seit sie ihre letzten depressiven Phasen erlebte. Damals hatte sie eine längere Zeit im Krankenhaus verbracht.

In Gesprächen wurde die aktuelle Situation der Patientin deutlich: Ihr 80-jähriger Ehemann musste sich einer Prostata-Operation unterziehen. Seit langer Zeit war sie zu Hause erstmals allein. In dieser Situation spürte sie, wie sie depressiv wurde. Die Klinikaufnahme erlebte sie zwiespältig. Sie sah darin ein Versagen, aber auch einen Schutz.

In der Kindheit fühlte sie sich bei ihrem strengen, aber geliebten Vater wohl und sicher und verzichtete darauf, über ihre Angelegenheiten selbst zu bestimmen. Offensichtlich wiederholte sich diese Vaterbeziehung im Verhältnis zu ihrem Mann. Unsere Patientin konnte relativ rasch stabilisiert werden. Aber für uns blieb die Frage zurück: Was ist, wenn der um sieben Jahre ältere Ehemann stirbt?

Eine andere Problematik ergibt sich, wenn jemand bei seinen Kindern wohnt.

Frau D., 78 Jahre alt, wurde von ihrer Schwiegertochter zu uns gebracht. Sie bewohnte das Obergeschoß im Haus ihres Sohnes. In den letzten Jahren ist sie immer vergesslicher geworden. Die berufstätige Schwiegertochter hatte sich darauf eingestellt. Morgens und abends kümmerte sie sich um Frau D.s Haushalt; ihr Beruf, die Sorge um die Schwiegermutter – mit der Zeit wuchs ihr die Belastung über den Kopf. Der Ehemann hatte als Sohn zwar ein gutes Verhältnis zu seiner Mutter, „zuständig“ war er aber für Haus und Garten.

Diese Situation weitete sich zu einer Krise aus, als Frau D. anfing, ihre Schwiegertochter zu beschimpfen und zu beleidigen, sie habe Geld gestohlen. Die Überlastete griff zu Tabletten, um endlich Ruhe zu bekommen *(parasuizidale Handlung)*. Jetzt intervenierten Ehemann und Hausarzt. Frau D. wurde in unsere Klinik „zur Untersuchung“ eingeliefert. Erst als sie bei uns war, begriff sie, dass sie bleiben sollte. Zurück nach Hause sollte es nicht mehr gehen. Es wurde nach einem Platz in einem Pflegeheim gesucht.

Situation

Etwa 51 % der über 60-jährigen leben nach dem Mikrozensus 1998 (Dritter Altenbericht, Bundesministerium für Familie, Senioren, Frauen und Jugend, 2001) mit den Ehepartnern zusammen, Männer, demografisch bedingt, weitaus häufiger (66 %) als Frauen (40 %). Dieser Anteil sinkt bei den über 80-jährigen auf 54 %. Mit den über 60-jährigen wohnen noch 12 % der Kinder in derselben Wohnung.

Auch schwerst demente alte Menschen wohnen in vielen Fällen mit ihren Angehörigen zusammen. Töchter und Schwiegertöchter müssen bei der vorherrschenden *Rollenverteilung* zumeist die Betreuung und Pflege übernehmen. Es ist nicht selten, dass dieser Dienst, wie im Fall von Frau D., mit Undank belohnt wird.

Der *Tagesrhythmus* muss auf den zu Pflegenden abgestimmt werden, oft ist auch die Nachtruhe gestört. So verwundert es nicht, dass die zumeist weiblichen Pflegenden, die vielfach auch schon im Alter von 50, 60 Jahren sind, häufig unter dieser Belastung leiden und psychiatrische Symptome entwickeln (vgl. S. 151 – 153, Angehörigenarbeit).

Die Belastung der Pflege eines Angehörigen im eigenen Haushalt wird in vielen Fällen erst dann im vollen Ausmaß bewusst, wenn eine Entlastung durch Aufnahme des Gepflegten in eine Klinik erfolgt. Handeln Gespräche mit Angehörigen nach der Krankenhausaufnahme noch von der Rückkehr des Patienten nach Hause, so wird im weiteren Verlauf des Klinikaufenthaltes in vielen Fällen die Entscheidung für ein Pflegeheim getroffen. Dies ist verständlich, wenn man die Schwierigkeiten berücksichtigt, die ein Demenzkranker rund um die Uhr bereiten kann. „Der 36-Stunden-Tag“ (Mace u. Rabins 1988) schildert diese Problematik eindrucksvoll.

Vor der Entscheidung, ob ein Patient in einem Heim untergebracht wird, sollte abgewartet werden, welcher Therapieerfolg möglich ist. Auch durch ambulante Hilfen oder durch Tagespflege kann die Belastung reduziert werden.

Die Pflege dementer Menschen zu Hause stellt eine große Belastung für die Pflegenden dar, durch die sie selbst psychisch krank werden können.

4.3.3 Wohnen in der altengerechten Wohnung

Altengerechte Wohnungen sind architektonisch auf die im Alter eintretenden Behinderungen ausgerichtet, und zwar so, dass der Zugang behindertengerecht (also auch für Rollstuhlfahrer) gestaltet ist und die Einrichtung, insbesondere in Bad und WC, eine Pflege erleichtert. Altengerechte Wohnungen können in Neubauten errichtet oder durch Wohnungsanpassung in Altbauten gestaltet werden. Vorschläge dazu finden sich in den Schriften des „Kuratoriums Deutsche Altershilfe“ (S. 268).

Kommen mehrere altengerechte Wohnungen in einem Wohnkomplex zusammen, so kann man von einer altengerechten Wohnanlage sprechen.

4.3.4 Service-Wohnen (Betreutes Wohnen im Sinne der Altenhilfe)

Wenn in einer altengerechten Wohnanlage Angebote der ambulanten Unterstützung oder Betreuung bis hin zur Pflege gemacht werden, spricht man von Service-Wohnen oder Betreutem Wohnen. Diese Angebote werden in der Regel von einer zur Wohnanlage gehörenden Sozialstation bzw. von einem ambulanten Pflegedienst übernommen.

Das Service-Wohnen kann jedoch auch dezentral erfolgen. Über ein Hausnotrufsystem kann rund um die Uhr ein entsprechender Notdienst erreicht werden. Ein solches *Hausnotrufsystem* ist günstig für alte Menschen, die sturzgefährdet sind. Sie können sich den „Alarmknopf“ umhängen und auf diese Weise Hilfe aktivieren, auch wenn sie nicht das Telefon erreichen können.

Ist ein alter Mensch noch rüstig, reicht zur Sicherheit ein Notrufsystem aus.

4.4 Gerontopsychiatrische Versorgung

Gerontopsychiatrische Diagnostik und Therapie gehören zum medizinischen System und werden meist durch allgemeinpsychiatrische Institutionen durchgeführt.

Die Gerontopsychiatrie sollte keine große eigene Institution aufbauen, um Patienten unterzubringen. Vielmehr sollten Mitarbeiter mit gerontopsychiatrischer Kompetenz in einer Region dort beraten und behandeln, wo alte psychisch kranke Menschen sich aufhalten oder untergebracht sind.

Die gerontopsychiatrische Versorgung ist Teil des gesamten Hilfesystems. Das Schema auf S. 141 soll bei der Orientierung in diesem Kapitel helfen.

4.4.1 Gerontopsychiatrische Versorgung im Vorfeld

Mit dem Begriff im Vorfeld bezeichnet man alle Aktivitäten, die nicht professionalisiert sind, und Angebote, die nicht speziell auf die Gerontopsychiatrie ausgerichtet sind. Selbsthilfe- und Angehörigengruppen sowie die ehrenamtliche Arbeit gehören dazu.

Selbsthilfegruppen

Selbsthilfeaktivitäten im Bereich der Gerontopsychiatrie sind eher selten, da die betroffenen Menschen durch Depression (Antriebsmangel) und Demenz (kognitive Einschränkung) meist keine Pläne für die Bewältigung ihrer im Alter neu aufgetretenen Probleme entwickeln können. Das Kasseler Beispiel einer professionell gestützten Selbsthilfegruppe kann jedoch modellhaft die Möglichkeiten einer solchen Arbeit aufzeigen.

Frau F., Ende 60, ist seit über 3 Jahren Mitglied der Selbsthilfegruppe die „Nollis“, die sich Mitte der 80er Jahre im Rahmen des „Ludwig-Noll-Vereins für psychosoziale Hilfe“ in Kassel gebildet hatte. Der „harte Kern“ der Gruppe besteht aus 35 älteren Frauen und Männern, die von unterschiedlichen psychischen Erkrankungen betroffen waren bzw. sind. Der weitere Kreis umfasst etwa 60 Mitglieder, einzelne schlossen sich der Gruppe nicht wegen einer psychischen Erkrankung, sondern wegen Vereinsamung an.

Begleiten wir Frau F. durch eine „Nolli-Woche“. Montags geht sie bereits vormittags in die Alte Agathofschule, ein Stadtteilzentrum in Kassel. Sie gehört zu einer 5–6-köpfigen Kochgruppe, die eine entsprechend ausgestattete Küchenzeile im gruppeneigenen Raum nutzt, um Gruppenmitgliedern ein selbst zubereitetes Mittagessen anzubieten. Nun geht es daran, gemeinsam Kartoffeln zu schälen, Gemüse zu putzen, Würstchen zu braten und das Dessert vorzubereiten – je nachdem, welchen Menüplan die Gruppe zuvor beschlossen hat. Wenn man Gelegenheit hat, mittags Gast der „Nollis“ zu sein, dieses sei nur angemerkt, fühlt man sich an Zeiten erinnert, zu denen man bei den Großeltern zum Essen eingeladen war – zumindest zeitweilig ein wohltuendes Kontrastprogramm zu dem, was man „modern“ so zu sich nimmt.

Wenden wir unsere Aufmerksamkeit aber wieder Frau F. zu, die mit ihren Mitköchinnen – mitunter auch -köchen – inzwischen ein gutes Stück vorangekommen ist. Keineswegs zu zeitig. Denn schon treffen die ersten hungrigen „Nollis“ ein, um beim Tischdecken zu helfen. Hektisch ist es allerdings selten, gilt es doch bei aller Arbeit auch, Erlebnisse des vergangenen Wochenendes auszutauschen. Gegen 13 Uhr sind dann die dampfenden Schüsseln auf dem Tisch, und in der Regel finden sich zwischen 12–15 Gruppenmitglieder zum Essen in beinahe familiärer Atmosphäre ein. Sieht die Kochgruppe, dass ihr Mittagsgericht ankommt, so motiviert das für die weitere Arbeit, denn auch mittwochs und freitags sind Kochgruppe und gemeinsames Mittagessen angesagt (Jüngling 1988). Nach dem Essen lässt es sich Frau F. nicht nehmen, sich auch am Abwasch zu beteiligen. Es sei denn, andere Mitglieder der Selbsthilfegruppe entwickeln manifest das Gefühl, jetzt seien sie auch einmal an der Reihe. Danach ist der Gruppenmontag aber noch nicht zu Ende. Es folgt von 14 bis 17.30 Uhr der „Nolli-Treff“, zu dem sich zuweilen über 30 Mitglieder einfinden. Der Nachmittag ist dem geselligen Beisammensein vorbehalten. Frau F. singt gern, und auch beim Basteln macht sie mit. Manchmal stehen Spiele auf dem Programm oder es ergibt sich bei Kaffee und Kuchen einfach die Gelegenheit zu einem Schwätzchen.

Am Mittwoch kann Frau F. die „Informationsgruppe“ der „Nollis“ besuchen (14.30 bis 16 Uhr). Ein Gruppenmitglied hat diesen Nachmittag thematisch vorbereitet, und es wird besprochen, was für die Gruppe oder Einzelne ihrer Mitglieder besonders wichtig ist.

Der Donnerstag ist Gesprächsgruppentag. Hier können „Nollis“ persönliche Probleme vorbringen. Sie finden dabei nicht nur ein offenes Ohr und gute Ratschläge, sondern auch tatkräftige Hilfe. Vielleicht fühlt sich Frau M., eine gute Freundin von Frau F., im Moment nicht so gut und braucht jemanden, der ihr etwas im Haushalt hilft.

Freitags ist wieder von 14 bis 17.30 Uhr „Nolli-Treff“. Auch heute ist Frau F. dabei, mal sehen, was sich so ergibt. Und schon sind wir beim Wochenende angelangt. Frau F. überlegt, ob sie am Samstag an einem Ausflug teilnehmen soll. Seitdem der Ludwig-Noll-Verein einen eigenen VW-Bus hat, sind die Unternehmungen der Wandergruppe noch interessanter geworden; man kann wieder zu Orten ausfliegen, die man viele Jahre lang nicht mehr gesehen hatte.

Diesen Samstag aber lieber nicht. Frau F. denkt sich, dass doch immer mehr mitfahren wollen, als in dem Bus Platz haben, und schließlich ist da noch das „Waldcafé“, das sonntags in der Klinik von der Selbsthilfegruppe betrieben wird. Dort treffen sich sonntäglich von 14.30 bis 16.30 Uhr Patienten, Besucher und Mitarbeiter. Das bringt nicht nur Abwechslung in den Klinikalltag, sondern führt auch dazu, dass Klinikpatienten mit der Gruppe Kontakt aufnehmen können. Frau F. meint, man solle nicht nur sich selbst helfen, auch für andere müsse etwas getan werden, und sie erinnert sich dabei an die Zeit, in der es noch keine Gruppe für sie gab. Ist der Sonntagabend gekommen, hat sie das Bewusstsein, dass in der Woche wieder einiges gelaufen ist. Allzu lange denkt sie aber nicht darüber nach: Morgen um 11 Uhr ist wieder Kochgruppe.

Neben diesen gleichsam alltäglichen Aktivitäten der „Nollis“ gibt es noch die „Highlights“, die auch für Frau F. eine besondere Bedeutung haben. Sei es das Sommerfest im gruppeneigenen Schrebergarten, der einigen Gruppenmitgliedern nicht nur Ort der Freizeitgestaltung ist, sondern ihnen auch ein reiches Betätigungsfeld bietet, seien es die halbjährlichen Ausflüge der Gesamtgruppe in einem Reisebus.

Bei den Geburtstagen steht jedes Gruppenmitglied einmal im Mittelpunkt des Gruppenlebens. Auch für Frau F. ist es ein besonderer Moment, wenn sie an der gedeckten und blumengeschmückten Kaffeetafel ein kleines Präsent der Gruppe bekommt, begleitet von einem „Zum Geburtstag viel Glück“. Die Feiertage im Dezember waren für viele Gruppenmitglieder ein großes Problem, vor allem dann, wenn sie über keine familiären Bindungen mehr verfügten. Nikolaus, der Heilige Abend und Silvester sind mittlerweile aber feste Daten im Kalender der Selbsthilfegruppe geworden. Für Frau F. und die Kochgruppe insgesamt sind diese Tage immer eine Herausforderung, gilt es doch, etwas Besonderes auf den Tisch zu zaubern, was bei den zumeist geringen finanziellen Möglichkeiten einige Phantasie und einen umsichtigen Einkauf erfordert.

Abschließend soll darauf hingewiesen werden, dass Frau F. und die anderen „Nollis“ damit überfordert wären, das nahezu die gesamte Woche umfassende Selbsthilfeprogramm allein zu organisieren. Krankheitsbedingte Behinderungen und das zum Teil recht hohe Alter der Gruppenmitglieder erfordern einen Fahrdienst und die praktische Unterstützung bei organisatorischen Angelegenheiten. Zudem bedarf es professioneller Unterstützung der Selbsthilfearbeit, um Krisen einzelner Gruppenmitglieder rechtzeitig aufzufangen. Frau F. braucht diese professionellen Hilfsangebote kaum mehr in Anspruch zu nehmen. Wenn es ihr nicht gut geht, reicht oft schon ein Gespräch mit einem anderen Gruppenmitglied aus, das sich auch außerhalb des „offiziellen“ Programms entwickeln kann. Als besonders hilfreich hat sich die „Telefonkette“ der „Nollis“ bewährt.

Eine professionell unterstützte Selbsthilfegruppe, die dabei hilft, das alltägliche Leben zu strukturieren und zwischenmenschliche Beziehungen zu knüpfen, trägt wesentlich zur Stabilisierung ihrer Mitglieder bei!

Konzept

Das Besondere der Selbsthilfegruppe, deren Mitglieder zumeist mehr oder weniger lange Klinikaufenthalte hinter sich haben, ist, dass sie ihre psychischen Probleme als Krankheit akzeptieren. Dadurch ist die Voraussetzung dafür geschaffen, dass sie in der Gruppe offen mit ihren Schwierigkeiten umgehen können.

Der Ludwig-Noll-Verein hat als Trägerverein der Selbsthilfegruppe primär drei Treffpunkte organisiert (Jüngling 1988):

- den eigenen Raum in einem Stadtteilzentrum,
- den Garten in einem Schrebergartengelände und
- das „Café Waldhaus“ in der Klinik.

Die Gruppenmitglieder, die sich fest in die Gruppe einbinden, sind zumeist alleinstehend. Viele von ihnen leben von Minirenten oder von Sozialhilfe. Zum Teil ist ihr Befinden durch schwerere chronische psychische und teilweise auch körperliche Erkrankungen beeinträchtigt.

Bei allem genuinen Anspruch an Selbsthilfearbeit ist die professionelle Unterstützung solcher Selbsthilfegruppen durch professionelle Kräfte (Psychologe, Sozialarbeiter, Altenpfleger) unverzichtbar (Wichmann-Jentzen 2005). Sie ist erforderlich bei

- dem Aufbau von Gruppenstrukturen;
- Krisen und Konflikten einzelner Gruppenmitglieder untereinander; es muss interveniert werden, wenn Kränkungen zum Rückzug aus der Gruppe führen;
- der praktischen Durchführung des Gruppenprogramms (z.B. Unterstützung der Kochgruppe) und
- den Wegen zur Gruppe durch Hol- und Bringdienste für desorientierte oder körperlich gehandicapte Gruppenmitglieder.

Die Finanzierung dieser professionellen Arbeit ist schwierig. In Kassel beispielsweise erfolgt sie im Rahmen einer psychosozialen Kontakt- und Beratungsstelle (S. 157).

Beispiele für andere Selbsthilfegruppen

Bei Menschen im höheren Lebensalter sind auch andere Selbsthilfeaktivitäten bekannt. In den USA gibt es Gruppen für Verwitwete. In Deutschland kennen wir „Trennungsgruppen“, als Selbsthilfegruppen für Menschen nach Partnerverlust. In diesen Gruppen geht es darum, mit dem Alleinsein fertig zu werden. Man kann die Verlust- und Trennungserfahrung gemeinsam besprechen und Alternativen erarbeiten. Durch das gemeinsame Wir-Gefühl in der Gruppe kann auch versucht werden, die Einsamkeit zu überwinden.

Angehörigengruppen

Vorbemerkung

Regional recht unterschiedlich aktiv sind Gruppen pflegender Angehöriger. Am bekanntesten ist die *Alzheimer-Gesellschaft* als Dachverband (vgl. S. 268) geworden, die solche Gruppen zusammenfasst, unterstützt und organisatorische Hilfen gibt. Meist haben sich diese Gruppen um spezielle Beratungsstellen oder Kliniken gebildet. Für die Gruppen ist es notwendig, dass mehrere aktive Personen die Gruppenaktivität organisieren.

Begegnung

Die lokale Alzheimer-Gruppe hat zum Gruppentreffen, das einmal im Monat stattfindet, einen Arzt der psychiatrischen Klinik eingeladen. Dieser kommt gemeinsam mit einer erfahrenen Krankenschwester. 8 Frauen und 3 Männer sind erschienen. Der Vorsitzende der Gruppe, mit dem die Klinikmitarbeiter die Vorgespräche geführt hatten, führt in die Thematik ein. Es soll über Hilfemöglichkeiten für demente Patienten aus Sicht der Klinik gesprochen werden. Die meisten Gruppenmitglieder sind schon relativ gut informiert – es geht ihnen, wie sich im Gespräch herausstellt, nicht um Theorie, sondern um praktische Fragen, zu denen die Krankenschwester konkret Stellung nehmen kann. Von einzelnen Gruppenmitgliedern werden auch persönliche Schwierigkeiten mit ihren dementen Angehörigen beschrieben. Leider entwickelt sich dabei keine Atmosphäre der Geborgenheit, und es wird deutlich, dass die Zeit in der Gruppe auch mit Anstrengung verbunden ist, genauso wie die Pflege. Die mangelnde Beteiligung an der Gruppe wird beklagt, aber auch die Anwesenden sind mit der Arbeit der Gruppe nicht sehr zufrieden.

> *Mitglieder von Selbsthilfegruppen pflegender Angehöriger brauchen Informationen und Verständnis für ihre Situation. Nur wenn sie sich emotional von der Gruppe getragen fühlen, sind sie zu einer kontinuierlichen Teilnahme bereit.*

Konzept

Angehörigengruppen von pflegenden Angehörigen setzen sich u.a. folgende Ziele:

- Es geht darum, konkret über Hilfsmöglichkeiten informiert zu werden. Dazu gehören auch Informationen über finanzielle Unterstützung, Pflegehilfsmittel etc.
- Außerdem geht es um Fragen, ob „alles, was möglich ist", gemacht wird. Es wird über die Qualität der ärztlichen und pflegerischen Betreuung gesprochen.
- Die Gruppenaktivitäten dienen auch dazu, die Gruppenmitglieder darin zu unterstützen, dass sie sich in der Pflege nicht selbst aufgeben.
- Angehörigengruppen, die in der Alzheimer-Gesellschaft zusammengeschlossen sind, haben sich außerdem zum Ziel gesetzt, eine Lobby für Menschen mit Alzheimer-Krankheit zu sein.

Die *Alzheimer-Gesellschaft* wird teilweise von der Pharmaindustrie gesponsert, sodass den Gruppen meist gutes Informationsmaterial zur Verfügung steht. Außerdem hat die *Pflegeversicherung* eine große Erleichterung für pflegende Angehörige gebracht. Jetzt können sie leichter als früher Hilfs- oder Pflegedienste finanzieren, um auch etwas freie Zeit für sich zu haben.

Die Funktionsfähigkeit von Angehörigengruppen ist unterschiedlich. Nur wenn sich in der Gruppe ein gutes zwischenmenschliches Verhältnis ergibt, ist eine regelmäßige Gruppenbeteiligung zu erwarten. Geht es nur um Informationen, so greifen pflegende Angehörige auf die Angebote von Beratungsstellen und Ambulanzen zurück. Nach unserer Erfahrung sind Angehörige für eine Beratung bei sich zu Hause besonders dankbar.

4.4.2 Ambulante psychiatrische Behandlung

Im Unterschied zur *ambulanten Betreuung und Pflege,* die zum Versorgungssystem der Altenhilfe gehören, werden hier die Einrichtungen und Dienste beschrieben, die von Patienten aufgesucht werden oder die Patienten aufsuchen, um *diagnostische und therapeutische Maßnahmen* durchzuführen.

Hausarzt

Der Hausarzt hat die größte Bedeutung für die psychiatrische Versorgung alter Menschen. Etwa 80 % haben jedes Vierteljahr mindestens einmal Kontakt zu ihrem Hausarzt (Cooper u. Sosna 1983). In vielen Praxen überwiegt der Anteil der über 60-jährigen Patienten, wobei dieser tendenziell mit dem Lebensalter des Hausarztes noch ansteigt (Irninger 1986). Oft ist der Hausarzt die wichtigste Bezugsperson außerhalb der familiären Beziehungen. Alte Menschen suchen ihn in seiner Praxis auf, er kommt inzwischen auch wieder häufig zu ihnen nach Hause.

Über die inhaltliche Arbeit wird wenig publiziert – und wenn, dann nur von Hausärzten, die an der Versorgung alter Menschen interessiert sind (Irninger 1986).

Verordnet der Hausarzt Medikamente, so muss er davon ausgehen, dass sie vielfach nicht regelmäßig eingenommen werden. Einfache schriftliche Medikamentenpläne, Kombinationspräparate sowie einfach zu dosierende Medikamente verbessern die Einnahmesicherheit.

Der Hausarzt (Irninger 1986, S. 43–44), „der den Patienten genau kennt und bereit ist, ihn über lange Zeit zu betreuen, ist wie keiner prädestiniert, Betagte bis zum Tod zu begleiten. Wir meinen damit den Hausarzt,

- der auch zur Unzeit als primäre Anlaufstelle für die Probleme der Patienten zur Verfügung steht;
- der sich als Verantwortungsträger und Führer im Labyrinth spezieller ärztlicher Dienste fühlt;
- der als menschlicher Anwalt seines Patienten und als Informationsspeicher aller Untersuchungen und Behandlungsdaten fungiert;
- der als Drehscheibe und Koordinationsstelle zwischen ärztlichen und nichtärztlichen Diensten der medizinischen Grundversorgung in Gemeinde oder Quartier wirkt,
- und der sich schließlich als Mitmensch oder persönlicher Freund um das Wohlergehen seiner betagten Patienten kümmert".

Realität ist jedoch, dass die Mehrzahl der Hausärzte nur unzureichend an Altersfragen interessiert ist. Die Alterspsychiatrie ist oft völlig unbekannt. Arzneimittelvertreter haben deshalb auf das Verordnungsverhalten großen Einfluss. Erst in den letzten Jahren nehmen Fortbildungsveranstaltungen mit geriatrischen und gerontopsychiatrischen Themen zu, die allerdings nur von einem Teil der Ärzte besucht werden.

Die Fortbildungsmöglichkeiten sind zudem begrenzt, weil viele praktische Gebiete der Alternsmedizin vernachlässigt wurden. Wir versprechen uns nur eine nachhaltige Verbesserung, wenn regional Gerontopsychiatrische Zentren (BMJFFG 1988) gegründet werden (vgl. S. 173). Die fakultative Weiterbildung für Ärzte „Klinische Geriatrie" wirkt sich ebenfalls positiv aus.

Mit dem Hausarzt haben die meisten alten Menschen Kontakt. Er ist der erste Ansprechpartner bei psychischen Alterserkrankungen. Erst wenn durch seine Hilfe in angemessener Zeit keine Besserung erreicht wird, ist es Zeit, Spezialisten heranzuziehen.

Psychiater und Psychotherapeut

Nur ca. 3 % der Alterspatienten mit einer psychischen Erkrankung in der Wohnbevölkerung haben innerhalb von 12 Monaten Kontakt mit einem psychiatrischen Spezialisten (Cooper u. Sosna 1983). Psychiater haben für Patienten, die zu Hause wohnen, relativ wenig Bedeutung. Auf Altersprobleme sind sie zudem, den allgemeinmedizinischen Kollegen ähnlich, wenig vorbereitet, es sei denn, sie haben längere Zeit in einer gerontopsychiatrischen Abteilung gearbeitet.

Zunehmend übernehmen allerdings solche Ärzte die gerontopsychiatrische Betreuung von Pflegeheimen. Einige beschränken ihre Arbeit dabei auf das Verschreiben von Psychopharmaka, andere arbeiten aber auch intensiv mit dem Pflegepersonal zusammen (vgl. S. 184f).

Nicht nur vor psychiatrischen Kliniken, sondern auch vor niedergelassenen Psychiatern haben viele ältere Patienten Angst und verzichten deshalb auf eine fachgerechte psychiatrische Therapie. Informationen über die therapeutischen Angebote der Psychiatrie können Angst mindern.

Die Möglichkeit zur *Psychotherapie* steht auch älteren Menschen offen; sie wird bisher nur wenig genutzt (Radebold 1992). Gut begründete Psychotherapieanträge sind, wie bei jüngeren Patienten, Voraussetzung dafür, dass Psychotherapien von den Krankenkassen finanziert werden. Ärzte mit dem Zusatztitel „Psychotherapie“ oder „Psychoanalyse“ sowie Fachärzte für Psychosomatische Medizin und Psychotherapie bzw. für „Psychiatrie und Psychotherapie“ und – nach dem neuen Psychotherapeutengesetz – auch psychologische Psychotherapeuten können diese durchführen. Nach den Kasseler Erfahrungen ist Psychotherapie auch im Alter gut wirksam (vgl. S. 251–261).

Psychiatrische Institutsambulanz

Psychiatrische Krankenhäuser haben das Recht, Ambulanzen einzurichten (§118, Sozialgesetzbuch V). Die Institutsambulanzen dienen dazu, dass schwerkranke Patienten, die nicht zum niedergelassenen Psychiater gehen, dort ein Behandlungsangebot finden. Die Behandlung ist nicht auf die ärztliche Tätigkeit beschränkt, sie wird durch pflegerische und sozialarbeiterische Maßnahmen ergänzt. Aufsuchende Hilfen sind bei einem Teil der Patienten notwendig.

Der Anteil alter Menschen an der Klientel der Institutsambulanzen ist unterschiedlich groß. Meist gibt es keine speziellen gerontopsychiatrischen Angebote. An Krankenhäusern, an denen ein gerontopsychiatrisches Zentrum aufgebaut wird, ist eine hohe gerontopsychiatrische Kompetenz zu erwarten.

Memory Clinic und Gedächtnissprechstunde

Wenn im Englischen von einer Klinik gesprochen wird, geht es in der Regel um eine ambulante Einrichtung. In der Memory Clinic werden, wie in der Gedächtnissprechstunde, Diagnostik und Therapie bei Gedächtnisstörungen durch ein interdisziplinäres Team angeboten.

Zur Diagnostik gehören eine ausführliche biografische Anamnese und testpsychologische Untersuchungen sowie natürlich der psychopathologische Befund und die Ergebnisse der körperlichen und apparativen Untersuchungen (EEG, Computertomogramm etc.), soweit solche Untersuchungen nicht schon anderweitig durchgeführt wurden.

Die Gedächtnissprechstunde ist wichtig für ältere depressive Menschen, die ihre geringen Erinnerungsstörungen meist als Beginn einer Alzheimererkrankung interpretieren und deshalb depressiv reagieren. Sie können durch die Abklärung der Diagnose entlastet werden.

Auch bei einer beginnenden Demenz mit spezifischen Ursachen kann die Diagnose rechtzeitig zu einer sinnvollen Therapie führen. In frühen Stadien der Alzheimererkrankung besteht die Hoffnung, durch Einsatz von Cholinesterasehemmern den hirnorganischen Abbau hinauszuzögern.

Hirnleistungstraining und Gehirnjogging werden häufig in der Gedächtnissprechstunde empfohlen, haben unseres Erachtens jedoch keinen generalisierenden Effekt. Dagegen sind alle Tätigkeiten, bei denen Wahrnehmen, Denken und Erinnern aktiviert werden, günstig, um den Auswirkungen des Gehirnabbaus entgegenzuwirken.

Sozialpsychiatrischer Dienst

Der Sozialpsychiatrische Dienst (ganz unpolitisch mit SPD abgekürzt) wird von den *Gesundheitsämtern* – und in Baden-Württemberg von der *Freien Wohlfahrtspflege* – getragen. Meist hat er nach den gesetzlichen Bestimmungen Aufgaben bei der Einweisung in eine Klinik. Die Mitarbeiter dieses Dienstes können Kontakt mit den Betroffenen auch gegen deren Willen aufnehmen.

In Kassel wird diese Aufgabe von einer Sozialpsychiatrischen Beratungsstelle (SPB) (Poppe 1984) durchgeführt. Sie wird häufig von Angehörigen, Nachbarn oder sonstigen Bekannten älterer psychisch Kranker in Anspruch genommen. Nur selten geht die Initiative von den Patienten selbst aus. Dieses ist eigentlich nur dann der Fall, wenn sie sich z.B. „bestohlen" oder „bestrahlt" fühlen und von der Polizei an die SPB verwiesen werden. Es handelt sich dabei um unruhige und demente oder wahnhafte alte Menschen, die, weil sie in ihrer Umgebung auffällig werden, Patienten der Sozialpsychiatrischen Beratungsstelle werden.

Die SPB selbst sieht ihren Auftrag weniger darin, auffällig gewordene Menschen in eine Klinik einzuweisen. Ihr geht es vorrangig um die Aufnahme von Kontakten, die Einleitung sinnvoller Therapie und das Knüpfen von Hilfsnetzen (u.a. Nachbarschaftshilfe, „Essen auf Rädern", stundenweise ambulante Betreuung). Daneben bietet sie wöchentliche Gruppen an, in denen Menschen, die vereinsamt waren, wieder Kontakt finden und Beziehungen aufbauen können.

Die ersten „diagnostischen" Kontakte werden häufig von Arzt und Sozialarbeiter gemeinsam hergestellt. Die weiteren häuslichen Einzelkontakte sind zumeist Aufgabe des Sozialarbeiters.

Wenn alte Patienten keine Einsicht in ihre Hilfsbedürftigkeit haben und Hilfe deshalb nicht organisiert werden kann, sollte man sich an den Sozialpsychiatrischen Dienst des Gesundheitsamtes wenden. Nur bei einer akuten Gefährdungssituation ist die Polizei direkt anzusprechen.

Psychosoziale Kontakt- und Beratungsstelle (PSKB)

Diese Beratungsarbeit dient dazu, chronisch psychisch Kranken das Leben zu Hause zu ermöglichen. In Kassel hat die PSKB des Ludwig-Noll-Vereins einen Schwerpunkt in der Beratung und Unterstützung von Menschen in der zweiten Lebenshälfte. Selbsthilfegruppen werden durch die PSKB professionell begleitet. Menschen, für die das Betreute Wohnen nicht in Frage kommt, finden hier Rat und Hilfe, vor allem auch durch Hinweise, wo sie spezielle fachliche Unterstützung bekommen können.

Die Finanzierung einer solchen ambulanten psychiatrischen Arbeit ist schwierig. Die unterschiedlichen Kostenträger sind gern bereit, die Notwendigkeit einer solchen Arbeit anzuerkennen, wenn für ihre Finanzierung die anderen zuständig sind.

Betreutes Wohnen (i.S. der Eingliederungshilfe)

Nach dem Sozialgesetzbuch, Zwölftes Buch (SGB XII) wird das „Betreute Wohnen“ von der überörtlichen Sozialhilfe als Eingliederungshilfe finanziert und steht leider nur für Menschen bis zum Alter von 65 Jahren zur Verfügung. Die Betreuungsarbeit kann in der Privatwohnung oder in Wohngemeinschaft erfolgen. Die vorgesehene Betreuungsdichte kann von einem Besuch wöchentlich bis zu täglichen Besuchen variieren. Durch diese Arbeit können viele Patienten, die zuvor häufig in die Klinik eingewiesen wurden, so weit stabilisiert werden, dass Klinikaufenthalte kaum mehr nötig sind.

Es gibt kein einheitliches Betreuungskonzept, individuelles Vorgehen ist gefragt. Die Arbeit wird beispielhaft von einer Altenpflegerin (Lau 1988) beschrieben.

Die 60-jährige Frau B. lernte ich nach viermonatiger stationärer Behandlung im Ludwig-Noll-Krankenhaus kennen. In den letzten drei Jahren war Frau B. sechsmal für mehrere Wochen in verschiedenen psychiatrischen Kliniken, das letzte Mal, weil sie ihren kranken Mann, ihren Haushalt, ihren Hund und schließlich auch sich selbst nicht mehr versorgen konnte. Während ihres Klinikaufenthaltes verstarb ihr Ehemann. Vier Wochen später wurde sie entlassen.

Bei meinem ersten Besuch in der Wohnung von Frau B. musste ich feststellen, dass sie nicht in der Lage war, sich allein ausreichend zu versorgen. Sie kam mit ihren finanziellen Angelegenheiten nicht zurecht, konnte sich einfach nicht aufraffen, etwas einzukaufen, Wäsche zu waschen, zu bügeln und die Wohnung in Ordnung zu bringen. In dieser Zeit besuchte ich Frau B. jeden zweiten Tag. Wir gingen zusammen einkaufen, kochten und brachten die Wohnung auf Vordermann. Schrittweise musste Frau B. wieder lernen, zur Bank zu gehen, ihre Post durchzulesen und zu beantworten, mit dem Hauswirt zu verhandeln und auch einfach einmal mit einer Nachbarin zu reden. Wenn ich in dieser Zeit zu Frau B. kam, stand sie schon vor der vereinbarten Zeit am Fenster und wartete auf mich.

Jetzt, nach eineinhalb Jahren, ist Frau B. so stabil, dass sie auch ihren Hund, der zwischenzeitlich bei einer Bekannten in Pflege war, wieder selbst versorgen kann, und sie hat auch gelernt, ihre Angelegenheiten wieder weitgehend selbstständig zu regeln. Sie wohnt allein zu Hause, aber sie weiß, dass sie nicht alleingelassen ist.

Besonders geeignet sind „Betreute Wohngemeinschaften“ (WG) für Menschen, die aufgrund von Depressionen oder anderen Erkrankungen zu vereinsamen drohen. Bei älteren Menschen treffen WGs zumeist aber auf Ablehnung: „Man lebt doch nicht einfach so wild zusammen!" Sie sind, wie Beispiele zeigen, deshalb erst dann bereit, in eine WG zu ziehen, wenn die einzige verbleibende Alternative ein Pflegeheim ist.

„Die Einsamkeit in meiner alten Wohnung hat mich krank gemacht", führt Frau R., 63 Jahre, aus. „Ich kam allein nicht mehr zurecht. In der Wohngemeinschaft kann ich mich viel besser beschäftigen. Ich gehe mit einer Mitbewohnerin spazieren oder besuche die ‚Nollis' (Selbsthilfegruppe mit Treffpunkt in der Nähe). Seit ich hier lebe, habe ich die Angst vor dem Alleingelassensein nahezu verloren."

Die psychosoziale Betreuung ist in der WG intensiver als im Heim. Mit Unterstützung von ambulanten Pflegediensten und „Essen auf Rädern" können auch relativ stark pflegebedürftige Menschen in WGs betreut werden.

Das Betreute Wohnen (i. S. der Eingliederungshilfe) kann zur Stabilisierung schwer und chronisch psychisch Kranker beitragen. Es wird meist jedoch nur für Betroffene, die noch nicht das 65. Lebensjahr abgeschlossen haben, finanziert.

4.4.3 Teilstationäre psychiatrische Behandlung

Unter dem Begriff der teilstationären Einrichtungen werden Tages- und Nachtkliniken zusammengefasst. Da es Nachtkliniken, in denen der Patient abends und nachts betreut wird, in Deutschland für alte Menschen nicht gibt, wird hier nur die Tagesklinik besprochen. Die Tagesklinik hat therapeutische Aufgaben und wird von der Krankenkasse finanziert, während die Tagesstätte eine Hilfe zur Pflege darstellt und unter anderem von der Pflegeversicherung bezahlt wird.

Gerontopsychiatrische Tagesklinik (Tagesklinik für Psychogeriatrie)

Psychiatrische Tageskliniken, die nicht auf ältere Patienten spezialisiert sind, können dieser Gruppe zumeist kein angemessenes Therapieangebot bieten. In ihrem Milieu finden sich ältere Patienten zudem nur schwer zurecht.

Tageskliniken sind werktags von 8 – 16 Uhr geöffnet. Für einen Teil der älteren Patienten muss ein Fahrdienst (z.B. Taxi) organisiert werden. Diese Hol- und Bringmöglichkeiten sind Voraussetzung dafür, dass auch schwerer gestörte Patienten, insbesondere solche mit Demenz, schwerer Depression oder mit begleitender körperlicher Behinderung, das Angebot Tagesklinik überhaupt wahrnehmen können.

Der Kliniktag (Böker 1982) beginnt mit einer Morgenrunde, eventuell mit einem zweiten Frühstück und der Medikamenteneinnahme. Danach findet Gruppenarbeit bzw. Gruppentherapie in unterschiedlichen Formen statt – der vollstationären Arbeit vergleichbar. Die Vormittagsstunden sind auch individuellen ärztlichen Untersuchungen, soweit diese erforderlich sind, vorbehalten. Nach dem Mittagessen – es kann zuvor gemeinsames Kochen angesagt gewesen sein – besteht für die Patienten die Möglichkeit, eine Mittagsruhe zu halten. Das ist die Zeit, in der die Mitarbeiter sich zur Teambesprechung zusammenfinden. Nachmittags finden einzelne soziale Aktivitäten oder Gruppentherapien statt. Gegen 15.00 Uhr kommen Patienten und Teammitglieder meist zu einer den Tagesklinikstag beschließenden Teerunde zusammen.

In gerontopsychiatrischen Tageskliniken muss auf eine anheimelnde Atmosphäre geachtet werden. Wir müssen uns hierbei vergegenwärtigen, dass sich die Patienten trotz Depressionen und krankheitsbedingten Rückzugstendenzen jeden Tag dazu „aufrappeln“ müssen, die Tagesklinik aufzusuchen. Gleichfalls muss uns bewusst sein, dass Konflikte in der Tagesklinik zu einem Rückzug der Patienten führen können.

Einzelne Tageskliniken bieten Patienten die Möglichkeit, auch an weniger als 5 Tagen in der Woche zu kommen.

Zu Hause haben die Patienten Anspruch auf ambulante ärztliche Behandlung. Die regelmäßig einzunehmenden Medikamente werden jedoch von der Tagesklinik mitgegeben. Bei Krisen besteht zumeist die Möglichkeit der zeitweiligen Übernahme in eine vollstationäre Behandlung in der dazugehörigen Klinik.

In unserer Tagesklinik mit 12 Plätzen, in der sich besonders depressive alte Patienten wohlfühlen, ergab sich die Schwierigkeit, diese wieder zu entlassen, ohne dass sie erneut dekompensierten. Es wurde deshalb eine Nachbetreuungsgruppe eingeführt (Esser 1997). Mittelpunkt dieser Arbeit ist die Gruppentherapie (S. 256–260), aber auch der regelmäßige Arztkontakt wirkt sich positiv aus.

Gerontopsychiatrische Tageskliniken können sowohl in Krankenhausbauten als auch in Wohnhäusern untergebracht werden, soweit sie bestimmten baulichen Anforderungen entsprechen. Die Einrichtung sollte gepflegt sein und sich möglichst an dem Geschmack älterer Menschen orientieren. Bei uns wird ein Lichttherapieraum häufig genutzt.

Zum Team einer solchen Klinik gehören Pflegekräfte, Sozialarbeiter und Psychiater sowie Sondertherapeuten, z.B. Beschäftigungs-, Gestaltungs-, Bewegungs- und Musiktherapeuten.

Tageskliniken werden, wie Kliniken, mit Pflegesätzen von den Krankenkassen finanziert. Die meisten Tageskliniken haben 10 bis 20 Plätze, die Zahl der Mitarbeiter ist entsprechend gering.

Tageskliniken sind besonders für depressive ältere Menschen geeignete Therapieeinrichtungen. Sie werden von diesen auch regelmäßig aufgesucht, wenn die ersten Schwellenängste überwunden sind.

4.4.4 Vollstationäre Krankenhausbehandlung

Da die meisten älteren Patienten an mehreren Erkrankungen leiden, ist eine gute Kooperation der verschiedenen Fachabteilungen Voraussetzung für eine optimale Behandlung. Während die traditionelle Krankenhausbehandlung nicht darauf ausgerichtet ist, Aktivitätspotenziale und Fähigkeiten alter Menschen zu fördern, können Fachabteilungen für Psychiatrie und Kliniken für geriatrische Rehabilitation mit tagesstrukturierenden Angeboten und soziotherapeutischen Maßnahmen dies durchaus leisten.

Psychiatrische Konsiliarbetreuung im Allgemeinkrankenhaus

Im Allgemeinkrankenhaus sind die Betten in 30–50 % der Fälle mit Patienten belegt, die über 60 Jahre alt sind. Vergegenwärtigt man sich die durchschnittliche Wahrscheinlichkeit einer Erkrankung (Morbiditätsrate), nämlich dass jeder vierte über 65-Jährige an einer psychischen Erkrankung leidet (Cooper u. Sosna 1983), so wird die quantitative Bedeutung der gerontopsychiatrischen Beratung im Allgemeinkrankenhaus deutlich.

Im Konsiliardienst lernt man andere Patienten als im psychiatrischen Krankenhaus kennen: Patienten mit neurotischer Symptomatik, die körperlich erlebt wird, Trauerzustände, die als Herzkrankheiten imponieren, und schwerst depressive Patienten, die als dement eingeschätzt werden. Man begegnet auch Patienten mit Schmerzzuständen ungeklärter Genese, bei denen von uns dann eine somatisierte Depression diagnostiziert wird. Außerdem sind neuropsychiatrische Fragestellungen häufig (Saupe und Diefenbacher 1996).

Will man sich als Psychiater nicht zum Pillenverschreiber degradieren, so muss man oft mit viel Mühe erst die äußeren Umstände für eine Gesprächssituation schaffen. Wir versuchen deshalb, möglichst viele Patienten in das Zimmer des Konsiliararztes einzubestellen, das wohnlich eingerichtet ist und Ruhe bietet. Gelingt es, eine gute Gesprächssituation herzustellen, so kommt es – meist nach einem durch Misstrauen geprägten Anfang – zu einer offenen und für die meisten Patienten sehr entlastenden Aussprache, in der Konflikte und Schwierigkeiten artikuliert werden können. Hierbei ist eine psychotherapeutische Gesprächseinstellung wie beim *Erstinterview* (vgl. S. 205) notwendig. Dazu gehört, dass man sich genügend Zeit nimmt.

Wesentlich für eine erfolgreiche Konsiliararbeit ist die ausführliche Rückvermittlung der Gesprächsergebnisse an die Station. Dies sollte in der Regel mündlich und schriftlich geschehen. Aus unserer Sicht ist es wichtig, dass nicht nur die Stationsärzte Mitteilungen bekommen, sondern dass auch mit dem Pflegepersonal über den Patienten gesprochen wird. Schließlich hat es mehr Kontakt zu ihm.

In Kassel haben wir im Rahmen des Konsiliardienstes eine Altensprechstunde eingerichtet, auf die durch ein Informationsblatt auf den Stationen hingewiesen wird. Durch dieses öffentliche Angebot finden ältere Patienten auch von sich aus zu uns, um über ihre psychosozialen Probleme zu sprechen.

Jedoch wird der Konsiliardienst meist nur in Anspruch genommen, wenn störende Symptome vorliegen, wenn Patienten irrational handeln oder von Suizid sprechen. Ganz offensichtlich wird der Psychiater als dafür zuständig angesehen, unerwünschtes Verhalten durch Psychopharmaka zu unterdrücken oder das Allgemeinkrankenhaus durch eine Verlegung in die Psychiatrie zu entlasten.

Es ist von Vorteil, wenn Psychologen (für diagnostische und psychotherapeutische Fragestellungen) und Sozialarbeiter (für soziale Unterstützungsmaßnahmen) mit dem Konsiliararzt eng zusammenarbeiten, um psychosoziale Angebote und Nachbetreuungsvorschläge miteinander zu koordinieren.

Im Allgemeinkrankenhaus werden somatisierte Depressionen und Ängste häufig nicht als solche erkannt, wodurch eine angemessene Behandlung unterbleibt. Der psychiatrische und psychotherapeutische Konsiliardienst wird zu selten in Anspruch genommen.

Gerontopsychiatrie in der psychiatrischen Klinik

Psychisch kranke Menschen werden häufig in Krankenhäusern aufgenommen, vor allem in internistischen Abteilungen; das betrifft insbesondere depressive Patienten. Erst wenn die Patienten in der „normalen Krankenhauswelt" als störend empfunden werden oder Selbst- bzw. Fremdgefährdung zeigen, wird eine Verlegung in ein psychiatrisches Krankenhaus erwogen. Offensichtlich sprechen Ängste der alten Patienten – sie haben früher erlebt, wie psychische Erkrankungen mit lebensunwertem Leben gleichgestellt wurde – und Vorbehalte der einweisenden Ärzte gegen eine frühere Einweisung.

Psychiatrische Krankenhäuser mit in der Regel mehreren hundert Betten sind in einzelne Bereiche untergliedert, für die je ein leitender Bereichsarzt medizinisch verantwortlich ist. Die Gerontopsychiatrie bzw. Psychogeriatrie ist ein solch selbstständiger Bereich. Dieser Bereich kann in mehrere Stationen untergliedert sein.

In psychiatrischen Abteilungen mit in der Regel etwa einhundert Betten wird eine solch differenzierte Unterbringung meist nicht angestrebt und ist auch nicht möglich. Junge und alte, akute und chronische Patienten werden auf den Stationen gemeinsam betreut. Lässt dieses zunächst einige Probleme vermuten, so hat die Erfahrung gezeigt, dass in dieser gleichsam gemischten Betreuung die Stärke der psychiatrischen Abteilungen liegt. Die Mitarbeiter haben mehr Freude daran, mit unterschiedlichen Patientengruppen zu arbeiten. Die Patienten können sich gegenseitig unterstützen, und der Stationsalltag ist nicht einseitig durch nur eine Patientengruppe geprägt (Kipp 1991).

> *Spezialisierte gerontopsychiatrische Stationen sind für alte Menschen nicht besser geeignet als gemischte Stationen.*

Indikationen zur Aufnahme

Im juristischen Sinne kommen die meisten Patienten zwar freiwillig in eine stationäre psychiatrische Behandlung, subjektiv aber aus dem Zwang heraus, dass rasch etwas geschehen muss. In extremeren Fällen ist der Aufnahme ein Suizidversuch vorausgegangen. Mitunter haben Kinder bei einem Besuch ein Elternteil in einem völlig verwahrlosten Zustand angetroffen und eine Einweisung veranlasst. Manche Patienten kommen in der Hoffnung, „nur“ untersucht zu werden, einige mit der Zusage, sie müssten lediglich zwei bis drei Tage im Krankenhaus bleiben. Daneben gibt es allerdings auch Zwangseinweisungen (S. 190f). Zwangseingewiesene Patienten waren zum Teil nicht zu bewegen, ihre Wohnung zu verlassen. Sind durch eine Demenz die kognitiven Fähigkeiten eingeschränkt und liegt ein Wahn vor, so fällt es solchen Patienten besonders schwer, das Krankenhaus als helfende Institution anzuerkennen; Bemerkungen, man sei in einem Lager oder gar in einem KZ, können fallen.

Ganz sicher wirkt sich die Aufnahme in ein psychiatrisches Krankenhaus bzw. in eine psychiatrische Abteilung nicht positiv auf das Selbstbewusstsein aus. Lesenswert dazu ist die Schilderung eines sehr differenzierten Patienten (Döll 1987), der seinen Aufenthalt in einem psychiatrischen Krankenhaus beschreibt. Patienten bringen aber auch viele Vorurteile mit. Nach der Aufnahme gilt es, durch verständnisvollen Umgang diese Vorurteile abzubauen und für die Therapie zu werben.

Da die Aufnahme in eine psychiatrische Klinik immer auch eine Belastung darstellt, sollte stets geprüft werden, ob eine angemessene Diagnostik und Therapie nicht auch ambulant oder tagesklinisch i. S. eines Assessments durchgeführt werden könnten. Man darf sich nicht darüber hinwegtäuschen, dass es bei vielen Einweisungen nur darum geht, kurzfristig eine Unterbringungsmöglichkeit zu schaffen. Dabei hat die Aufnahme in ein Krankenhaus entscheidende Nachteile, nämlich:

- die Entwurzelung alter Patienten,
- die Entmutigung durch Etikettierung als psychiatrische Patienten und
- das Verlernen von Alltagskompetenzen durch die institutionelle Unterbringung.

■ *Ambulante Therapie und Pflege haben Vorrang!*

Bei all den geschilderten Problemen stellt das psychiatrische Krankenhaus bzw. die psychiatrische Abteilung aber auch eine große Chance dar. Patienten, die beispielsweise im Allgemeinkrankenhaus dekompensiert sind, stabilisieren sich durch eine umfassende Therapie oft recht gut. Depressive Patienten, die nicht mehr für sich selbst sorgen können, müssen nicht wegen der Erkrankung in ein Heim verlegt werden, sondern behalten ihre Wohnung. Nach dem Abklingen der depressiven Phase können sie wieder in ihre gewohnte Umgebung entlassen werden.

Organisation der psychiatrischen Abteilung

Psychiatrische Abteilungen am Allgemeinkrankenhaus sind organisatorisch wie andere Fachkliniken strukturiert. Teilweise sind sie auch im gleichen Gebäude untergebracht, teilweise aber – wie in Kassel – baulich separat. Für Diagnostik und Therapie stehen die gesamten Einrichtungen des Allgemeinkrankenhauses zur Verfügung.

Im Unterschied zu Kliniken anderer Fachrichtungen kommt es darauf an, dass soziale und psychologische Faktoren architektonisch (Eberhardt 1995) und strukturell viel mehr berücksichtigt werden: Wie kann man es bewerkstelligen, dass verwirrte Patienten nicht weglaufen (vgl. S. 220–222)? Wie kann Orientierung und Geborgenheit unterstützt werden? Welche zusätzlichen Betreuungs- und Unterstützungsmaßnahmen sind notwendig, damit alte psychisch Kranke einen anstrengenden Untersuchungsprozess durchhalten? Solche Fragen müssen beantwortet werden, wenn man eine angemessene stationäre Versorgung für alte Patienten erreichen will.

Stationen

Die Gestaltung der Stationen kann auch als ein Kompromiss zwischen den Interessen der Mitarbeiter an einer funktionellen Krankenhausstruktur und den Bedürfnissen der Patienten an einen Lebensraum angesehen werden. Dies lässt sich z.B. am Krankenhausbett veranschaulichen. Für das Personal ist es vorteilhaft, wenn das Bett zur Durchführung der Pflege möglichst hoch ist, das erleichtert die Arbeit. Alte Patienten brauchen hingegen ein möglichst niedriges Bett, um sicher aufstehen zu können, man denke nur an die Gefahr von Schenkelhalsbrüchen. In dieser Interessenkollision setzt sich in der Regel das Personal durch, es sei denn, höhenverstellbare Betten können beschafft werden.

So hat die Funktionalität der traditionellen Station ein Leitmotiv: Das Personal ist aktiv, während die Patienten passiv sind. Bauliche Gegebenheiten, die nur den Funktionsablauf der Pflege berücksichtigen, behindern die Aktivierung und Selbsthilfe von Patienten. Die Stationen sollten vielmehr baulich die Bedürfnisse alter Patienten nach Wohnlichkeit und Übersichtlichkeit berücksichtigen. Die Aktivitätsmöglichkeiten alter Menschen können aber im traditionellen Krankenhausbau oft schon durch kleine Maßnahmen verbessert werden. Wir wollen dies beispielhaft beschreiben.

Die Zimmer eines Krankenhausgebäudes sind herkömmlich an einem langen Flur angeordnet, neu ist ein Handlauf. Eine erweiterte Flurzone bietet Platz für einen Tisch und einige Stühle. Dort sitzen meist einige Patienten, die dem Treiben auf dem Stationsflur zuschauen. Ein anheimelnder Wohnbereich, von dem aus man das Geschehen auf der Station überblicken könnte, wäre allerdings sicherlich günstiger. An den farbigen Türen sind große Ziffern oder Symbole in Augenhöhe angebracht; sie dienen zur besseren Orientierung. Der Tages- und Speiseraum mit gepolsterten Stühlen wird relativ wenig genutzt. Vermehrt wird er nur zum abendlichen Fernsehen aufgesucht. Frequentierter ist der Raucherraum, der allerdings fest in der Hand der jüngeren Patienten ist. Ein Ventilator sorgt dafür, dass die Luft dort einigermaßen erträglich bleibt. Hier werden Karten o.Ä. gespielt, und es gibt viele Kontakte.

Die Stationsküche ist den Patienten zugänglich, abgesehen von den kurzen Zeiten, in denen der Hausdienst tätig ist. Sie können dort selbst Tee oder Kaffee kochen, sich zwischendurch ein belegtes Brot zubereiten oder auch mal etwas gemeinsam kochen oder backen. Diese Öffnung der Küche ist vor allem in den späten Abendstunden notwendig, weil durch die institutionellen Gegebenheiten Abendessen und Frühstück zeitlich weit auseinanderliegen. Eine Küchenzeile im Tagesraum ist als „Wohnküche“ bei den älteren Patienten besonders beliebt.

Das häusliche Leben spielte sich früher oft in der Küche ab. Ein Raum mit Kücheneinrichtung ist eine gute Voraussetzung für die gerontopsychiatrische Therapie!

Die Patientenzimmer bieten kaum genügend Platz, um persönliche Gegenstände mitbringen und aufstellen zu können. Damit es den Patienten möglich ist, Bilder bzw. Photografien aufzuhängen, ist über jedem Bett ein großes Pinnbrett angebracht – woran sollten ältere Patienten, die vergesslich geworden sind, ihr Bett sonst erkennen? Bequeme Sessel werden von den Patienten gern angenommen, auch zu einem Nickerchen im Sitzen.

Das Schwesternzimmer ist auf manchen Stationen ein beliebter Treffpunkt. Viele Patienten halten sich in seiner Nähe auf. Wir sollten diesen Ort als „Informationszentrum“ nutzen: ein Tages- oder Wochenplan, eine Anschlagtafel für Neuigkeiten, eine große Wanduhr u.a.m. finden in der Nähe des Schwesternzimmers ihren Platz.

Bei den sanitären Einrichtungen sind die Behinderungen alter Menschen zu berücksichtigen. Bei uns sind diese Einrichtungen viel zu alt und eng. Je moderner ein Krankenhaus jedoch ist, desto moderner sind auch die Badeinrichtungen. Moderne Bäder sind zum Beispiel mit einem Hebekran versehen. Diese Modernität ist kritisch zu hinterfragen. Wenn wir unsere alten Patienten wieder nach Hause entlassen wollen, muss beispielsweise ihre Kraft und Geschicklichkeit beim Baden und Duschen erhalten und gefördert werden. Ein Zuviel an Pflegetechnologie erreicht dabei das Gegenteil.

Hilfen, die zur Inaktivierung von Patienten (z.B. in der Körperpflege) führen, bauen deren Eigenständigkeit ab und verstärken den Hilfsbedarf.

Leider muss in einer psychiatrischen Klinik der Stationstür Aufmerksamkeit geschenkt werden. Bei Akutpatienten, bei Patienten mit Suizidtendenzen (Selbsttötungsabsichten), ist es sicher manchmal erforderlich, diese Tür geschlossen zu halten. Das Problem bei Alterspatienten besteht meist darin, dass sie unruhig sind, weg wollen und dann nicht mehr zurückfinden bzw. auch nicht mehr zurückfinden wollen. Ein Mitarbeiter in der Nähe der Tür könnte solche Patienten leicht zurückhalten, die Tür abzuschließen ist die schlechtere Alternative. In dem Abschnitt zum Umgang mit Weglaufpatienten haben wir versucht, verschiedene praktische Lösungsversuche darzustellen (S. 220–222).

Betreuungs- und Therapiekonzept

Hier sollen die organisatorischen Aspekte eines Klinikkonzeptes exemplarisch beschrieben werden. Das therapeutische Programm wird unterteilt

- in spezifische, krankheitsbezogene Therapien, wie die integrierte therapeutische Gruppenarbeit mit Dementen (s. S. 239–241) und die Gesprächsgruppe. Diese werden stationsübergreifend, also für die Patienten aller Stationen, organisiert. So ist es möglich, dass demente Patienten täglich ihre Gruppe haben, während depressive ein anderes tägliches Gruppenangebot wahrnehmen.
- in allgemeine soziotherapeutische Aktivitäten, die aus dem Gemeinschaftsleben der Station heraus organisiert werden. Mit diesen Aktivitäten sollen die gesunden und ungestörten Seiten der Patienten angesprochen werden, um deren Bewältigungsfähigkeit zu stärken.

Jedem Patienten sind ein Arzt (oder ein Psychologe – ein Arzt ist dann für die körperlich-medizinischen Aufgaben zuständig) und eine Kontaktperson *(Bezugspflegekraft)* zugeordnet. Während der Arzt für Diagnostik und Therapie verantwortlich ist, hat die Bezugspflegekraft vorrangig die Aufgabe, täglichen Kontakt mit dem Patienten zu halten. Sie unterstützt ihn, leistet ihm bei der Bewältigung alltäglicher Probleme Beistand und wird in die Therapeutengespräche einbezogen. Hier gilt es, den Patienten in seiner Lebensgeschichte kennenzulernen, um auf dieser Grundlage verstehend handeln zu können (Wachs u. Kipp 2004).

Zur diagnostischen und therapeutischen Arbeit tragen aber auch andere Berufsgruppen bei, was wir später am Konzept des „therapeutischen Raums" näher erläutern werden (S. 216). Dieses Konzept, in dem Beziehungen, Maßnahmen und Aktivitäten für den Einzelfall im Rahmen der Teambesprechung aufeinander abgestimmt werden, hat sich, darauf sei schon jetzt hingewiesen, bewährt.

Bezugspflege und Biografiearbeit sind für einen verstehenden Umgang wichtig.

Tagesablauf und Wochenplan

Bleiben wir auch hier bei dem eingeschlagenen Weg einer exemplarischen Beschreibung. Nachdem die Frühschicht des Pflegepersonals eingetroffen ist, findet kurz nach 6 Uhr die „Übergabe" statt. Da einige Patienten bereits wach sind, fallen auch schon die ersten Pflegearbeiten an. Um 6.45 Uhr werden die übrigen Patienten geweckt. Einige brauchen beim Waschen und Anziehen Hilfe. Gegen 7.30 Uhr sind alle Patienten für den Tag gerichtet.

Nach dem Frühstück, das möglichst alle Patienten im Tages- und Speiseraum einnehmen, ist an zwei Tagen in der Woche um 8.15 Uhr Visite und an zwei Tagen Stationsgruppe (s. Abb. 4). Danach folgt die Zeit mit den spezifischen Therapieprogrammen: Suchtpatienten gehen in die tägliche „Suchtgruppe", chronisch psychotische Patienten nehmen an der Arbeitstherapie teil und die verwirrten Patienten finden sich in der „Gerontogruppe" zusammen. Neu aufgenommene Patienten werden erst, wenn die Diagnose geklärt ist, in die Gruppen einbezogen. Bei alten Patienten, um die es hier geht, gibt es natürlich auch immer welche, die so schwer krank sind, dass sie im Bett liegen müssen. Das setzt den Aktivierungsmöglichkeiten Grenzen.

Dem Mittagessen (um 11.45 Uhr) folgt bis etwa 14 Uhr eine Ruhezeit. Diese Zeit wird von den Mitarbeitern zur Teambesprechung genutzt. Nach dem Kaffeetrinken am Nachmittag können die Patienten wieder aktiv werden: Ausflüge, Kegeln, Einkaufen, Plastizieren und vieles andere mehr. Eine größere Zahl von Patienten nimmt diese Angebote allerdings nicht wahr.

Das Abendessen findet um 18 Uhr statt (in vielen Kliniken allerdings noch früher). Danach zieht es viele ältere Patienten schon ins Bett. Das Pflegepersonal, das mit seiner Arbeit zum Schichtende um 20.30 Uhr fertig sein möchte, ist mit diesem zu frühen Zubettgehen eher einverstanden. Als negative Folge zeigt sich dann ein hoher Schlaf- bzw. Beruhigungsmittelverbrauch.

Grundsätzlich ist wichtig, dass die Stationsarbeit zeitlich so strukturiert ist, dass feste Therapietermine mit therapiefreien Zeiten wechseln, in denen Patienten Besuch haben können, ihre Zeit selbst gestalten oder einfach nur ausruhen.

Einen Überblick über die Therapieangebote und -verpflichtungen bietet der individuelle Therapieplan (Abb. 4).

Team

Die Mitarbeiter sind froh darüber, dass sie alte und junge Patienten auf der Station haben. Für jeweils 8–10 Patienten steht ein Arzt oder ein Psychologe zur Verfügung. Der Arzt bzw. der Psychologe (in Zusammenarbeit mit einem Arzt) ist für Aufnahme, Diagnostik, Therapie und Entlassung zuständig. Für jeweils zwei Patienten ist rechnerisch eine Pflegekraft vorhanden. Auf einer Station mit 20 Patienten arbeiten pro Schicht 3–5 Schwestern oder Pfleger. Nur durch die Mitarbeit von Zivildienstleistenden, Schülern und Praktikanten ist genügend Arbeitszeit vorhanden, individuell mit den Patienten aktiv zu werden. Außerdem ist ein Mitarbeiter des Sozialdienstes halbtags für die Station zuständig.

Das Team kommt viermal in der Woche in der Übergabezeit zu einer jeweils ca. einstündigen Teamsitzung zusammen. Exemplarische Fallbesprechungen sind dabei wichtiger als der Informationsaustausch über alle Patienten. In Fallbesprechungen gelingt es schrittweise, ein gemeinsames Bild von einzelnen Patienten zu entwickeln. Eigene Gefühle Patienten gegenüber werden dabei geäußert und um ein Verstehen der

Persönlicher Therapieplan für *Frau Mustermann*

Therapeut : ______________________

Kontaktperson: ______________________

Uhrzeit	Montag	Dienstag	Mittwoch	Donnerstag	Freitag	Samstag/Sonntag
07.00	Wecken	Wecken - Wiegen	Wecken	Wecken	Wecken	Ausschlafen
07.30	Frühstück	RR u.Puls/Frühstück	Frühstück	Frühstück	Frühstück	**8.00** Frühstück
08.30	Visite		Stationsgruppe		Stationsgruppe	Blutdruck u. Puls
09.00		*G.+E.-Gruppe*		*G.+E.-Gruppe*	*G.+E.-Gruppe*	
10.00	*G.+E.-Gruppe*					
11.00						
11.30						Mittagessen
12.00	Mittagessen	Mittagessen	Mittagessen	Mittagessen	Mittagessen	
12.30					Einkauf DEZ	
13.00						
14.00						
14.30			gemeins.Kaffeetrinken	Ausflug	Schwimmen	
15.00						
15.30		Kegeln				
16.00	Stationsgruppe					
16.30				Bücherei		
17.00				*Gruppe im Noll-Verein*		
17.45	Abendessen	Abendessen	Abendessen	Abendessen	Abendessen	Abendessen
18.00						
19.00						
20.00						

Abb. 4: Beispiel eines Therapieplans

Krankheitsproblematik wird gerungen. Die bewussten und unbewussten Beziehungselemente werden reflektiert, um sich wiederholende Konfliktmuster zu klären. In einem Fallbesprechungsbogen werden die Ergebnisse protokolliert.

Komplettiert wird die Teamarbeit mit einer vierzehntägig stattfindenden Teamsupervision durch einen externen Supervisor, also jemanden, der nicht in die Hierarchie der Klinik eingebunden ist. In dieser fallzentrierten Supervision stehen die Patienten bzw. das gemeinsame Ringen um ihr Verständnis im Mittelpunkt.

Assessment-Unit

In der Psychiatrie-Enquete von 1975 (Deutscher Bundestag 1975) wurde erstmals ein spezielles stationäres Konzept, ursprünglich in Großbritannien entwickelt, für die gerontopsychiatrische Versorgung vorgeschlagen, die „assessment-unit".

Assessment hat die Bedeutung von (Ein-)Schätzung. Unter „assessment-unit" wird eine Aufnahmestation für ältere psychisch Kranke verstanden, in der die medizinischen, psychischen und sozialen Faktoren der Erkrankung möglichst schnell diagnostiziert bzw. eingeschätzt werden sollen, umso eine rasche adäquate Weiterversorgung einleiten zu können. Die vorhandenen Familienstrukturen und die zur Verfügung stehenden sozialen Hilfsnetze sollen in die Überlegungen einbezogen werden. Ziel der kurzfristigen Behandlung ist es, der Entwurzelungsproblematik und der Hospitalisierung entgegenzuwirken. Fehlplatzierungen sollen vermieden werden. Experten meinen, dass ein Teil der Pflegeheimbewohner auch selbstständiger leben könnte.

In Deutschland ist dieses Vorgehen vor allem in der Geriatrie, jedoch bislang kaum in der Gerontopsychiatrie realisiert worden. Aus unserer Sicht kann ein solches Assessment auch tagesklinisch und ambulant angeboten werden.

Geriatrische Kliniken

Inzwischen gibt es zahlreiche geriatrische Kliniken (z.T. mit Tagesklinik), in denen Patienten mit typischen Alterskrankheiten behandelt und rehabilitiert werden. Patienten nach Schenkelhalsbruch und nach Schlaganfall sowie mit schwer einstellbarem Altersdiabetes und anderen Krankheiten finden dort gute Bedingungen.

Bei der Therapie und Rehabilitation gilt es, die eingeschränkten körperlichen und seelischen Möglichkeiten zu berücksichtigen. Krankengymnasten, Sozialarbeiter und Ergotherapeuten helfen, die durch die körperliche Erkrankung verlorene Funktion wieder zu trainieren. Wie in der Gerontopsychiatrie ist die aktivierende Pflege von besonderer Bedeutung. Die differenzierte Kenntnis der Wirkungen, Interaktionen und Nebenwirkungen von Medikamenten ist in der Altersmedizin noch wichtiger als in der Medizin für jüngere Menschen, da alte Patienten häufig empfindlicher auf Medikamente reagieren.

Die Leitung solcher Abteilungen liegt bei Internisten, die sich auf die Geriatrie spezialisiert haben. Da psychische Erkrankungen wie Demenz und Depression den Verlauf körperlicher Erkrankungen im Alter stark beeinflussen, ist u. E. eine Zusammenarbeit mit Psychiatern und Psychotherapeuten wichtig.

4.4.5 Gerontopsychiatrisches Zentrum (GPZ)

Sowohl durch die Psychiatrie-Enquete (Bundestag 1975) als auch durch die Expertenkommission zur Reform der psychiatrischen Versorgung (BMJFFG 1988) wurde der Aufbau gerontopsychiatrischer Zentren in der regionalen Versorgung gefordert. Die Zielsetzung dieser Zentren soll es sein (Vollhardt u. Hirsch 1997):

- die Zahl stationärer Aufnahmen zu verringern,
- die Dauer einer stationären Behandlung zu verkürzen,
- die gerontopsychiatrische Versorgung vermehrt in den ambulanten und teilstationären Bereich zu verlagern und
- die gerontopsychiatrische Kompetenz in einer Region zu vermehren.

Mit einem gerontopsychiatrischen Zentrum ist keine neue Großinstitution gemeint; es geht vielmehr um den Aufbau eines Kompetenzzentrums für Gerontopsychiatrie, in dem folgende Aktivitäten und Einrichtungen zusammengefasst werden:

- Tagesklinik;
- Ambulanz – mit ihren Untersuchungsergebnissen soll sie die Hausärzte, die Allgemeinkrankenhäuser und die Heime (i. S. eines psychiatrischen Konsiliardienstes) beraten und deren Weiterbetreuung verbessern;
- Altenberatungssprechstunde und
- Fort- und Weiterbildung.

In der Bundesrepublik Deutschland sind erst wenige solche Zentren aufgebaut worden. Wir versprechen uns von der Arbeit eines solchen Zentrums, in dem das Assessment im Vordergrund steht, eine positive Ausstrahlung auf die ganze Region.

In einem gerontopsychiatrischen Zentrum sollen die gerontopsychiatrischen Angebote einer Region gebündelt bzw. koordiniert werden.

4.5 Versorgungssystem der Altenhilfe

Die *Altenhilfe* ist für alte Menschen am wichtigsten. Sie hat weder medizinische noch psychiatrische Aufgaben. Deshalb werden weder in den gesetzlichen Grundlagen noch in den Organisationsformen Probleme psychischer Erkrankungen im Alter berücksichtigt. Das macht die Zusammenarbeit zwischen Gerontopsychiatrie und Altenhilfe schwierig. Kooperation ist aber sinnvoll. Die Kenntnisse und Methoden der Gerontopsychiatrie und -psychotherapie sollten dort zur Verfügung stehen, wo sich kranke alte Menschen befinden. Psychiater müssen deshalb die Institutionen der Altenhilfe aufsuchen.

Dazu ist es notwendig, sich im System der Altenhilfe orientieren zu können. Das Schema auf S. 141 (Abb. 3) erleichtert den Überblick.

4.5.1 Vorfeld

Zum Vorfeld gehören Selbsthilfeangebote und allgemeine Beratung.

Vereine

Viele größere Vereine, wie z.B. Sportvereine und Wanderclubs, aber auch Parteien und Gewerkschaften haben für ältere Vereinsmitglieder besondere Abteilungen und Gruppen. Dort kommen die zusammen, die im Verein bzw. in der Organisation auch gemeinsam jung waren. Seniorengymnastik, Ausflüge, Wanderungen und andere Aktivitäten werden extra für sie, und zwar meist von ihnen selbst, organisiert. Natürlich nehmen ältere Mitglieder auch an größeren Vereinsereignissen, wie Festen, teil und fühlen sich dabei wie zu Hause, wenn sie ihr Leben lang im Verein eingebunden waren.

Vereine haben durch diese Aktivitäten sowohl zahlenmäßig als auch qualitativ eine große Bedeutung für ältere Menschen, die sonst von Vereinsamung bedroht wären. Ziel der professionellen Arbeit sollte sein, alte Menschen, die durch Krankheit oder durch Schicksalsschläge aus ihrem Verein herausgerissen wurden, wieder dort zu integrieren.

Altenclubs

Während die Mitglieder von Seniorengruppen eines Vereins meist schon in der Jugend gemeinsam Kontakt untereinander hatten, bilden sich Altenclubs meist ohne eine solche gemeinsame Vergangenheit mit dem Ziel, in der Gruppe die länger gewordene Freizeit besser zu gestalten und gegenseitige Hilfe leisten zu können.

Altenclubs bilden sich häufig um ein bis zwei „Aktivisten", die ihre Bekannten animieren, an Gruppenabenden teilzunehmen. Sie bekommen von den Kommunen Räume in Bürgerhäusern überlassen. Manchmal sind auch politische Intentionen bei der Bildung eines Altenclubs vorhanden. Meist wirken jedoch Altenclubs nicht nach außen; ihre Mitglieder unterstützen sich vielmehr darin, besser mit Alter und Vereinsamung zurechtzukommen. Bei einzelnen Altenclubs, z.B. im Umkreis der Kirchen, gibt es auch professionelle Unterstützung, sei es, dass Gesprächskreise angeleitet werden, sei es, dass eine Werkstatt zur Verfügung gestellt wird und dass dadurch handwerkliche Hilfe auf Gegenseitigkeit organisiert werden kann.

Altenclubs verstehen sich wie Seniorengruppen der Vereine als Gruppierungen für „normale" ältere Menschen. Patienten, die sich psychisch krank fühlen, haben oft große Schwierigkeiten, sich in solchen Gruppen zu zeigen. Während es ihnen in einer Selbsthilfegruppe für psychisch Kranke möglich ist, über psychische Probleme zu sprechen, muss dies in den meisten Altenclubs ausgeklammert werden. Trotzdem sind Altenclubs – in einer Stadt wie Kassel mit 200.000 Einwohnern gibt es immerhin über 50 – wertvolle Möglichkeiten, mit den Belastungen des Alters umzugehen.

Altenclubs haben oft nur einen zeitlich begrenzten Bestand. Meist werden neue Mitglieder nur in den ersten Jahren integriert, es sei denn, die Clubs bekommen professionelle Unterstützung. Erfahrungsgemäß haben vereinsamte Menschen, denen wir die Mitgliedschaft in einem

Altenclub empfehlen, große Schwierigkeiten, dort aufgenommen zu werden, auch wenn offiziell nach neuen Mitgliedern Ausschau gehalten wird. Einfacher ist die Aufnahme, wenn der Club sich gerade in seiner Gründungsphase befindet.

In Altenclubs fühlen sich Menschen mit offensichtlichen psychischen Erkrankungen oft nur wenig akzeptiert.

Beratung

Beratungsdienste haben für alte Leute eine große Bedeutung. Beratungsstellen der Rentenversicherung oder der Krankenversicherung sind ebenso zu erwähnen wie die Beratungseinrichtungen des Sozialamtes. Die Zahl der Beratungsstellen ist in Ballungsgebieten sehr groß. Entsprechend breit ist das Spektrum unterschiedlicher Angebote. In einigen Städten gibt es z.B. Beratung zur Wohnungsanpassung im Alter. Im Zusammenhang mit dem Pflegeversicherungsgesetz haben sich Pflegeberatungsstellen gebildet.

Mitarbeiter in der Gerontopsychiatrie und Altenarbeit sollten die lokalen Beratungsmöglichkeiten, die für ältere Menschen nützlich sind, kennen. Sie können dadurch ältere Menschen, die spezielle Anliegen haben, durch richtiges Weiterverweisen gut unterstützen.

4.5.2 Ambulante Pflege und Betreuung

Durch die Pflegeversicherung sind die Möglichkeiten der ambulanten Pflege und Betreuung erweitert worden. Familienmitglieder, Nachbarn und andere Personen können für Betreuungs- und Pflegearbeiten eine finanzielle Vergütung (Geldleistung) erhalten. Als Sachleistung können auch Pflegedienste finanziert werden.

Der Markt der angebotenen Pflege ist inzwischen beinahe unüberschaubar geworden, so dass er nur in Grundzügen skizziert werden kann.

Sozialstationen und ambulante Pflegedienste

Je nach Pflegestufe werden Pflege und hauswirtschaftliche Hilfe in einem festgelegten Umfang von der Pflegeversicherung finanziert. In einer Stadt wie Kassel mit 200.000 Einwohnern gibt es immerhin 46 Pflegedienste, wobei nur einer dieser Dienste einen gerontopsychiatrischen Schwerpunkt hat. Größere *freigemeinnützige Pflegedienste,* in denen noch andere Berufsgruppen, wie z.B. Sozialarbeiter oder Ergotherapeuten evtl. mitarbeiten, werden Sozialstationen genannt (Kretschmann u. Radebold 1989).

Die Pflegeleistungen sind von Pflegedienst zu Pflegedienst hinsichtlich Kosten und Qualität unterschiedlich. Die erwarteten Pflegeleistungen sollten vertraglich festgelegt werden.

Ein großes Problem der ambulanten Pflege besteht darin, dass die Pflege von häufig wechselnden Mitarbeitern durchgeführt wird. Es kommt für psychisch kranke ältere Menschen jedoch darauf an, dass solche Wechsel auf ein Minimum beschränkt werden, da nur so eine vertrauensvolle Beziehung hergestellt werden kann. Dies sollte beim Vertragsabschluss vereinbart werden.

Pflegeleistungen, die nur zur Behandlung von umschriebenen Krankheiten, wie z.B. zur Wundversorgung, notwendig sind, werden bei ambulanter Pflege gesondert von der Krankenkasse finanziert. Obwohl bei psychiatrischen Erkrankungen eine aktivierende Behandlungspflege notwendig ist, kann sie erst seit Juli 2005 verordnet werden.

Die Pflege älterer Menschen ist keine einfache Sache, insbesondere dann nicht, wenn psychische Krankheiten vorliegen. Unproblematisch ist dies, wenn die Pflegebedürftigen Einsicht in ihren Hilfsbedarf haben, schwierig wird es, wenn Pflegetätigkeiten wie Angriffe auf die eigene Autonomie abgewehrt werden.

Frau M., 82 Jahre, ist seit dem Tod ihres Mannes, der zwei Jahre zurückliegt, in ihrem abgelegenen Häuschen allein. Sie war schon immer eine zurückgezogene und sparsame Frau. Ihre Kräfte werden zunehmend geringer, und die Nachbarn überreden sie schließlich, „Essen auf Rädern" zu bestellen, da sie deutlich abgenommen hat. Das gelieferte Essen ist aber nicht das richtige, und so bekommt der Hund der Nachbarn einiges davon ab. Nachdem sie mehrfach gestürzt ist und manchmal etwas wirr spricht, wird ein Pflegedienst alarmiert. Für den Zivildienstleistenden zeigt sich ein wechselndes Bild: Manchmal wird er nicht ins Haus gelassen; am Telefon wird er danach beruhigt, dass nichts passiert sei. Dann wieder wird er von Frau M. reizend empfangen, die ihren „Besuch" ins Gespräch verwickelt und die dann bedauert, dass er so bald wieder gehen muss. Die hauswirtschaftliche Hilfe wird auf beide Weisen behindert.

Eine gemeinsame Zielsetzung, was durch die Hilfe erreicht werden soll, kann nicht entwickelt werden. Eigentlich ist es nur der etwas bevormundenden Hilfe einer Nachbarin, die Frau M. seit 40 Jahren kennt, zu verdanken, dass trotz dieser Schwierigkeiten die Unterstützung durch die Gemeindekrankenpflege nicht abbricht.

Dadurch, dass die Betroffenen Macht abgeben müssen und Pflegende notwendigerweise in ihre Intimsphäre eindringen, ist die Gefahr heftiger Konflikte groß. Von der Beschuldigung, bestohlen zu werden, bis hin zu Vorwürfen der Misshandlung kann man Patienten reden hören, auch wenn dies in der Realität nicht zutrifft. Wenn sich die ambulant Pflegenden deshalb von der Pflege zurückziehen, müssen solche Patienten oft mit Druck oder gesetzlichem Zwang in eine Klinik eingewiesen werden.

Eine Vielzahl von Pflegediensten gestaltet mittlerweile ein großes Angebot ambulanter Pflege. Beim Vertragsabschluss über Pflegeleistungen sollte der Betroffene – bzw. sein Vertreter – darauf achten, dass individuelle Unterstützungsmaßnahmen vertraglich vereinbart werden.

Gerontopsychiatrische Betreuung und ambulante Ergotherapie

Durch die Vorgaben der Pflege- und Krankenversicherung wird die Betreuung psychisch kranker älterer Menschen fast ausschließlich in die Hände von Pflegeberufen gelegt. In Modellprojekten wurden die Betreuungstätigkeiten von Sozialarbeitern und von Ergotherapeuten überprüft. Sozialarbeiter, deren Betreuungsmedium das Gespräch in Kombination mit praktischer Hilfe (Hauswirtschaftshilfe und Behördengänge) ist, konnten bei schwierigen Älteren ebenso gute Ergebnisse erzielen wie Ergotherapeuten, die in Kooperation mit Pflegekräften sich der passiv gewordenen älteren Menschen annahmen, sodass diese lernten, ihren Haushalt wieder selbstständiger zu führen.

In einem Modellprojekt in Kassel (Korte 1987) wurden folgende Ziele erreicht:

- Verbesserung der Betreuung psychisch kranker alter Menschen durch Sozialstationen, u.a. durch
- Bearbeitung psychosozialer Probleme im Zusammenhang mit langfristigen Krankheiten und
- Prävention durch Beratung, Betreuung und gegebenenfalls rechtzeitige Vermittlung angemessener Behandlung, Pflege oder sozialer Hilfen.

Aus unserer Sicht gibt es nicht *die richtige Vorgehensweise;* das Vorgehen im individuellen Fall sollte von den Einschränkungen der Betroffenen, aber auch von den lokalen Angeboten bestimmt sein.

Glücklicherweise machen es die Geldleistungen der Pflegeversicherung möglich, dass familiäre und nachbarschaftliche Hilfen herangezogen werden können und dass Hilfen in solchen sozialen Netzwerken nicht mehr eine ständige Selbstausbeutung für die Betreuenden sein müssen.

Übergangspflege

Primär in Wien entwickelt, geht es in der Übergangspflege (Böhm 1988) darum, Patienten, die wegen einer Demenz- oder Depressionssymptomatik in die Klinik aufgenommen wurden, so weit zu bringen, dass sie nach dem Klinikaufenthalt wieder zu Hause wohnen können. „Mach dein Bett selbst, Oma!“, in diesem Satz Erwin Böhms, so brüskierend er zunächst auch erscheinen mag, steckt einiges, was wir berücksichtigen sollten. So manches in der Pflege Gutgemeinte trägt dazu bei, die Situation alter Menschen zu verschlechtern. Die Form aktivierender Übergangspflege, die Böhm eingeführt hat, beinhaltet, dass an frühere Erfahrungen der Patienten angeknüpft wird, um von dort aus Aktivitäten zu entwickeln.

Es ist wohl so etwas wie eine „ethisch-moralische Gefühlsbremse“, die dazu beiträgt, dass mit alten Menschen „schonend“ umgegangen wird. Aber diese Bremse zeigt Wirkung: in der Inaktivierung alter Menschen, die dadurch latent vorhandene Fähigkeiten endgültig verlieren.

Die Übergangspflege wird am besten von der Klinik aus organisiert. Schon vor der Entlassung ist es notwendig, dass Pflegekräfte mit den Patienten nach Hause fahren und vor Ort schauen, welche Fähigkeiten und Schwierigkeiten vorhanden sind. Dann ist ein Training notwendig, wie mit den Schwierigkeiten umgegangen werden kann. Nach der stationären Behandlung sollten die Übergangspflegekräfte allmählich die Unterstützung an ambulante Pflegedienste abgeben.

Sicher sind auch andere Organisationsformen möglich. Ambulante Pflegedienste könnten noch während des Klinikaufenthaltes die Übergangspflege übernehmen, sie wären dann aber auch von der Klinik zu finanzieren.

> *Bereits am Ende des stationären Aufenthaltes sollten in der Klinik Maßnahmen der Übergangspflege organisiert oder durchgeführt werden.*

Sonstige ambulante Hilfen (z.B. Hausnotrufsystem)

Viele ältere Menschen brauchen nicht ständig Hilfe, sind jedoch durch Stürze oder durch andere hilflos machende Situationen so verunsichert, dass sie sich deshalb in die Betreuung eines Pflegeheimes begeben wollen. Hier haben Hausnotrufsysteme – ein Sender im Streichholzschachtelformat wird wie ein Anhänger an einer Halskette getragen – eine wichtige Funktion. Bei einem Hilferuf kann von der Notrufzentrale, die die lokalen Hilfsmöglichkeiten gespeichert hat, rasch ein Notfalleinsatz veranlasst werden.

Bei Wohnungen, die sich in der Nähe eines Pflegeheimes befinden, können auch andere Absprachen getroffen werden, die die Sicherheit der Betroffenen erhöhen. Entscheidend ist, dass solche Hilfen vor dem Eintritt eines Unglücks organisiert werden.

4.5.3 Teilstationäre pflegerische Versorgung in der Tagespflege oder Tagesstätte

Grundlage

Wie im medizinischen Versorgungssystem mit der Tagesklinik gibt es auch im Altenhilfesystem Angebote der Tagesbetreuung und Pflege, und zwar 5 oder 6 Tage pro Woche, ohne dass damit therapeutische Ziele verfolgt werden. Diese Form der Tagesbetreuung richtet sich an Menschen, deren Betreuung und Pflege in der Nacht und am Wochenende gesichert sind, die aber in den übrigen Zeiten auch auf ständige Unterstützung angewiesen sind. Je nach Konzeption werden solche Einrichtungen als Tagespflege oder als gerontopsychiatrische Tagesstätte bezeichnet. In der Regel werden dort vorwiegend demente Menschen betreut. Körperlich behinderte alte Menschen können aber auch Hilfe finden.

Tagespflegeeinrichtungen (Grohjohann 1989) können vor allem dort eingerichtet werden, wo schon ein Alten- oder Pflegeheim existiert. Die aktivierende und tagesstrukturierende Betreuungsarbeit kann in einer separaten Tagespflegegruppe erfolgen oder in aktivierenden und tagesstrukturierenden Gruppen gemeinsam mit Bewohnern der Pflegeeinrichtung. Wichtig für die Betroffenen ist eine hohe Betreuungskontinuität.

Bei einer separaten Tagespflege mit 8–10 Plätzen können meist ein bis zwei hauptamtliche Mitarbeiter beschäftigt werden, die durch Teilzeit- bzw. Honorarkräfte Unterstützung erfahren. Wesentlich für die Funktionsfähigkeit einer Tagespflege ist ein Hol- und Bringdienst. In der Kasseler Einrichtung wird dies mit einem eigenen Bus erledigt, der von einem Zivildienstleistenden gefahren wird. Dadurch lassen sich die täglichen Fahrtkosten begrenzen. Ein Taxi oder ein Krankentransportdienst kostet für die gleiche Leistung deutlich mehr.

Durch die Pflegeversicherung werden die Kosten der Tagespflege (zum Teil) finanziert.

Begegnung

Frau P., 78 Jahre alt, kommt seit einem ¾ Jahr regelmäßig 5 Tage pro Woche in die Tagespflege. In der Gruppensprechstunde begegnet sie mir als eine freundliche, grauhaarige, ältere Dame, die sich gleich anfangs dafür entschuldigt, dass sie manchmal etwas vergesslich sei und deshalb hin und wieder nachfragen müsse. Sie fragt mich dann gleich noch einmal nach meinem Namen und wo ich herkäme. Auf meine Antwort hin fragt sie weiter nach, ob ich Herrn Dr. Soundso kenne – wie sich später herausstellt, ist dieser vor ca. 25–30 Jahren Chefarzt in einem Kasseler Krankenhaus gewesen.

Als sie jemand aus der Runde korrigiert, lacht sie etwas verschämt und antwortet nur: „Dass ich daran nicht gedacht habe?“ Als kurze Zeit später darüber gesprochen wird, dass jemand aus der Gruppe momentan krank sei, äußert sie ihr Bedauern und fragt gleich nach, ob sie denjenigen auch kennen würde.

Die Erklärungen aus der Gruppe verwirren sie sichtlich, bis dann jemand auf den leeren Stuhl zeigt und erklärt, dass diejenige immer dort sitze. Jetzt scheint sich Frau P. wieder etwas zurechtzufinden, da sie nachfragt, ob dies die Frau sei, die auch aus Oberzwehren, einem Stadtteil von Kassel, käme. Kurze Zeit später jedoch beginnt dasselbe Frage-und-Antwort-Spiel wieder von vorne.

Zu erkennen scheint sie nur die Betreuerin und die Frau, die immer neben ihr sitzt und mit der sie sich häufig sehr angeregt unterhält (diese leidet unter einer mittelgradig ausgeprägten Demenz). Bei dieser Unterhaltung ist auffallend, dass beide direkten Nachfragen aus dem Weg gehen und eher eine Kaffeetisch-Konversation betreiben. Beide drücken sich sehr gewählt aus, schütteln auch beide einige Male etwas entrüstet den Kopf, als ein anderer Teilnehmer der Gruppe eine etwas derbere Ausdrucksweise gebraucht. Frau P. äußert dann, dass man so doch nicht reden dürfe.

Später ist von den Mitarbeitern zu erfahren, dass Frau P. morgens oft nur schwer dazu zu bewegen ist, ihre Wohnung zu verlassen. Betreut wird Frau P., die alleine wohnt, von einer Nachbarin, die ihr morgens beim Frühstückmachen hilft sowie auch am Wochenende nach ihr sieht. Fast jeden Morgen reagiert Frau P. anfangs entweder sehr ängstlich, befürchtet z.B., dass man in die Wohnung einbrechen könne und sie bestehlen werde, oder wütend und aufgebracht, wobei sie sehr ausfallend werden kann.

Sie beruhigte sich aber nach ihrer Ankunft in der Tagespflege schnell.

Konzept

Das Programm der Tagespflege besteht exemplarisch beschrieben aus einer tagesstrukturierenden Gruppenarbeit (S. 239–241). Die Betreuten, Besucher genannt, nehmen ein zweites Frühstück ein, bei dem sie über ihre Erlebnisse und ihr Befinden berichten können. Dem Frühstück folgen unterschiedliche Aktivitäten wie Gymnastik, Singen oder Beschäftigungstherapie. Je mehr diese Aktivitäten lebenspraktischen Anforderungen nahekommen, desto größer wird das Engagement der Besucher. Erfahrungsgemäß sind Projekte, die sich um Kochen und Essen drehen, besonders beliebt. Die Zeit nach dem gemeinsamen Mittagessen ist der Ruhe vorbehalten. Die Besucher legen sich hin oder ziehen sich nur in einen bequemen Sessel zurück. Nachmittags können Ausflüge mit einem Bus unternommen werden, man kann spazierengehen, sich in Singgruppen treffen und vieles mehr – die Phantasie findet hier ein reiches Betätigungsfeld.

Die Angehörigen werden in die Arbeit des Tagespflegeheims einbezogen. Es findet ein monatliches Treffen statt, bei dem Erfahrungen ausgetauscht werden können. An diesem Tag begleiten die Angehörigen die Betreuten selbst nach Hause.

Bei der Programmplanung wird darauf geachtet, dass Leistungsanforderungen nie zu lang andauern und Pausen hinreichend Raum gegeben wird. Dabei ist es wichtig, die Betreuten auch emotional anzusprechen. Es ist ein hartes Stück Arbeit, was nach außen hin natürlich nicht so aussieht, die Besucher dazu zu motivieren, jeden Tag die Tagespflege aufzusuchen.

Die ärztliche Betreuung der Patienten erfolgt durch den Hausarzt. Zusätzlich kann, wie in Kassel, ein psychiatrischer Konsiliardienst, mit einer wöchentlichen Sprechstunde, eingerichtet werden. Durch die Zusammenarbeit mit dem Psychiater werden die Mitarbeiter in die Lage versetzt, angemessen – und das heißt hier verstehend – mit den betreuten Menschen umzugehen.

Die Tagespflege ist vor allem für demente Patienten sinnvoll, deren Angehörige zu Hause eine Pflege in der Nacht und am Wochenende sicherstellen können.

Die Leitideen von Tagesstätten/Tagespflegen lassen sich in drei Aussagen zusammenfassen (Gerontopsychiatrische Tagesstätte 1989, S. 5):

- In der Tagesstätte ist ein Milieu zu gestalten, das alten Menschen Sicherheit, Geborgenheit und Orientierung gibt.
- Aktivierende Pflege, individuell gestaltet, ist eine geeignete Arbeitsweise, um den Besuchern eine Teilnahme am alltäglichen Leben für einen längeren Zeitraum zu erhalten.
- Die Kenntnis der individuellen Biografie ist Voraussetzung dafür, den einzelnen Besuchern und ihren Familien ein ihren Bedürfnissen weitgehend angemessenes Betreuungsangebot machen zu können.

4.5.4 Stationäre Versorgung in der Altenhilfe

Es gibt drei unterschiedliche Typen von Heimen für ältere Menschen:

- das Altenwohnheim,
- das Altenheim und
- das (Alten-)Pflegeheim.

Altenwohnheime verfügen über separate altengerechte Wohnungen. Sie bieten ihren Bewohnern gewisse Dienstleistungen an, zum Beispiel was das Essen betrifft. Dies entspricht dem Service-Wohnen (S. 146f). Uns ist kein Altenwohnheim bekannt, das konzeptionell auf die Betreuung psychisch Kranker ausgerichtet ist.

In *Altenheimen* gibt es in der Regel möblierte bzw. teilmöblierte Zimmer, die z. T. noch von zwei Bewohnern geteilt werden müssen. Nur ganz begrenzt können Einrichtungsgegenstände aus der früheren Wohnung aufgestellt werden. Das Altenheim nimmt mit umfassenden Dienstleistungen seinen Bewohnern in der Regel die meisten Aufgaben des Alltags ab. Formen von Betreuung finden in unterschiedlicher Intensität statt. Auch Altenheime sind nicht auf die spezifischen Bedürfnisse psychisch Kranker ausgerichtet. Betroffene werden deshalb in Krisen häufig in ein Pflegeheim verlegt. Da diese Form der Unterstützung auch ambulant in der eigenen Wohnung erbracht werden kann, haben Altenheime keine große Bedeutung mehr.

Das *Pflegeheim* ist eine Einrichtung für ältere Menschen, die längerfristig oder auf Dauer pflegebedürftig sind. In manchen Pflegeheimen sind auch jüngere chronisch psychisch Kranke untergebracht, die eine feste Betreuung brauchen. Sie sind jedoch dort fehlplatziert. Viele werden nach einem Krankenhausaufenthalt aufgenommen. Das „Ambiente“ eines Pflegeheims erinnert zumeist an eine Klinik.

Unsere unmittelbaren Kenntnisse der psychiatrischen Versorgung von Patienten in einem Pflegeheim basieren auf einer über 20-jährigen Kooperationsbeziehung (Warsitz u. Kipp 1985) unserer Klinik mit einem Pflegeheim, die wir im Folgenden beschreiben.

Pflegeheim

Indikationen zur Aufnahme

Der Weg in ein Pflegeheim führt die meisten Betroffenen über die Zwischenstation Krankenhaus. Ausschlaggebend ist zumeist nicht ihr wirklich freier Wille, sondern das Fehlen von Alternativen, wenn der gesundheitliche Zustand eine Rückkehr in ein weitgehend eigenständiges Leben nicht mehr möglich erscheinen lässt. Die Entscheidung für ein Pflegeheim wird in der Zeit der Krankenhausbehandlung oft unabhängig vom Therapieverlauf getroffen. Sie wird auch bestimmt durch

- zusätzliche Problemsituationen, die krankheitsunabhängig sind (z.B. psychische Störungen, Verwahrlosung und soziale Schwierigkeiten), durch
- prognostische Überlegungen und durch
- familiäre Konflikte.

Zumeist haben Angehörige gegenüber Pflegeheimen eine ambivalente Einstellung. Der Expertenrat bedeutet für sie vielfach eine Gewissensentlastung und Entscheidungshilfe.

Natürlich entscheiden auch die Anbieter über die Aufnahme in ein Pflegeheim mit. Durch die Pflegeversicherung haben die Menschen, die schwerstpflegebedürftig (Stufe 3) sind, meist die beste Chance, schnell einen Pflegeheimplatz zu bekommen. In den meisten Regionen ist inzwischen das Pflegeplatzangebot ausreichend, sodass man das geeignetste Heim auswählen kann, in dem für psychisch Alterskranke tagesstrukturierende Gruppen vorhanden sind. Die Entscheidung für ein Pflegeheim kann im juristischen Sinn freiwillig erfolgen. Eine Betreuung wird jedoch häufig vom Betreiber des Heimes als notwendig angesehen, muss er doch darauf achten, dass auch der finanzielle Teil des Heimvertrages eingehalten wird. Im Durchschnitt sind die Pflegeheimbewohner über 80 Jahre alt (Warsitz u. Kipp 1985). In das Pflegeheim, mit dem wir zusammenarbeiten, versuchen wir auch schwerst depressive und psychotische Alterspatienten, deren Altersdurchschnitt bei etwa 70 Jahren liegt, zu verlegen.

Ärztliche und psychiatrische Versorgung

Die ärztliche Versorgung erfolgt durch niedergelassene Ärzte. Günstig ist es, wenn sich einzelne Ärzte auf die Heimbetreuung konzentrieren und dort dann mehrere Patienten betreuen.

Wichtig ist auch eine kontinuierliche psychiatrische und psychotherapeutische Betreuung. In „unserem" Heim haben wir mit dem Heimträger einen Vertrag, in dem wir uns zu dem folgenden Angebot verpflichten:

- regelmäßige Sprechstunden (Untersuchung und Behandlung von Patienten, aber auch Beratung der Mitarbeiter des Heims), ca. 4 Wochenstunden,
- regelmäßige Teambesprechungen mit Beratungs- bzw. Supervisionsfunktion, ca. 2 Wochenstunden,
- Durchführung einer Psychotherapiegruppe, ca. 1 Wochenstunde,
- Supervision der Angehörigengruppe.

Von großer Bedeutung für die psychiatrische Betreuung ist eine gute Kooperation mit den behandelnden Hausärzten. Hierbei muss klar sein,

- dass der Psychiater in der Regel für die Verordnung von Psychopharmaka und Schlafmitteln zuständig ist,
- dass seine Entscheidungen ausführlich und systematisch dokumentiert und begründet werden und
- dass er seine Anordnungen mit der vorgegebenen Medikation der Hausärzte abstimmt.

Solche Konsiliardienste können teils durch kassenärztlich abzurechnende Leistungen, teils durch pauschale monatliche Zahlungen aus dem Pflegesatz finanziert werden. Unsere Arbeit wurde früher über eine persönliche Ermächtigung zur kassenärztlichen Versorgung und wird jetzt durch die Institutsambulanz finanziert.

Psychiatrische Konsiliararbeit darf nicht auf das Verschreiben von Medikamenten reduziert werden. In Zusammenarbeit mit den Pflegekräften ist es möglich, psychiatrische (aktivierende) Pflegekonzepte zu entwickeln.

Psychosoziale Organisation

Der Tagesrhythmus im Pflegeheim wird durch die Basisversorgung vorgegeben. Nicht nur für psychisch kranke ältere Menschen wäre es günstig, wenn der Organisationsablauf die Bildung von sozialen Beziehungen unter den Bewohnern ermöglichen und unterstützen würde. Viele Pflegeheimbewohner ziehen sich aus Unsicherheit oder Schwäche häufig zurück. Sie können in der neuen Umgebung oft kein aktives Interesse an anderen Menschen mehr entwickeln. Deshalb ist es sinnvoll, dieser Tendenz entgegenzuwirken. Kleine überschaubare Pflegegruppen mit familienähnlichem Charakter sind für die Entwicklung sozialer Beziehungen unter den Bewohnern optimal, z.B. lassen sich in solchen Gruppen vertraute Essenssituationen schaffen, die weder im Einzelzimmer noch im Essenssaal realisiert werden können.

Will man ein Pflegeheim hinsichtlich seiner psychosozialen Kompetenz kennenlernen, ist es sinnvoll, darauf zu schauen, wie die Befriedigung der Grundbedürfnisse organisiert wird.

Tagesstrukturierende Aktivitätsgruppen

Ein weiteres Gütekriterium eines Pflegeheims, das für psychisch kranke alte Menschen geeignet ist, besteht im Angebot von täglichen Aktivitäten wie Spielen, Gymnastik oder Spaziergängen. Diese Aktivitäten können als Gruppenaktionen konzipiert werden, sodass auch dadurch die Kommunikation zwischen den Bewohnern gefördert wird.

Es haben sich unterschiedliche Organisationsformen entwickelt. Solche Aktivitäten können auf dem „Marktplatz" der Station stattfinden, sodass Bewohner sich informell anschließen oder auch wieder zurückziehen können. Eine kleine Zahl von „Aktivisten" ist für diese Gruppenform Voraussetzung. Gut möglich sind auch Aktivitäten in einer mehr oder weniger geschlossenen Gruppe, die sich vor allem an die Bewohner richtet, die, wie depressive Menschen, besonders von Gruppensituationen profitieren können. Die Methoden, eine solche Gruppe zu leiten, werden am Beispiel einer integrierten therapeutischen Gruppenarbeit mit Dementen (S. 239–241) beschrieben.

Einzelne Jahresfeste im Pflegeheim sind zwar schön und lassen sich auch nach außen vorweisen, sie können jedoch eine regelmäßige Gruppenarbeit nicht ersetzen.

Kurzzeitpflege

Die Möglichkeit der Kurzzeitpflege steht für ältere, pflegebedürftige Menschen offen, deren Angehörige wegen Urlaub oder Krankheit die Pflege vorübergehend nicht übernehmen können. Zahlreiche Altenpflegeheime machen dazu Angebote. Die Kurzzeitpflege wird für 4 Wochen pro Kalenderjahr von der Pflegeversicherung finanziert (§ 42 SGB XI). Sie ermöglicht eine zeitweise Entlastung der Angehörigen, stellt aber für psychisch Kranke eine Belastung dar, müssen sie doch mit fremden Menschen zurechtkommen und sich in eine ungewohnte Umgebung einfügen.

4.6 Finanzielle Regelungen

Die Kostenregelungen in Deutschland sind sehr komplex. Hier sollen nur einige Hinweise gegeben werden, um ansatzweise einen Überblick in diesem „Dschungel“ zu ermöglichen.

4.6.1 Pflegeversicherung

Die Pflegeversicherung bietet eine Basisfinanzierung der notwendigen Pflege. Pflegebedürftig (im Sinn von § 14 SGB XI) ist, wer wegen einer körperlichen, geistigen oder seelischen Krankheit oder Behinderung für die gewöhnlichen und regelmäßig wiederkehrenden Verrichtungen des täglichen Lebens auf Dauer (bzw. für voraussichtlich mindestens 6 Monate) in erheblichem Maße der Hilfe bedarf. Solche Verrichtungen sind Körperpflege, Ernährung, Mobilität und hauswirtschaftliche Versorgung.

Der Hilfsbedarf wird (nach § 15 SGB XI) in 3 Pflegestufen eingeteilt:

Pflegestufe I: Erhebliche Pflegebedürftigkeit, d.h. tägliche Hilfe bei der Grundpflege (mind. 45 Minuten) und bei der hauswirtschaftlichen Versorgung (insgesamt mindestens 1 ½ Stunden täglich).

Pflegestufe II: Schwerpflegebedürftigkeit, d.h. mindestens dreimal am Tag zu verschiedenen Tageszeiten Hilfe bei der Grundpflege (mind.

2 Stunden) und bei der hauswirtschaftlichen Versorgung (insgesamt mindestens 3 Stunden täglich).

Pflegestufe III: Schwerstpflegebedürftigkeit, d.h. Pflegeeinsatz rund um die Uhr, also auch nachts; Hilfe bei der Grundpflege und bei der hauswirtschaftlichen Versorgung (insgesamt mindestens 5 Stunden täglich).

Die Begutachtung der Pflegebedürftigkeit (nach §18 SGB XI) wird vom Medizinischen Dienst der Krankenkassen nach einer Untersuchung zu Hause oder im Pflegeheim durchgeführt. Bei dementen Patienten, die von sich aus keine Gedächtnisschwierigkeiten feststellen und dies dem begutachtenden Arzt sagen, ist es wichtig, den realen Pflegebedarf bei der Begutachtung aufzuschlüsseln. Dokumentation ist wichtig! (S. 206–214)

Die Leistungen der Pflegeversicherung sind komplex; durch sie soll keine Vollversorgung pflegebedürftiger Menschen erfolgen, sondern sie soll eine Grundversorgung sichern. Dies wird zwar von vielen Experten kritisiert, aus unserer Sicht stellt jedoch die Pflegeversicherung einen Anreiz dar, darüber nachzudenken, wie individuelle Pflegeleistungen kostengünstig erbracht werden können.

Die Pflegeversicherung gewährleistet eine vom Einkommen unabhängige Basisfinanzierung für ambulante, teilstationäre und stationäre Pflegeleistungen.

4.6.2 Sozialgesetzbuch, Zwölftes Buch (SGB XII) – Sozialhilfe

Nur wenn bei einem Bürger keine Krankenversicherung besteht, muss der Sozialhilfeträger Krankenhilfe (nach § 52 Abs. 1 Satz 1 SGB XII) gewähren, wobei die Hilfen nach dem Krankenversicherungsrecht (§ 65 a SGB V) definiert sind. Liegt eine Behinderung (§ 53 SGB XII) vor, z.B. eine seelische wie bei chronisch psychisch Kranken, so übernimmt der überörtliche Sozialhilfeträger die Kosten für die Unterbringung in einer Behinderteneinrichtung gemäß § 55 SGB XII als Eingliederungshilfe.

Bei über 65-jährigen Menschen steht statt der Eingliederungshilfe nur noch die Hilfe zur Pflege nach § 61 SGB XII zur Verfügung. Pflegebedürftige, die noch nicht i.S. des Pflegeversicherungsgesetzes erheblich pflegebedürftig sind, können so bei der Bezahlung von Heimkosten unterstützt werden.

4.6.3 Krankenversicherung (SGB V)

Die Krankenversicherung finanziert ärztliche ambulante Behandlung, teilstationäre und stationäre Leistungen, Arznei-, Heil- und Hilfsmittel sowie einige medizinische Rehabilitationsleistungen (z.B. Reha nach Schlaganfall).

4.6.4 Sonstiges

Die Rentenversicherungen (SGB VI) übernehmen bei Menschen, die auf Dauer aus dem Arbeitsleben ausgeschieden sind, in der Regel keine medizinischen Rehabilitationsleistungen mehr.

Relativ neu in unserem Sozialversicherungssystem ist die Zuzahlungspflicht. Die Betroffenen selbst, soweit sie nicht wegen fehlender finanzieller Mittel freigestellt sind, haben inzwischen z.T. erhebliche Zuzahlungen zu vielen Leistungen zu erbringen. Dies stellt eine soziale Härte für die unteren Einkommensgruppen dar, deren Einkommen nur wenig über dem Sozialhilfeniveau liegen und die nicht von der Zuzahlung befreit werden. Ansonsten fördert die Zuzahlung die Verantwortung des Einzelnen bei der Inanspruchnahme von Leistungen.

4.7 Rechtliche Regelungen

Aufgrund der Bedeutung rechtlicher Aspekte für den Umgang mit psychisch Kranken möchten wir auf die Problembereiche Geschäftsfähigkeit, Betreuung und freiheitsentziehende Maßnahmen hinweisen.

4.7.1 Geschäftsfähigkeit

Geschäftsunfähig nach §104 des Bürgerlichen Gesetzbuches (BGB) ist:

1. wer das 7. Lebensjahr noch nicht vollendet hat,
2. wer sich in einem die freie Willensbestimmung ausschließenden Zustand krankhafter Störung der Geistestätigkeit befindet, sofern nicht der Zustand seiner Natur nach ein vorübergehender ist.

Die Demenzerkrankung zeitigt häufig eine Einschränkung bzw. Aufhebung der Geschäftsfähigkeit. Welche Auswirkungen hat dies? Sind die Betroffenen in gute Familienbeziehungen eingebunden, so können zum Beispiel die Kinder stellvertretend die Geschäfte regeln, insbesondere wenn sie schon in gesunden Zeiten eine Vollmacht bekommen haben. Schwierig wird es allerdings, wenn es zu Konflikten kommt. Auslöser eines solchen Konfliktes kann auch sein, dass Professionelle den Eindruck haben, die Kinder würden ihre nicht mehr geschäftsfähigen Eltern ausnutzen. In solchen Fällen kann eine Betreuung beim Amtsgericht angeregt werden.

Die Geschäftsfähigkeit dementer Patienten ist meist eingeschränkt oder aufgehoben – je nach dem Ausprägungsgrad der Erkrankung.

4.7.2 Betreuung

Das Betreuungsrecht hat die Vormundschaft und Pflegschaft durch die Betreuung abgelöst. Betreuung nach dem Betreuungsrecht (BtG) wird bei Dementen notwendig, wenn die Kosten für die Alten- bzw. Pflegeheimunterbringung die finanziellen Mittel der Betroffenen übersteigen oder wenn sie ihre Geldangelegenheiten nicht besorgen können. Nach §1896 BGB kann eine Betreuung unter den folgenden Voraussetzungen eingerichtet werden:

1. Kann ein Volljähriger aufgrund einer psychischen Krankheit oder einer körperlichen, geistigen oder seelischen Behinderung seine Angelegenheiten ganz oder teilweise nicht besorgen, so bestellt das Vormundschaftsgericht auf seinen Antrag oder von Amts wegen für ihn einen Betreuer. Den Antrag kann auch ein Geschäftsunfähiger stellen. Soweit der Volljährige aufgrund einer körperlichen Behinderung seine Angelegenheiten nicht besorgen kann, darf der Betreuer nur auf Antrag des Volljährigen bestellt werden, es sei denn, dass dieser seinen Willen nicht kundtun kann.
2. Ein Betreuer darf nur für die Aufgabenkreise bestellt werden, in denen die Betreuung erforderlich ist. Die Betreuung ist nicht erforderlich, soweit die Angelegenheiten des Volljährigen durch einen Bevollmächtigten oder auch andere Hilfen, bei denen kein gesetzlicher Vertreter bestellt wird, ebenso gut wie durch einen Betreuer besorgt werden können.

Während durch das bis Ende 1991 gültige Pflegschaftsrecht globale Aufgabenbereiche, wie Aufenthalt, Vermögensangelegenheiten und medizinische Behandlung geregelt wurden, zielt das neue Betreuungsrecht in der Theorie darauf ab, dem Betreuer nur umgrenzte Aufgaben zu übertragen; es braucht nicht mehr die medizinische Behandlung allgemein geregelt werden, sondern z.B. nur die regelmäßige Gabe eines Depot-Neuroleptikums. Mit der Aussage: *Der Betreuer hat Wünschen des Betreuten zu entsprechen, soweit dies dessen Wohl nicht zuwiderläuft*… (§ 1901 Abs. 2 BGB) wird die Macht des Betreuers ebenfalls eingegrenzt.

Zum Betreuer bestellt das Vormundschaftsgericht eine natürliche Person, die geeignet ist, in dem gerichtlich bestimmten Aufgabenkreis die Angelegenheiten des Betreuten zu besorgen und ihn hierbei im erforderlichen Umfang persönlich zu betreuen. (§ 1897 Abs. 1 BGB).

Berufsbetreuer und Behördenbetreuer können eingesetzt werden. Vorzug haben aber ehrenamtliche Betreuer, die nur eine Aufwandspauschale jährlich bekommen. Vorteilhaft ist, wenn ein wohlwollendes Familienmitglied die Betreuung übernehmen kann.

Betreuer sollten bei der Vertretung der von ihnen Betreuten immer darauf achten, was deren Wünsche und Bedürfnisse sind.

4.7.3 Unterbringung

In der Gerontopsychiatrie, wie in der Psychiatrie insgesamt, sind Betreuung und Therapie nicht immer freiwillig. Ein Teil der Unterbringungsmaßnahmen kommt zustande, weil die bisherigen Hilfen nicht ausreichend waren. Nur selten liegt bei alten Menschen die Begründung für eine Zwangseinweisung darin, dass Betroffene andere bedrohen oder Hand an sich legen würden. Zumeist zwingen irgendwelche auffälligen Verhaltensweisen, wie starke Verwahrlosung oder Vergesslichkeit („die Herdplatte bleibt an"), zum Handeln. Nach §70,1 des Gesetzes über die Angelegenheiten der freiwilligen Gerichtsbarkeit (FFG) gelten folgende Vorschriften:

Das Vormundschaftsgericht

1. *genehmigt eine Unterbringung, die mit Freiheitsentziehung verbunden ist,* eines Betreuten nach §1906 Abs. 1 bis 3 BGB, d.h. es handelt sich um eine Unterbringung zum Wohle des Betreuten aufgrund psychischer Erkrankung wegen Selbstgefährdung oder zur Untersuchung des Gesundheitszustandes;

2. genehmigt eine Maßnahme nach §1906 Abs. 4 BGB, *wenn dem Betreuten, der sich in einer Anstalt, einem Heim oder einer sonstigen Einrichtung aufhält, ohne untergebracht zu sein, durch mechanische Vorrichtungen, Medikamente oder auf andere Weise über einen längeren Zeitraum oder regelmäßig die Freiheit entzogen werden soll;*
3. ordnet eine freiheitsentziehende Unterbringung nach den Landesgesetzen (z.B. PsychKG oder HFEG) an, *wenn eine erhebliche Fremd- oder Selbstgefährdung droht.*

Im Rahmen einer *einstweiligen Anordnung* ist die Unterbringungszeit auf 6 Wochen begrenzt, die auf insgesamt drei Monate verlängert werden kann. Es ist vor allem bei längeren Unterbringungen geboten, freiheitsentziehende Maßnahmen zurückhaltend anzuwenden. Wenn eine Unterbringung notwendig war, so versuchen wir in den ersten Wochen der Behandlung, ein Vertrauensverhältnis zu dem Patienten aufzubauen, sodass eine freiwillige Weiterbehandlung möglich wird.

Freiheitsentziehende Maßnahmen wie Bettgitter und Fixierungen wurden in Krankenhäusern und Heimen aus Gründen der Vorsicht häufig, beinahe routinemäßig, durchgeführt. Es ist gut, dass in Bezug auf diese „Routine" mittlerweile rechtliche Regelungen (§ 1906, Abs. 4 BGB) zum Tragen kommen. Fixierungen dürfen nicht dazu dienen, unruhige Patienten auf Dauer ruhigzustellen. Auch der Gefahr des Schenkelhalsbruchs sollte so nicht begegnet werden. Unseres Erachtens besteht nur im Akut- und Notfall, bei vorübergehenden, nicht lange anhaltenden Störungen, eine medizinische Berechtigung, solche Maßnahmen anzuordnen, um Schlimmeres zu verhüten. Nach der Rechtsprechung, darauf sei ausdrücklich hingewiesen, bedarf ein fixierter Patient einer vermehrten Aufsicht. Fixierungen erfordern also einen erhöhten Personaleinsatz.

Es ist sinnvoll, dass rechtliche Regelungen Patienten vor einer unkritischen Anwendung freiheitsentziehender Maßnahmen schützen. So ist auch eine erhöhte Medikation mit Psychopharmaka, die Betroffene ruhig stellt, keine positive Alternative. Manchmal ist sichtbare Gewalt für Betroffene besser zu ertragen als der unsichtbare chemische Zwang.

> *Freiheitsentziehende Maßnahmen können im Rahmen des Betreuungsrechts durch einen Richter genehmigt werden. Wünsche und Bedürfnisse der Betroffenen sollten aber bei allen Maßnahmen soweit möglich berücksichtigt werden.*

4.8 Aus-, Fort- und Weiterbildung

Das Wissen im Bereich der Geriatrie und der Gerontopsychiatrie ist meist relativ begrenzt. Inzwischen gibt es zahlreiche Fort- und Weiterbildungsmöglichkeiten.

Ärzte lernen im Studium nur wenig über Gerontopsychiatrie, mehr dagegen in der Facharztweiterbildung „Psychiatrie und Psychotherapie". Nach der neuen ärztlichen Weiterbildungsordnung von 1995 gibt es eine fakultative Weiterbildung „Klinische Geriatrie" für Psychiater und Internisten, eine ärztliche Zusatzbezeichnung „Gerontopsychiatrie" wird angestrebt.

In der Krankenpflegeausbildung wird Geriatrie nur in wenigen Stunden thematisiert. Gerontopsychiatrie hat derzeit keinen Platz im Curriculum. Ganz anders sieht es in der Altenpflegeausbildung aus. Das Wissen um das Altern (Gerontologie) hat einen hohen Stellenwert, Geriatrie und Gerontopsychiatrie haben theoretisch und praktisch eine hohe Bedeutung. Außerdem werden vermehrt Fortbildungen, z.B. in der Form einjähriger Aufbaukurse „Gerontopsychiatrie" angeboten.

Für Sozialarbeiter gibt es postgraduierte Studiengänge, z.B. in Kassel den Studiengang „Soziale Gerontologie", in dessen Rahmen das Wissen um Geriatrie und Gerontopsychiatrie erweitert wird.

4.9 Versorgungssystem der Gerontopsychiatrie – ein Überblick

Alte psychisch kranke Menschen bekommen Unterstützung und Hilfe im Versorgungssystem der Medizin und Psychiatrie einerseits und der Altenhilfe andererseits (vgl. Abb. 3, S. 141). Die Gerontopsychiatrie verfolgt therapeutische (kurative) und rehabilitative Ziele, während die Altenhilfe pflegerische und betreuende Aufgaben hat. Die Finanzierungsquellen sind unterschiedlich geregelt. Die Gerontopsychiatrie wird vorwiegend durch die Krankenkassen finanziert, während das Geld für die Altenhilfe von der Sozialhilfe und der Pflegeversicherung kommt.

Definitionen und Aufgabenstellungen der einzelnen Institutionen in der regionalen Versorgung werden am Anfang der jeweiligen Abschnitte in diesem Kapitel angeführt. Für eine professionelle Arbeit ist es wichtig, die regionalen Behandlungs- und Unterstützungsmöglichkeiten zu kennen. Der Aufbau eines gerontopsychiatrischen Zentrums mit Ambulanz, Tagesklinik und Beratungsdiensten sollte in jeder Region angestrebt werden.

Für psychisch Alterskranke sind jedoch derzeit, neben den Angehörigen, die Hausärzte und die ambulanten Pflegedienste am wichtigsten, stehen sie doch überall zur Verfügung.

Durch den Aufbau von zahlreichen Pflegeheimen ist die gerontopsychiatrische Klinik oder Abteilung nicht mehr der Platz, schwierige alte Menschen, die der Aufsicht bedürfen, unterzubringen. Sie hat eine diagnostische und therapeutische Funktion. Pflegeheime sollen dagegen eine annehmbare Lebenswelt für pflegebedürftige alte Menschen bieten.

5 Diagnostik in der Gerontopsychiatrie

5.1 Einleitung

In vielen Fällen wäre es am günstigsten, gerade ältere Patienten in ihrer gewohnten Umgebung kennenzulernen und zu diagnostizieren. Wir begegnen ihnen aber zumeist in der Ambulanz oder erst nach der Aufnahme in die Klinik.

Der erste Kontakt mit dem Psychiater ist geprägt von Urteilen über die Psychiatrie, die oft die in der Gesellschaft kolportierten Vorurteile sind. So ganz unbegründet sind diese freilich nicht: Viele ältere Patienten haben noch erlebt, wie eine pervertierte Psychiatrie im Nationalsozialismus psychische Erkrankungen mit „lebensunwert" gleichgesetzt hatte. Auch deshalb ist es erklärlich, wenn viele Patienten es vorziehen, in einem Allgemeinkrankenhaus behandelt zu werden, selbst wenn dort nicht richtig diagnostiziert und einseitig behandelt wird.

Die Angst vor der Psychiatrie gestaltet den Kontakt mit. Schon bei der ambulanten Untersuchung versuchen alte Menschen, sich möglichst „normal und unauffällig" darzustellen. So scheinen Depressionen zu Beginn der Untersuchung nicht so schlimm zu sein; alle Konzentration wird aufgeboten, um das Ausmaß einer Demenz nicht zum Vorschein kommen zu lassen, Angst wird bagatellisiert *(Dissimulation)*. Der Wunsch, ein „normaler, vollwertiger Mensch" zu sein, steht im Vordergrund. Nur bei einer längeren Untersuchung, die es älteren Patienten ermöglicht, sich auf den Kontakt einzulassen, wird das tatsächliche Ausmaß der Symptomatik erkennbar. In diesem Zusammenhang ist auch von Bedeutung, dass die Ermüdung bei längeren Untersuchungen gleichfalls zur Reduktion der Dissimulation beiträgt.

Obwohl eine sinnvolle Therapie von einer richtigen, das heißt umfassenden Diagnose abhängt, wird sie häufig nicht nur als Hilfe, sondern auch als Bedrohung erlebt. Angemerkt sei, dass auch Angehörige in diese Bedrohungssituation eingebunden sein können. So ist zum Beispiel die Erblichkeitsdiskussion bei der Alzheimer-Demenz auch Laien bekannt, und eine entsprechende Diagnose kann sich auch auf Angehörige unmittelbar belastend auswirken.

Trotz alledem erscheint uns eine umfassende körperliche und psychosoziale Diagnostik notwendig zu sein, wenn die medikamentösen, sozio- und psychotherapeutischen Hilfsmöglichkeiten der Gerontopsychiatrie wirksam eingesetzt werden sollen.

Die Untersuchungssituation sollte möglichst entspannt gestaltet werden, sodass die Patienten ihre Angst (und die damit verbundene Verschlossenheit) verlieren.

Bei Hochbetagten und Schwerstkranken tritt die Frage auf: Wie viel Diagnostik ist sinnvoll, wenn die therapeutischen Möglichkeiten als gering einzuschätzen sind? Eine Diagnostik, die die Grenzen der Therapie aus dem Blick verliert, wird zur diagnostischen Mühle, die Patienten unnötig quält. Nicht nur aus Kostenersparnis bemühen wir uns, die früheren ärztlichen Befunde, die oft nicht leicht zugänglich sind, rasch zu sammeln, um sie mit unseren aktuell erhobenen klinischen Befunden gemeinsam auszuwerten. Selbstverständlich sollten die Wünsche von Patienten und Angehörigen berücksichtigt werden, wie umfassend diagnostische Maßnahmen durchgeführt werden sollen.

5.2 Anamneseerhebung

Krankheiten im Alter sind nicht nur körperlich bedingt. Belastungen und Verluste sind für die Auslösung, den Verlauf und die Ausgestaltung von Krankheiten wesentlich. Daher muss eine umfassende Diagnostik von der Biografie des Patienten ausgehen; es muss den körperlichen, sozialen und psychischen Dimensionen der Erkrankung nachgespürt werden. Hierbei sollten auch Bewältigungsmöglichkeiten *(Coping)* reflektiert werden. Bei dieser Spurensuche trifft man meist nicht nur auf eine durch mehrere gleichzeitig bestehende Krankheiten *(Multimorbidität)* geprägte lange Krankengeschichte, sondern auch auf eine sie begleitende Ärztestory. Symptome sind vielfältig interpretiert worden, erinnern wir uns an die Angst, die als Schwindel gedeutet wurde (vgl. S. 57), Medikamente wurden verordnet und überformen durch Wirkungen und Ne-

1. Personaldaten:

2. Gründe und Art des Kommens:
Überweisung von; angemeldet oder Notfall. Zur Diagnostik, Therapie, Rehabilitation. Wegen Neuerkrankung, Verschlimmerung; Besondere Umstände des Kommens (Zwangseinweisung etc.?).

3. Derzeitige Probleme, Beschwerden und Symptome und ihre Geschichte:
Möglichst in wörtlicher Rede die Selbstschilderung des Patienten bringen. Beschwerden auf den verschiedenen Ebenen schildern (körperliche, seelische, interaktionelle und soziale Ebene). Wann und in welcher biografischen Situation haben die Beschwerden begonnen? Wann lagen früher ähnliche Probleme und Beschwerden vor? Welche therapeutischen Hilfen sind in Anspruch genommen worden?

4. Sonstige medizinische Anamnese:
Durchgemachte Krankheiten und Unfälle; Behandlungen und Kuren; frühere Medikamente?

5. Vegetative Anamnese und Biorhythmen (soweit nicht in 3.):
Schlafen: Einschlaf- und Durchschlafstörungen, Schlafdauer;
Traum: Häufigkeit, Wirkung auf das weitere Erleben, Beispiel eines Traums;

- Appetit (evtl. frühere Essstörungen erwähnen);
- Durst (auch warum Einschränkung der Trinkmengen);
- Stuhlgang (Regelmäßigkeit, welche Abführmittel);
- Miktion (Harnlassen);
- Rauchen;
- Medikamente;
- Allergien;
- Alkohol;
- Drogen;
- Schweißneigung;
- Sonstiges?

6. Familienkonstellation:
Beziehungen in der Kindheit und heute:
- zu Großeltern, soweit auffällig
- zur Mutter – welche Besonderheiten (Beruf), auffällige Erinnerungen, besondere Krankheiten der Mutter, wann?
- zum Vater – desgleichen
- zu Geschwistern – desgleichen, Geschwisterfolge berücksichtigen, Geburtsdaten der Geschwister oder Jahre, wie viel sie älter oder jünger sind, aufschreiben
- zum Partner und zu Kindern desgleichen

7. Beziehung und Sexualität (soweit noch nicht unter 3.):
Körperliche Entwicklung der Sexualität: Pubertät, Regel, Menopause
Psychische Entwicklung der Sexualität: Aufklärung (wie?)
Einstellung zur Sexualität: Schwierigkeiten? Potenz?
Beziehung zum Partner: Konflikte
Sexuelle Beziehungen (Homo-/Heterosexualität)
Geburten: Geburten wie? Fehl- und Frühgeburten?
Geburtenkontrolle: Unterbrechung? Pille? Sterilisation? Schwangerschaftsabbruch
Scheidung, Trennung, Verwitwung: Reaktionen und Schwierigkeiten

8. Geburt, Kindheit und Schule:
Schwangerschaft der Mutter (ehelich/nicht ehelich – erwünscht/nicht erwünscht)

Situation in der Kindheit (eigenes Bett, Schlafen bei den Eltern, Kindergarten, Freunde, Außenseiter, Puppenspielen, Geschlechtsidentität)

Schulalter: Schule (Leistung, soziale Stellung in der Klasse, Schulabschluss)

9. Beruf und Arbeit, finanzielle Situation:
Berufsausbildung, Arbeitsplatz, Ausscheiden aus dem Beruf
Konflikte
Verdienst, Rente (wenig/viel)

10. Soziales Umfeld, Einstellung und Interesse in der letzten Zeit:
Soziale Kontakte;
Wohnung (Miete, eigenes Haus);
Religiöse Einstellungen, Werthaltungen;
Interessen und Hobbys.

Abb. 5: Beispiel eines Anamneseprotokollschemas

benwirkungen den gesamten Zustand des Patienten. Einige Kliniken tendieren mittlerweile deshalb dazu, in den ersten drei Tagen des stationären Aufenthaltes sämtliche Medikamente wegzulassen, um das eigentliche Befinden des Patienten überhaupt wahrnehmen zu können.

Ein traditionelles Erfragen der Krankengeschichte – von den Kinderkrankheiten bis zur aktuellen Erkrankung – ist nicht hinreichend. Ein solcher Bericht wird allerdings oft von Patienten selbst angeboten, haben sie doch durch frühere Arztkontakte ein entsprechendes Nachfragen verinnerlicht. Wir sollten mit unseren Patienten einen Schritt weiter gehen und eine *biografische Anamnese* erarbeiten. Wir sollten eine Krankheits- und Gesundheitsgeschichte so nachzeichnen, wie das insbesondere in der psychosomatischen Medizin entwickelt wurde (Adler 1986).

> *Die „Gesundheitsgeschichte" ist ebenso wichtig wie die Krankheitsgeschichte.*

Die biografische Anamnese wird in einem durch den Patienten spontan gestalteten Gespräch durch ergänzendes Nachfragen erhoben. Unser Anamneseprotokollschema (Abb. 5; Buck u. Kipp 2004) dient dazu, die Informationen aus dem Anamnesegespräch nachträglich zu ordnen. Die Stichworte des Schemas weisen darauf hin, welche Themen wichtig sind. Bei Patienten, die durch ihre Demenz in ihrer Erinnerungsfähigkeit eingeschränkt sind, muss deren Leistungsgrenze berücksichtigt werden, damit sie durch das Nachfragen nicht zu sehr auf ihre Defizite gestoßen und damit entmutigt werden.

Bei alten Menschen braucht man bei der Anamneseerhebung viel Zeit. Die Rahmenbedingungen sollten so gestaltet werden, dass sich Patienten im Mittelpunkt des Interesses fühlen. Auch auf vermeintliche Kleinigkeiten sollte Wert gelegt werden: Wie bequem sind zum Beispiel die Stühle?

Bei der Anamnese eines bettlägerigen Patienten sorgen wir dafür, Störungen zu vermeiden, z.B. dadurch, dass kein Mitpatient anwesend ist. In unserer Klinik ist neben dem Therapeuten noch die Kontaktperson im Anamnesegespräch anwesend, sodass Erwartungen, Ängste und Wünsche von Anfang an in der Pflege berücksichtigt werden können.

Es liegt bei älteren Patienten auch nahe, im Gespräch auf die Geschichte unseres Jahrhunderts einzugehen. Ihre Spiegelung im individuellen Schicksal kann wichtige Anhaltspunkte geben. Dann wird man auch erkennen, welche Konfliktlösungsformen immer wieder eingesetzt wurden. Gerade bei depressiven und ängstlichen Patienten ist ein sorgsames Erstgespräch bereits ein wesentlicher Einstieg in die Therapie.

> *Das Erkennen repetitiver Muster (also von Wiederholungen) in Beziehungen und Konflikten in der Lebensgeschichte von Patienten ist für die Einschätzung der Krankheitsentstehung wichtig.*

Häufig ist zur Ergänzung der Eigenanamnese eine Fremdanamnese erforderlich. Vielfach wird eine schwierige häusliche Situation verschwiegen oder die Unfähigkeit, den Haushalt zu führen, verleugnet. Angaben von Angehörigen können dann ein wichtiges Korrektiv sein, wenn man sich dabei bewusst ist, dass auch sie nicht objektiv, sondern interessengeleitet berichten, wenn es zum Beispiel um die weitere Versorgung des Patienten geht.

Bei der Fremdanamnese ergibt sich eine konfliktträchtige Frage: Soll sie im Beisein des Patienten durchgeführt werden? Zahlreiche Angehörige haben das Bedürfnis, ihre Auffassung dem Arzt allein mitzuteilen, weil sie den Patienten nicht aufregen oder kränken wollen. In dieser Situation entwickeln Alterskranke häufig – und mit Recht – das Gefühl, dass etwas hinter ihrem Rücken gemacht wird. Ein Familiengespräch, in dem auch unterschiedliche Ansichten über die Krankheitsgeschichte ausgetauscht werden können, scheint uns am günstigsten zu sein (Kipp 1982). Dabei müssen wir taktvoll vorgehen.

5.3 Untersuchung des Körpers, apparative Untersuchung und Labordiagnose

Grundlage ist eine körperliche Untersuchung mit einem internistischen Schwerpunkt. Dazu gehört die Feststellung, ob eine *Exsikkose* (Austrocknung des Organismus) vorliegt. Die Haut legt sich dann in Falten. Für unsere Problemstellungen sind außerdem neurologische Befunde erforderlich. Neben den Reflexen muss vor allem die *Muskelspannung* (Rigor) und das *Koordinationsvermögen* untersucht werden. *Hirnwerkzeugstörungen* (Aphasie, Apraxie etc., vgl. S. 122) sind festzustellen. Hierzu müssen auch die Sinnesorgane untersucht werden. Einschränkungen des Sehens und Hörens sind bedeutsam für die Interpretation neurologischer Befunde und gestalten psychische Erkrankungen wesentlich mit.

Bei jüngeren Patienten mag es noch gerechtfertigt erscheinen, gegen jede Krankheit bzw. jedes Krankheitssymptom sogleich ein Medikament einzusetzen, bei den älteren sollte erst eine Gesamtdiagnose, in die die vielen einzelnen Befunde einzuordnen sind, abgewartet werden. Dieses ist besonders wichtig, wenn mehrere Ärzte verschiedener Fachrichtungen sich um einen Patienten bemühen, denn es besteht leider die Tendenz, Medikamente zu verordnen, ohne Krankheitsbefunde anderer Fachgebiete zu berücksichtigen. Für die medizinische Versorgung ist daher ein ärztliches Beratungssystem (Konsiliararzt) erforderlich. Wenn mehrere Ärzte nebeneinander handeln, ohne sich abzustimmen, ist dies bestenfalls wenig effektiv, schlimmstenfalls gefährlich. Der Schwerpunkt der spezialisierten geriatrischen und gerontopsychiatrischen Arbeit sollte in der Zusammenschau aller Befunde und in der aus ihr zu entwickelnden Planung von Therapie, Rehabilitation und Pflege liegen. Hier liegt auch die Aufgabe des Gerontopsychiatrischen Zentrums (S. 172).

Laboruntersuchungen sind auch für die Altersmedizin wichtig. Apparative Untersuchungen gehören zum diagnostischen Konzert. EKG, Röntgen und EEG sind je nach klinischem Befund und Fragestellung wichtig. Das Computertomogramm ist in vielen Fällen hilfreich (bei plötzlichem Verwirrtheitszustand, hirnlokalen Einschränkungen etc.). Es ist zur Zeit dem Kernspintomogramm oft noch vorzuziehen, da es nicht so lange dauert und der Untersuchungsprozess nicht so beängstigend laut ist.

Bei hörbaren Gefäßgeräuschen am Hals (Karotis) und bei allgemeinen Arteriosklerosezeichen ist eine Dopplersonografie sinnvoll. Pathologische Gefäßbefunde haben im höheren Lebensalter leider kaum therapeutische Auswirkungen, da operative Eingriffe die Prognose häufig nicht verbessern.

5.4 Psychopathologische, psychologische und psychotherapeutische Befunde

Psychopathologischer Befund

Beim Erheben eines psychopathologischen Befundes geht es darum, äußere (Handeln) und innere Normabweichungen des Verhaltens (Denken, Fühlen, Wollen) festzustellen. Der Normbegriff wird in der Praxis unklar definiert und meint zumeist eher eine Idealnorm als eine statistische Norm. In der Alterspsychiatrie gilt es, vorrangig festzustellen, welche Abweichungen von der früheren Individualnorm eingetreten sind. Es steht also die Frage im Vordergrund, wie sich das Verhalten alter Menschen verändert hat.

Überprüft man Orientierung, Gedächtnis und Leistungsverhalten alter Menschen mit Prüfungsfragen, so werden diese durch ihr Versagen entmutigt und beschämt. Wir wenden solche Fragen deshalb in der ersten Begegnung kaum an. Die Erhebung der *biografischen Anamnese* gibt hinreichend Aufschlüsse über das innere und äußere Verhalten eines Patienten und lässt die notwendige psychopathologische Fragestellung beantworten (psychischer Befund), ohne dass auf Prüfungsfragen zurückgegriffen werden muss.

Das Protokoll wörtlicher Äußerungen ist aussagekräftiger als eine abstrakte Beurteilung mit psychopathologischen Fachbegriffen.

Verhalten und psychischer Befund:
(Hier soll das Verhalten und die Interaktion während des Aufnahmegesprächs beschrieben und hinsichtlich psychopathologischer Kriterien ausgewertet werden)

1. Aussehen, Verhalten, erster Eindruck:
(In freier Form ausführlich das Verhalten beschreiben)

2. Gesprächsverhalten:
Freies Erzählen, Frage-Antwort-Spiel, Antrieb, Konfabulation (auf Erinnerungstäuschung beruhender Bericht über vermeintlich erlebte Vorgänge), Perseveration (Hängenbleiben an einem Gedanken oder einer sprachlichen Äußerung)

3. Aussagen:
Wenig aussagend-normal-übergenau, die Mitteilungen sind eindeutig oder nur symbolisch verständlich; Denkstörungen;
allgemeine Begabung, Intelligenz;
(Hinweis: Bei Unklarheit oder spezieller Fragestellung hier psychologische Leistungstests anfordern)

4. Erinnerungen an das frühere Leben:
gut/gering;
Erinnerung an kurz zurückliegende Sachverhalte: gut/gering,
Altgedächtnis, Merkfähigkeit, Konzentration

5. Wissen um die eigene Situation:
Bewußtsein (wach, schläfrig, schlafend, komatös),
Orientierung (Zeit, Ort, Alter, Person),
Wahrnehmung der Situation (Halluzinationen, Illusionen)

6. Gefühle:
Offen-normal-verschlossen,
wechselnd (hoch-tief oder nah-fern),
Gefühle stimmen mit dem vermittelten Inhalt überein

7. Eigene Gefühle und Eindrücke im Gespräch:
Bitte ausführlich beschreiben.

Abb. 6: Beispiel eines Protokollschemas für die Erhebung des psychischen Befundes

(0/1)	1.	Was für ein Datum ist heute?	
(0/1)	2.	Welche Jahreszeit?	
(0/1)	3.	Welches Jahr haben wir?	
(0/1)	4.	Welcher Wochentag ist heute?	
(0/1)	5.	Welcher Monat?	
(0/1)	6.	Wo sind wir jetzt?	welches Bundesland?
(0/1)	7.		welcher Landkreis/welche Stadt?
(0/1)	8.		welche Stadt/welcher Stadtteil?
(0/1)	9.		welches Krankenhaus?
(0/1)	10.		welche Station/welches Stockwerk?
(0/1)	11.	Bitte merken Sie sich	Apfel
(0/1)	12.		Pfennig
(0/1)	13.		Tisch
			Anzahl der Versuche:______
		Ziehen Sie von 100 jeweils 7 ab oder buchstabieren Sie STUHL rückwärts:	
(0/1)	14.	93 L	
(0/1)	15.	86 H	
(0/1)	16.	79 U	
(0/1)	17.	72 T	
(0/1)	18.	65 S	
		Was waren die Dinge, die Sie sich vorher gemerkt haben?	
(0/1)	19.		Apfel
(0/1)	20.		Pfennig
(0/1)	21.		Tisch
(0/1)	22.	Was ist das?	Uhr
(0/1)	23.		Bleistift/Kugelschreiber
(0/1)	24.	Sprechen Sie nach:	„Kein wenn und oder aber."
		Machen Sie bitte folgendes:	
(0/1)	25.	Nehmen Sie bitte das Blatt in die Hand,	
(0/1)	26.	Falten Sie es in der Mitte und	
(0/1)	27.	Lassen Sie es auf den Boden fallen	
(0/1)	28.	Lesen Sie und machen Sie es bitte **(„Augen zu !")**	
(0/1)	29.	Schreiben Sie bitte einen Satz (mind. Subjekt und Prädikat)	
(0/1)	30.	Kopieren Sie bitte die Zeichnung (zwei Fünfecke)	
______		Summe	

0 - 9	Punkte:	schwere und schwerste Demenz
10 - 19	Punkte:	mittelschwere Demenz
20 - 23	Punkte:	leichte Demenz

Abb. 7: Mini-Mental-Status-Test (MMST nach Folstein et al. 1975)

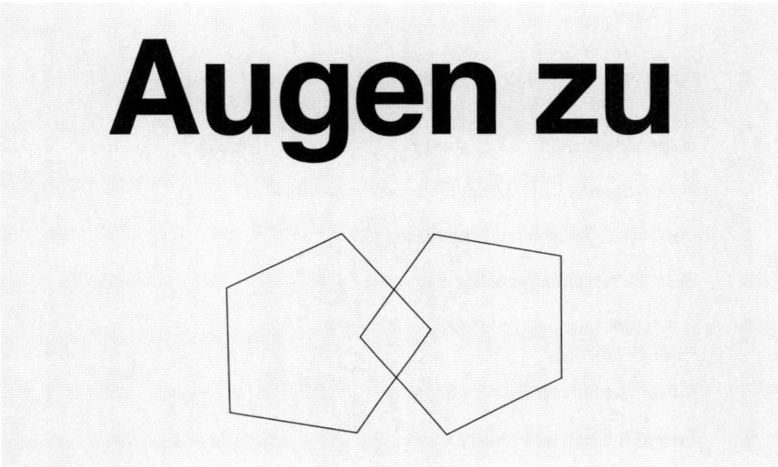

Zu Abb. 7: zu Aufgabe 28 (oben), zu Aufgabe 30 (unten).

Psychologische Tests

Durch psychologische Untersuchungen mit standardisierten Testverfahren, die teils Prüfungscharakter haben, können psychopathologische Befunde abgesichert werden. In der Gerontopsychiatrie haben sich die folgenden kurzen Testuntersuchungen bewährt:

1. Der Benton-Test (Benton 1986), bei dem einfache geometrische Figuren nachgezeichnet oder erkannt werden müssen, ist vom Intelligenzquotienten abhängig und überprüft die visuelle Merkfähigkeit, die bei erworbenen hirnorganischen Störungen besonders deutlich gestört ist. Dieser Test kann zur Diagnostik bei subjektiven Gedächtnisschwierigkeiten herangezogen werden.

2. Bei deutlichen Merkfähigkeitsstörungen hat sich „Mini-Mental-State" (Abb. 7) bewährt (Folstein et al. 1975). Die Durchführung und die Auswertung sind wenig zeitaufwendig. Wenn von den 30 Fragen mindestens 23 richtig beantwortet werden, liegt keine sichere Demenz vor. Eine mittelgradige Demenz entspricht Punktwerten von 10–20, eine schwere von weniger als 10. Schweregrad- und Verlaufsuntersuchungen sind möglich.

3. Es gibt zahlreiche Depressionstests. Speziell für die Anwendung bei älteren Menschen wurde ein Kurztest (GDS, s. Abb. 8) entwickelt,

		ja	nein
1.	Sind Sie mit Ihrem Leben grundsätzlich zufrieden?	0	1
2.	Haben Sie viele Ihrer Aktivitäten und Interessen aufgegeben?	1	0
3.	Haben Sie das Gefühl, daß Ihr Leben ohne Inhalt ist?	1	0
4.	Verlieren Sie schnell das Interesse?	1	0
5.	Sind Sie meistens guter Stimmung?	0	1
6.	Befürchten Sie, daß Ihnen etwas Schlimmes zustoßen könnte?	1	0
7.	Fühlen Sie sich überwiegend gut?	0	1
8.	Fühlen Sie sich oft hilflos?	1	0
9.	Bleiben Sie lieber zuhause, anstatt draußen etwas (Neues) zu unternehmen?	1	0
10.	Haben Sie das Gefühl, jetzt mehr Probleme mit dem Gedächtnis zu haben als sonst?	1	0
11.	Finden Sie es schön, am Leben zu sein?	0	1
12.	Fühlen Sie sich in Ihrem jetzigen Zustand ziemlich wertlos?	1	0
13.	Fühlen Sie sich voller Energie?	0	1
14.	Haben Sie das Gefühl, daß Ihre Situation hoffnungslos ist?	1	0
15.	Haben Sie das Gefühl, daß es den meisten Menschen besser geht als Ihnen?	1	0
	Total GDS		

Interpretation

- 0 - 5 Punkte normal
- 6 -10 Punkte leichte bis mäßige Depression
- 11 -15 Punkte schwere Depression

Abb. 8: Geriatric Depression Scale (GDS-Kurzform nach Sheik u. Yesavage 1986)

der einfach auszuwerten ist. Bis zu 5 Punkten Normalbefund, 6–10 Punkte entsprechen einer leichten bis mäßigen Depression, 11–15 Punkte einer schweren Depression.

Es gibt eine Vielzahl weiterer Tests für spezielle Fragestellungen.

5.5 Psychotherapeutische Diagnostik

Das psychotherapeutische Erstinterview dient weniger dazu, „objektive" Befunde zu erheben. Es geht vielmehr darum, unbewusste und bewusste Konflikte in Beziehungen zu beobachten und zu klären, inwieweit es sich um wiederholende (repetitive) Konfliktmuster handelt, die zur Krankheitsentwicklung beitragen. Das Erstgespräch braucht Zeit (ein bis zwei Stunden) und kann auch auf mehrere Sitzungen verteilt werden. Ist es dabei möglich, den

- frühkindlichen Konflikt und die
- jetzige Konfliktsituation, die zur Symptomatik geführt hatte, sowie den
- Beziehungskonflikt im Gespräch

in einem inhaltlichen Zusammenhang *(zentraler Beziehungskonflikt)* zu sehen (Luborsky 1988), so besteht meist eine sinnvolle Therapiemöglichkeit, insbesondere, wenn dieser Zusammenhang im Sinne einer Probedeutung dem Bewusstsein nähergebracht werden kann.

Für die Struktur des Erstinterviews ist es wichtig, dass der Interviewer zuhört und die Gesprächssituation nicht oder kaum strukturiert (Kipp 2004a). Die Gesprächsgestaltung sollte dem Patienten überlassen bleiben. Über das Erzählen seiner Geschichte und die Gestaltung der Situation, in der sich wiederholende Verhaltensweisen zum Ausdruck kommen, stellt sich der *zentrale Beziehungskonflikt* dar.

> *Frühe (auch frühkindliche) Konfliktmuster wiederholen sich in der Interviewsituation, wenn man diese nicht strukturiert, sondern vom Patienten gestalten lässt.*

5.6 Soziale Diagnostik – Beurteilung der sozialen Situation

Wenn Patienten in ein Krankenhaus (oder in ein Heim) aufgenommen werden, ergibt sich häufig ein falsches Bild von ihrer häuslichen Situation, von ihren Beziehungen zu Angehörigen und ihren finanziellen Möglichkeiten. Dies hängt damit zusammen, dass die Mitarbeiter, die jünger als ihre Patienten sind, gefühlsmäßig oft in die Position von Kindern kommen und dann in dieser Übertragung mit den tatsächlichen Kindern der Patienten rivalisieren. Während bei Mitarbeitern oft der Gedanke laut wird, die Angehörigen seien nur hinter dem Geld her, revanchieren sich diese, indem sie das Personal kritisieren. Solche Konflikte können sich sehr zuspitzen.

Schwierigkeiten entstehen auch bei der Beurteilung der sozialen Handlungsfähigkeit. Manche Angehörige sehen sich verpflichtet, alles für ihre Eltern oder Schwiegereltern zu regeln. Die Folge ist, dass sie sich überlastet fühlen. In der Fremdanamnese kann man dann hören, die Patienten bekämen gar nichts mehr geregelt.

Eine Klärung ist oft nur möglich, wenn wir mit unseren Patienten gemeinsam ihr Zuhause besuchen. Die Beobachtung ihres Verhaltens kann uns wichtige Aufschlüsse über ihre Situation geben, insbesondere dann, wenn wir genug Zeit haben, einige Hausarbeiten gemeinsam zu verrichten.

Die soziale Diagnostik umfasst neben der sozialen Anamnese die Beobachtung des sozialen Verhaltens, der Beziehungen und der Umgebung des Patienten.

Die soziale Diagnose ist ein wichtiger Teil des gerontopsychiatrischen Assessments (S. 208–214). Wenn man den Patienten zu Hause beobachtet, kann man begründeter darüber entscheiden, ob eine Verlegung in ein Heim unumgänglich oder ein Verbleib in der häuslichen Umgebung – gegebenenfalls mit sozialer und pflegerischer Unterstützung – weiterhin möglich ist. Kennt man den Patienten nur so, wie er in der Klinik ist, so sind Fehleinschätzungen leicht möglich.

5.7 Pflegediagnose

Die weitere Versorgung alter Patienten mit psychischen Krankheiten hängt, insbesondere wenn eine Demenz vorliegt, wesentlich von der Einschätzung der krankheitsbedingten Defizite, aber auch von den Bewältigungsmöglichkeiten ab. Herkömmlicherweise gehen Diagnosen und Einschätzungen, soweit sie überhaupt dokumentiert sind, bei der Entlassung oder Verlegung nur an den weiterbehandelnden Arzt. Betreuende, die Aufgaben der aktivierenden Pflege und Versorgung oder auch der Krankengymnastik übernehmen sollen, erfahren nichts über die erhobenen Befunde und die sich daraus ergebenden Konsequenzen. Mit einem Patentrezept, wie dieses Problem zu lösen wäre, können wir leider nicht aufwarten; wir meinen jedoch, dass unsere Einschätzungen dokumentiert und in geeigneter Form, z. B. als Pflegeinformation (Abb. 9), direkt an die weiterbetreuenden Pflegekräfte mitgegeben werden sollten.

Pflegeinformationen

Essen / Trinken	Anleitung	Beaufsichtigung	Unterstützung	Volle Hilfe (Übernahme)
Essen				
Trinken				
Schluckstörung:				
Bemerkung:				

Bewegung / Lagerung				
Fortbewegung				
Lagerung				
Krankengymn.				
Bemerkung:				

Körperpflege				
Waschen				
Duschen / Baden				
Zahn- / Mundpflege				
Haarpflege				
Rasieren				
Bemerkungen:				

Kleidung				
An-/Auskleiden				
Bemerkungen:				

Ausscheidung				
Stuhl				
Urin				
Katheter gelegt am:				
Bemerkung:				

Orientierung				
örtlich (Stationsbereich)				
örtlich (Außenbereich)				
zeitlich				
Bemerkungen:				

Etikett

Ruhen / Schlafen				
schläft von:	bis:			
Einschlafprobleme	ja		nein	
Durchschlafprobleme	ja		nein	
Bemerkungen:				

Medikamentenverhalten				
Kontrolle erforderlich	ja		nein	
Bemerkungen:				

Verhalten / Gefühle				
kann Absprachen einhalten	ja		nein	
weglaufgefährdet	ja		nein	
Aggressionsneigung	ja		nein	
Schmerzen	ja		nein	
Bemerkungen:				

Gedächtnis / Kommunikation				
Gedächtnisstörung	ja		nein	
kontaktfreudig	ja		nein	
auf Ansprache angewiesen	ja		nein	
sprachliche Verständigung erschwert durch:				
Bemerkung:				

Beschäftigung / Freizeitverhalten				
kann sich selbst beschäftigen	ja		nein	
beschäftigt sich am liebsten mit:				
soll unterstützt werden bei:				

Sicherungsvorkehrungen:

Nächste Erhebung geplant am: ______________________ Datum / Unterschrift

Abb. 9: Beispiel eines Pflegeberichts

Es gibt inzwischen zahlreiche Erhebungsbögen. Sie sind in der Regel auf die Aktivitäten des täglichen Lebens ausgerichtet. Häufig werden nur die Defizite und nicht die Möglichkeiten, diese zu beheben, dokumentiert. In einer Pflegeinformation (Abb. 9), die wir gemeinsam mit Mitarbeitern aus Pflegeheimen entwickelt haben, versuchen wir, die handlungsanleitende Perspektive mitzuerfassen. Ein Teil der Begriffe (Anleitung, Beaufsichtigung, teilweise und volle Übernahme) orientiert sich an den Vorgaben des Pflegeversicherungsgesetzes.

Berichtsbögen, auf denen nur angekreuzt werden muss, sind einfach und zeitsparend auszufüllen, jedoch oft wenig hilfreich für den, dem Informationen über das praktische Vorgehen mitgeteilt werden sollen. Deshalb sind Pflegeberichte mit frei formulierten Hinweisen zur Pflegeproblematik wichtig.

5.8 Assessment

Während bei jüngeren Menschen die Diagnose und die Schweregradeinschätzung der Erkrankung häufig für die Prognose ausschlaggebend sind, hängen bei alten Menschen die Krankheitsentwicklung und die damit verbundenen Maßnahmen der Betreuung und Pflege auch von seelischen und sozialen Faktoren ab. In jüngeren Lebensaltern entscheiden Patienten meist selbst, wie sie ihre Zukunft gestalten wollen. Bei hilfsbedürftigen und dementen älteren Menschen muss diese Entscheidung von professionellen Helfern übernommen werden. Inzwischen gibt es für Hausärzte ein sogenanntes „Geriatrisches Basis-Assessment“, eine kleine Sammlung von orientierenden (Screening-)Tests, durch die frühzeitig Demenzerkrankungen diagnostiziert werden können. Mit dem Barthel-Index (Mahoney u. Barthel 1965) werden die grundlegenden Alltagsfunktionen erfasst. Im Timed-„up-&-go“-Test (Podsiadlo u. Richardson 1991) wird die Mobilität beurteilt, jedoch ist auch die Beurteilung der Sturzgefährdung wichtig. Für die kognitiven Funktionen wird der „Mini-Mental-State“-Test (Folstein et al. 1975) oder der einfache Uhrentest (Shulman et al. 1993) eingesetzt.

Für eine professionelle Einschätzung (Assessment) ist es wichtig, die Informationen über die körperlichen, seelischen und sozialen Einflussfaktoren zu sammeln und kritisch zu bewerten, sodass daraus die weiteren Entscheidungen abgeleitet werden können.

Übrigens wird nicht nur in der Geriatrie und Gerontopsychiatrie ein solches Assessment durchgeführt. Große Firmen schicken z.B. ihre Mitarbeiter in Assessment-Zentren, in denen getestet wird, für welche weiteren beruflichen Aufgaben sie geeignet sind.

In den letzten Jahren wurden zahlreiche Beurteilungsbögen zum geriatrischen Assessment entwickelt (Abb. 10, S. 210–211). Beispielsweise kann so ein Selbstständigkeits- und Funktionsprofil am Anfang und am Ende einer Behandlung erhoben und in einer einfachen Grafik (Abb. 11, S. 212) dargestellt werden. Dabei zeigt sich, wo die Defizite sind und welche weiteren Therapie- und Pflegeziele angestrebt werden sollten.

Solche systematischen Dokumentationsbögen tragen, wenn sie konsequent genutzt werden, wesentlich zu einer Verbesserung der geriatrischen und gerontopsychiatrischen Arbeit bei.

Wir erproben derzeit eine umfangreiche Assessment-Mappe. Ein Bogen aus dieser Mappe, auf dem Wünsche und Ziele der Betroffenen selbst und ihrer Angehörigen dokumentiert werden, kann z.B. für die weitere Planung herangezogen werden (vgl. Abb. 12, S. 213). Das systematische Erfragen der familiären und außerfamiliären Ressourcen ist außerdem wichtig.

Das gerontopsychiatrische Assessment insgesamt steht noch am Anfang. Wir hoffen, dass durch den Aufbau gerontopsychiatrischer Zentren die Kompetenz zur Assessment-Arbeit erhöht wird.

5.9 Gerontopsychiatrische Diagnostik – ein Überblick

Die gerontopsychiatrische Diagnostik geht, wie die psychiatrische Diagnostik insgesamt, vom Gespräch mit dem Patienten aus. Hier muss man sich Zeit lassen. Durch altersbedingte Defizite kann der Zugang zu alten Menschen eingeschränkt sein, eine fehlende Kommunikationsfähigkeit kann z.B. sowohl auf eine Schwerhörigkeit als auch auf eine Aphasie (hirnlokale Sprachstörung) oder eine Demenz zurückgeführt werden; aber auch eine Depression oder eine Psychose können zur Sprachverweigerung führen. Treten also Verständigungsschwierigkeiten mit einem Patienten auf, so ist zu klären, ob diese körperlich oder seelisch bedingt sind.

Im psychopathologischen Befund werden Normabweichungen von Denken, Erinnern, Orientieren, Fühlen und Handeln möglichst in wörtlicher Rede dokumentiert. Sonst besteht die Gefahr, dass Veränderungen nicht mehr erfasst werden können.

PGBA - Scorewert-Tabelle und Dokumentationshilfe

Zur Dokumentation der Itembewertung bitte entsprechendes Feld ankreuzen oder Stufenzahl in die rechte Spalte eintragen

*Patient:*________________ *Geb.:*________ *Untersuchungsdatum:*________

Assessmentvariable	Definition Stufe 1	Definition Stufe 2	Definition Stufe 3	Definition Stufe 4	STUFE
Funktion **Selbständigkeit**	normale Funktion selbständig keine Hilfsmittel nötig	Funktion mäßig eingeschränkt bedingt selbständig Supervision Bereitstellung von Hilfsmitteln, ärztl. Supervision, Medikamente	Fkt. schwer eingeschränkt teilweise unselbständig, aktive handgreifliche Hilfe nötig	schwerst gestörteFunkion, Verlust der Funktion unselbständig, benötigt überwiegend personelle Hilfe nötig	
	Jede Funktionsstufe wird mit benutzten Hilfsmitteln bewertet				
1 Allgemeinzustand	1 gut	(2) mäßig reduziert	3 deutlich reduziert	4 vital gefährdet	
2 Internmedizinische Funktion	1 keine Einschränkung, keine Erkrankung	(2) mäßige Funktionseinschränkung	3 schwer eingeschränkt	4 schwerst eingeschränkt Verlust der Funktion	
3 Neurologische Funktion	1 keine Einschränkung keine Erkrankung	2 mäßige Funktionseinschränkung	(3) schwer eingeschränkt	4 schwerst eingeschränkt, Verlust der Funktion	
4 Chirurg. / Orthopäd. Funktion	1 keine Einschränkung keine Erkrankung	(2) mäßig eingeschränkt teilbelastungsstabil	3 schwer eingeschränkt übungsstabil ohne Bel.	4 schwerst eingeschränkt nicht belastbar	
5 Das Bett verlassen können (Transfer)	1 selbständig (Rollstuhlmobilität)	(2) bedingt selbständig (Sturzgefahr)	3 teilweise unselbständig	4 unselbständig (unbeweglich im Bett)	
6 Gehen können	1 selbständig (Verlassen der Wohnung)	(2) bedingt selbständig (Sturzgefahr, Hilfsmittel)	3 teilweise unselbständig	4 unselbständig	
7 Dekubitus	(1) kein Dekubitus	2 Rötung / derbe Schwellung	3 oberflächliche Nekrose Blasenbildung	4 ausgeprägte Nekrose Geschwür	
8 Schmerz nach Anga- be des Patienten	1 schmerzfrei ohne Medikamente	(2) überwiegend schmerzfrei	3 überwiegend Schmerzen	4 dauernd schwere Schmerzen	
9 Essen und Trinken können	1 selbständig	(2) bedingt selbständig	3 teilweise unselbständig	4 unselbständig (Sonde, Exsikkose, Aspiration)	
10 Sich Sauberhalten und Kleiden können	1 selbständig	2 bedingt selbständig	(3) teilweise unselbständig	4 unselbständig	

Abb. 10: Teil des „Pflegegesetzadaptierten geriatrischen Basisassessments" (Höltmann u. Tausche 1996), beispielhaft für einen Patienten bearbeitet

11 **Ausscheiden können (Stuhl / Urin)**	1 Auf Toilette selbständig	2 bedingt selbständig	(3) teilweise unselbständig	4 unselbständig	
12 **Hauswirtschaftliche Versorgung sichern**	1 selbständig (zB. Einkaufen können)	2 bedingt selbständig	(3) teilweise unselbständig	4 unselbständig	
13 **Für Sicherheit sorgen (Orientierung, Demenz)**	1 selbstständig, entscheidungskompetent	2 Vorsorgemaßnahmen notwendig	(3) Sicherheit nur durch personelle Hilfe	4 ständige Aufsicht nötig (chron.desorientiert)	
14 **Auffassen können**	1 versteht	2 versteht meistens	3 versteht manchmal	(4) versteht nicht (zB Aphasie)	
15 **Ausdrücken können**	1 keine Einschränkung	2 mäßig eingeschränkt	(3) schwer eingeschränkt	4 völliger Verlust	
16 **Hören**	1 keine Einschränkung	(2) mäßig eingeschränkt	3 schwer eingeschränkt	4 völliger Verlust	
17 **Sehen**	1 keine Einschränkung	(2) mäßig eingeschränkt	3 schwer eingeschränkt	4 völliger Verlust	
18 **Motivation**	(1) motiviert /arbeitet gut mit	2 überwiegend motiviert / arbeitet meistens mit	3 gering motiviert / arbeitet etwas mit	4 nicht motiviert / verweigert Mitarbeit	
19 **Depressivität**	1 gute Grundstimmung	(2) leicht depressiv	3 überwiegend depressiv	4 vital bedrohliche Depression	
20 **Ruhen und Schlafen können**	1 selbständig	(2) bedingt selbständig	3 teilweise unselbständig	4 unselbständig (Tag-Nacht-Umkehr)	
21 **Situative Anpassungsf. (Psychosoz. Verhalten)**	1 voll situationsangepaßt	2 überwiegend situationsangepaßt	(3) selten angepaßt	4 dauernd unangepaßtes Verhalten	
22 **Ständig verfügbare Bezugsperson**	1 selbständig fördernde Bezugsperson	(2) überwiegend fördernde Bezugsperson	3 Bezugsperson hilflos oder nicht vorhanden	4 behindernde Bezugsperson	
23 **Leerfeld (Angst, Aggressivität .....)** ______	1 keine Angabe = 0	2 mäßig gestört	3 schwer gestört	4 schwerst gestört	

Erhebung als: orientierender Kurztest / strukturierte Untersuchung / teamkontrollierter Befund

durchgeführt von: ______________ Unterschrift______________

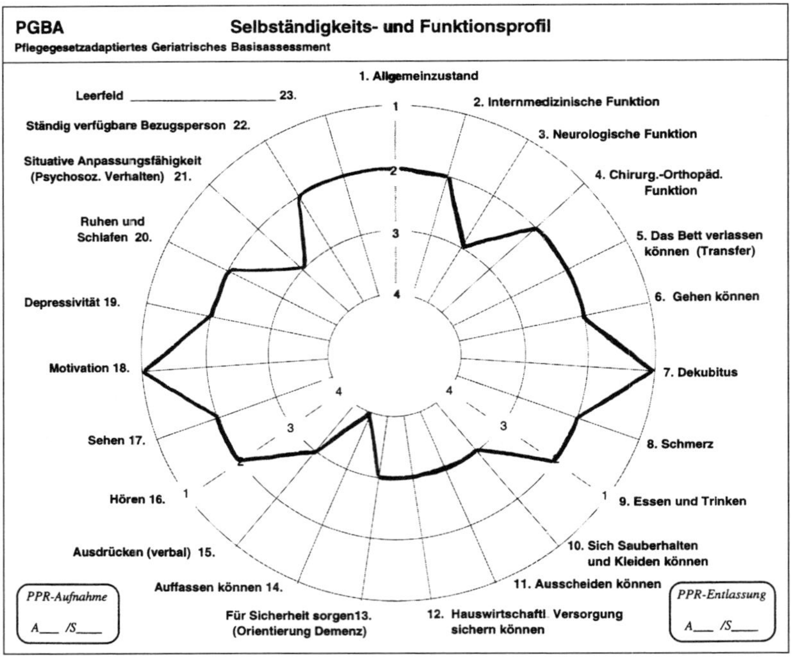

Abb. 11: Selbständigkeits- und Funktionsprofil, Teil des „Pflegegesetzadaptierten geriatrischen Basisassessment" (Höltmann u. Tausche 1996), beispielhaft eingezeichnet für einen Patienten

Neben der biografischen Anamnese gehören die körperliche und neurologische Untersuchung ebenso wie Laboruntersuchungen und apparative Befunde (z.B. Computertomografie) zur psychiatrischen Diagnostik. Psychologische Tests können die Diagnose absichern helfen. Schriftliche Äußerungen im Test sind aber wie die mündlichen nicht nur abhängig von spezifischen psychopathologischen Abweichungen, sondern auch von unspezifischen bio-psycho-sozialen Faktoren (wie z.B. Sehstörungen, fehlende Schulbildung).

Neben der ärztlichen ist auch eine Pflegediagnose notwendig. Die pflegerische Einschätzung sollte nicht nur die Mängel (Defizite) bei den Funktionen des täglichen Lebens (activities of daily living = ADL) zum Inhalt haben. Wichtig ist vielmehr, wie durch Pflege- und Hilfeleistungen diese Funktionen wieder verbessert werden können.

Soziales Planungsassessment für den 19..

Herrn / Frau ____________________

Was will der/die Patient/in? ____________________

____

____

Realisierungschancen ____________________

Was wollen die Bezugspersonen? ____________________

____

____

Kann sich der/die Patient/in damit abfinden? ____________________

____

Mit wem muß gemeinsam geplant werden? ____________________

____

Nächste Planungsschritte:

Betreuung notwendig? [nein] [ja] ; wer veranlaßt? ____________________

Antrag Pflegeversicherung notwendig? [nein] [ja] ; wer veranlaßt? ____________________

____

Welche Klärungsschritte sind notwendig (Schweigepflichtentbindung) ____________________

____

____

____

Hilfen durch ____________________

____

____

Wer ist in Planung miteinbezogen? ____________________

Konsequenzen für Wohnung: ____________________

____

Konsequenzen für Finanzen: ____________________

____

____

Unterschrift

Abb. 12: Soziales Planungs-Assessment

Da gerontopsychiatrische Patienten häufig nicht mehr allein über ihr weiteres Schicksal bestimmen können, ist eine umfassende geriatrische und gerontopsychiatrische Einschätzung (Assessment) der Krankheiten (Defizite), der erhaltenen Funktionen, der Hilfesysteme (Ressourcen) und der Bewältigungsmöglichkeiten (Coping) notwendig. Ein umfassendes Assessment kann nur im Rahmen einer interdisziplinären Zusammenarbeit realisiert werden, wobei strukturierte Dokumentationsbögen bei der Erfassung der notwendigen Daten helfen.

6 Umgang, Pflege und Therapie in der Gerontopsychiatrie

6.1 Einleitung

Einfache Therapiemodelle sind in Geriatrie und Gerontopsychiatrie zumeist wenig nützlich, da nicht von der Vorstellung ausgegangen werden kann, ein Symptom oder eine Krankheit sei bei einem sonst intakten Organismus zu bekämpfen. Bei alten Menschen – bei psychisch Kranken im Alter gehäuft – liegen meist mehrere Krankheiten vor *(Multimorbidität),* die sich wechselseitig beeinflussen. Besonders bei der medikamentösen Therapie wird deutlich, dass ein Medikament bei der einen Erkrankung sinnvoll Anwendung finden kann, während es eine andere Krankheit verstärkt. Bei alten Menschen steigt das Risiko von Nebenwirkungen erheblich an.

Bei der bisherigen Organisation der medizinischen Versorgung, bei der in vielen Fällen Ärzte unterschiedlicher Fachrichtungen mit der Behandlung eines Patienten befasst sind und unabgesprochen unterschiedlichste Medikamente verordnen, besteht die Gefahr, dass gerade alte Patienten viel zu viele Medikamente einnehmen, die einzeln verordnet zwar sinnvoll sein mögen, in ihrer Summe aber oft mehr schaden als nützen. Bei über 60-jährigen liegt die Zahl der Nebenreaktionen 2,5-mal höher als bei einer Vergleichsgruppe jüngerer Menschen (Platt 1988). Während bei der Einnahme von bis zu 5 Medikamenten in 3,4 % der Fälle Nebenreaktionen auftraten, lag bei einer Untersuchung die Nebenwirkungsrate bei 6 und mehr Medikamenten bei etwa 25 %.

Im vorigen Kapitel wurde dargelegt, dass eine sinnvolle Therapie nur aus einer umfassenden Diagnose hergeleitet werden kann. Zu dieser gehören – erinnern wir uns – körperliche, soziale und psychische Aspekte.

Diese Aspektvielfalt kann nur interdisziplinär, d.h. durch die Zusammenarbeit unterschiedlicher Berufsgruppen, erfasst werden. Wir versuchen in der Klinik in multiprofessionellen Teams die genannten Gesichtspunkte fallzentriert zu bearbeiten, diagnostische Fragestellungen weiterzuentwickeln und therapeutisches Handeln abzustimmen. Wie man nicht einfach mehrere Medikamente unabgestimmt addieren kann, so kann man auch andere therapeutische Maßnahmen nicht einfach nebeneinander verordnen; es müssen Prioritäten gesetzt werden. Sollte z.B. ein depressiver Patient eine Infusion mit Antidepressiva bekommen oder wäre die Mitarbeit in einer Gestaltungstherapiegruppe für ihn besser? Hier muss das Für und Wider sorgfältig abgewogen werden. Da beide Therapiemaßnahmen Zeit brauchen, schließt sich die Durchführung beider Aktivitäten am selben Tag oft aus. Aber nicht nur diese alltagspraktischen Zwänge sprechen gegen eine unüberlegte Anhäufung therapeutischer Maßnahmen. Wir müssen uns bewusst sein, dass ein therapeutisches Übermaß die alten Patienten überfordern würde.

Um Therapien aufeinander abstimmen zu können, hat sich die Vorstellung vom *„Therapeutischen Raum"* bewährt (Pohlen et al. 1984). Wir differenzieren das therapeutische Vorgehen in drei Dimensionen: die medikamentös-somatische, die soziotherapeutische und die psychotherapeutische Dimension.

In der Praxis wird das gemeinsame Handeln der verschiedenen Berufsgruppen in Teambesprechungen gemeinsam fallzentriert reflektiert. Nicht eine einfache Addition des therapeutischen Handelns, sondern eine komplexe, gleichsam räumliche Abstimmung der Tätigkeiten im Einzelfall wird angestrebt.

In unseren weiteren Ausführungen werden wir die verschiedenen therapeutischen Möglichkeiten und praktischen Methoden der Gerontopsychiatrie beschreiben.

6.2 Pflege, Soziotherapie und Validation

Die traditionelle Krankenhausorganisation geht von einer Prämisse aus: Aktiv Pflegende umsorgen passive Patienten. Bereits auf dem Reißbrett des Krankenhausarchitekten ist sie wirksam. Alles, was für alte Menschen schädlich ist, übermäßige Bettruhe, Inaktivität, Abbruch von sozialen Kontakten, erhält in Kliniken das Sakrament des Organisatorisch-Funktionellen. Sicherlich, Veränderungen haben auch um Krankenhäuser keinen Bogen geschlagen und ihren Alltag positiv beeinflusst. Aber noch immer herrscht in den meisten Kliniken und Heimen eine Pflege vor, die davon ausgeht, dass ein Patient als hilflos-passives Objekt zu versorgen ist. Grundsätzlich ist aber das Gegenteilige richtig. Alte Menschen, auch kranke alte Menschen, sollten als Handelnde unterstützt, ermutigt und aktiviert werden. Dass hierfür durchaus ein Bewusstsein vorhanden ist, zeigt die paradoxe Benennung „aktivierende Pflege". Ihre innere Widersprüchlichkeit ist Ausdruck einer medizinisch-sozialen Organisation, die Zeiterfordernissen nachkommen möchte, zugleich aber noch in rechtlich-administrativen Regelwerken gefangen ist, die nur die Begriffe Pflege und Therapie als finanzierungswürdig kennen.

Aber aktivierende Pflege – Böhm (1988, S. 164) spricht auch vom „Helfen mit der Hand in der Hosentasche" – kann erfolgreich vom Pflegepersonal praktiziert werden, wenn es entsprechend geschult ist.

Versuchen wir den Begriff aktivierende Pflege inhaltlich zu füllen. Wir verstehen darunter den unterstützenden Umgang mit alten Menschen. Ziel der aktivierenden Pflege ist es, frühere Fähigkeiten, Gewohnheiten und Beziehungen wieder zu aktivieren. Die meisten alten Patienten haben ihr Leben lang fleißig und pflichtbewusst gelebt. Wir sollten deshalb anerkennen, dass sie ein Recht auf Pflichten haben.

Methodisch setzt die aktivierende Pflege am besten zu Hause im Sinn einer Übergangspflege (vgl. S. 178) an. Im Krankenhaus oder im Heim ist es auch möglich, aktivierende Pflege zu praktizieren, wenn die Institution nicht zu inflexibel ist. Folgende Aufgaben gehören dazu:

a) Frühere Fähigkeiten (das kann etwas ganz Einfaches wie Kartoffelschälen meinen), Gewohnheiten (z.B. das Einhalten von früheren Schlafenszeiten) und Beziehungen (z.B. geübte Formen der Intimität) sollten mobilisiert werden.
b) Eine klare und informative Gestaltung der Umwelt (auch die Station ist eine solche) ist notwendig, die es den Betroffenen ermöglicht, sich an organisationsbedingten Notwendigkeiten (die zu hinterfragen sind) anzupassen.
c) Entmutigte Patienten müssen unterstützt werden, gestufte Anforderungen zu bewältigen, um so wieder mehr Selbstbewusstsein zu bekommen.
d) Es geht auch darum, die Motivation der Betroffenen dadurch zu stärken, dass man die Anforderungen an alte Gewohnheiten und Liebhabereien anknüpft.
e) Wichtig dabei ist es, dass die Pflegenden die Dinge nicht selbst in die Hand nehmen, weil sie es besser können, sondern eben die „Hand in der Hosentasche" lassen.

Aktivierende Pflege fördert alte Menschen darin, ihre alltäglichen Verrichtungen eigenständig vorzunehmen.

Die Tätigkeiten der aktivierenden Pflege und der *Soziotherapie* gehen ineinander über und sind nicht unbedingt an die Berufsgruppe der Pflege gebunden.

Es gibt keine einheitliche Definition, was unter *Soziotherapie* oder Sozialtherapie verstanden wird. Wir fassen unter *Soziotherapie* hier alle Methoden zusammen, bei denen sich der Patient mit seiner äußeren Realität auseinandersetzt. Von *Psychotherapie* sprechen wir hingegen, wenn es um die Bearbeitung der inneren Realität geht. So weit die strenge Definition, deren Grenzen sich in der Praxis allerdings verwischen.

Bei der Hockergymnastik beispielsweise handelt es sich eigentlich um eine *physikalische Therapiemethode*. Sie kann auch von einer Pflegekraft im Mehrbettzimmer als *aktivierende Pflege* durchgeführt werden, damit „der Kreislauf in Schwung kommt“. In Gruppen durchgeführt, werden die sozialen Kontaktmöglichkeiten der Patienten gefördert. In diesem Sinn gehört die Hockergymnastik auch zur *Soziotherapie*. Treten während der Hockergymnastik neue seelische Erfahrungen auf, die besprochen werden, so wäre sie ein Stück weit auch *Psychotherapie*.

Bei der definitorischen Zuordnung einer Methode kommt es darauf an, was mit ihr primär angestrebt wird. Das Ziel wird natürlich auch durch die Berufsgruppenzugehörigkeit der Therapeuten bestimmt.

Soziotherapie wird überwiegend in Gruppen durchgeführt, abgesehen von individuellen Formen des Sozialtrainings. Bei den soziotherapeutischen Aktivitäten können unterschiedliche Wirkfaktoren herausgestellt werden:

- Verbesserung des Körpergefühls durch Aktivität und Bewegung (wichtig für depressive Patienten),
- Ablenkung von Kränkungen und Konflikten (häufig von Bedeutung für Patienten mit depressiver oder somatisierter Antwort),
- Wiederanknüpfen an früher gekonnte und später verschüttete Fähigkeiten (z.B. kann man mit Dementen Lieder aus ihrer Kindheit und Jugend singen),
- Aktivierung von Erlebnisfähigkeit durch intensive Eindrücke (z.B. in der Maltherapie bei Depressiven),
- Kontaktherstellung über gemeinsame Aktivitäten (in Gruppen),

- Konflikte austragen lernen (z.B. gilt es, die eigenen Interessen in der Stationsgruppe zu vertreten; auch Selbstsicherheitstraining kommt in Frage),
- Sozialtraining, d.h. Übung bestimmter Fertigkeiten (z.B. müssen manche Patienten die Benutzung öffentlicher Verkehrsmittel wieder erlernen),
- Ichstärkung durch Kompetenzerwerb (z.B. werden praktische Fähigkeiten durch wiederkehrende Arbeiten in der Arbeitstherapie verbessert).

Die spezifische Wirkung einer therapeutischen Aktivität lässt sich auf diese acht Wirkfaktoren zurückführen.

Wichtig bei der *aktivierenden Pflege* und *Soziotherapie* ist es, dass die Aufgabenstellungen die Patienten fordern, ohne sie zu überfordern. Nicht nur für uns in unserem eigenen Berufsalltag ist Anerkennung wichtig, sondern auch für unsere Patienten. Wir sollten sie für Erfolge in der Therapie bestätigen, anerkennen und loben.

Aktivierende Pflege und Soziotherapie können, abgesehen von berufsgruppenspezifischen funktionellen Verrichtungen (wie z.B. die Krankengymnastik) von den unterschiedlichen psychiatrischen Berufsgruppen durchgeführt werden. Neben Pflegekräften sind natürlich Sozialarbeiter, Ergo- und Bewegungstherapeuten erste Adresse.

Von gleicher Bedeutung wie eine entsprechende berufliche Qualifikation ist die Neigung, mit alten Menschen umzugehen. Es ist daher sinnvoll, die soziotherapeutische Gruppenarbeit dort zu beginnen, wo die Mitarbeiter Fähigkeiten, Ideen und natürlich Freude an der Arbeit mitbringen. In der praktischen Arbeit haben wir den Eindruck gewonnen, dass für die Soziotherapie mit alten Menschen allzu junge Mitarbeiter nicht besonders geeignet sind.

Wesentlich für die Arbeit mit dementen Patienten ist die Einstellung zu ihnen. Hält man alles, was sie tun, für verwirrt, fehlerhaft oder defizitär, so besteht die Aufgabe der Pflege- und Soziotherapie in der Beaufsichtigung. Anders ist es, wenn in den Äußerungen der Patienten ein Sinn gesucht wird, ein Sinn, der sich nicht auf den ersten Blick erschließt. Mit dieser Einstellung der Wertschätzung (*Validation,* Feil u. de Klerk-Rubin 2005) ergibt sich ein ganz anderer Umgang mit den Patienten. So wie in der Psychoanalyse hinter jeder Äußerung auch Wünsche und

Bedürfnisse gesucht werden, so versucht man durch Validation, Sinnzusammenhänge zu entschlüsseln, um darauf reagieren zu können. Dazu ist es wichtig, sich in das Lebensfeld der Patienten hineinzudenken, um die Äußerungen und Verhaltensweisen zu verstehen. Beispiel:

Frau H., 82 Jahre alt, besucht seit längerer Zeit die Tagespflege. Anfangs war sie sehr unruhig. Sie verschüttete immer wieder Wasser und richtete so eine „große Sauerei" an. Damit fand sie plausiblerweise keine Zustimmung bei den Betreuenden. Erst als in einer Teambesprechung klar wurde, dass sie nicht aus „Bosheit" Wasser verschüttete, sondern auf eine frühere Gewohnheit beim Putzen zurückgriff, konnten die Betreuenden darauf eingehen. Sie gaben ihr einen Putzeimer mit Wasser, Schrubber und Wischlappen – und siehe da, Frau H. stürzte sich in ihre Arbeit, den Boden feucht zu wischen. Danach war sie zufrieden und ruhig. Auch den Betreuenden geht es jetzt besser, wenn sie auch meist noch nachwischen müssen.

Validation setzt Einfühlung und Einfallsreichtum voraus, kann aber in zahlreichen angebotenen Fortbildungskursen auch gelernt werden. In Pflegeteams ist es wichtig, dass einzelne Mitarbeiter solche Kurse mitmachen, um auf Dauer nicht in eine bloß beaufsichtigende Einstellung zu den dementen Patienten zurückzufallen.

6.2.1 Umgang mit Weglaufpatienten, ein Beispiel

Ein Teil der Patienten mit einer Demenzerkrankung ist nicht zu passiv, sondern zu unruhig, und entwickelt dauernd oder phasenhaft den beinahe unstillbaren Drang, von zu Hause, von der Klinik oder der Pflegeheimstation weggehen zu wollen. Wenn bei diesen Patienten die kognitiven Fähigkeiten sehr stark eingeschränkt sind, besteht die Gefahr, dass sie sich und andere im Straßenverkehr gefährden. Außerdem ist es wahrscheinlich, dass sie sich verirren.

Die Gründe bzw. Motive, weggehen zu wollen, sind recht unterschiedlich. Für den Umgang mit solchen Wegläufern ist es wichtig, den hinter den Aktionen liegenden Wünschen nachzuspüren:

– Manche älteren Menschen möchten in *Verkennung der eigenen Situation* wieder zur Arbeit gehen und wollen deshalb weg. Häufig handelt es sich um sehr kränkbare Personen, die nach Selbstbestätigung suchen. Dieser Problematik sollte durch einen angemessenen Umgang Rechnung getragen werden. Es ist zu klären, wie sie trotz ihrer Er-

krankung Anerkennung bekommen können. Es ist z.B. sinnvoll, ihnen Beschäftigungen anzubieten, die mit Anerkennung einhergehen.
- Für Menschen, die sich schon früher beim Spazierengehen oder Wandern wohlgefühlt haben, ist es unverständlich, wenn sie dieser *Gewohnheit* nicht nachgehen können, sondern zurückgehalten werden. Sie können die Gefahr, die mit der Desorientiertheit einhergeht, nicht einschätzen. Für solche Patienten sind regelmäßige Spaziergänge mit Begleitung sicher hilfreich.
- Einige ältere Menschen werden oft unruhig und drängen nach Hause, wenn sie sich in der fremden, oft unpersönlichen Atmosphäre einer Station nicht geborgen fühlen. Im Umgang mit ihnen ist es deshalb notwendig, eine vertraute und heimelige Situation zu schaffen.
- Manche unserer Patienten (meist Männer) haben schon immer in Konfliktsituationen die „Tür hinter sich zugemacht" und durch ihr Weggehen die Situation gestaltet. Das Weggehenwollen kann also ein Zeichen eines Konfliktes sein, der auf diese Weise zu bewältigen gesucht wird. Wenn dies der Grund des Weggehenwollens ist, ist es notwendig, darauf zu achten, dass Konflikte nicht eskalieren.

Es gibt folglich keine generelle Methode, mit Weglaufpatienten umzugehen; vielmehr ist eine Analyse der Motive notwendig, um sinnvoll darauf eingehen zu können. Dabei sollte man sich darüber im Klaren sein, dass sich im Rahmen einer demenziellen Entwicklung auch das Verhalten verändert. So ist es wahrscheinlich, dass ein hyperaktiver „Wegläufer" im Laufe des weiteren hirnorganischen Abbaues auch in Stadien der Passivität kommt.

Durch bauliche Maßnahmen und technische Einrichtungen kann die Gefahr, unbemerkt das Haus zu verlassen, reduziert werden. Folgende Maßnahmen sind möglich:

- Das Zimmer der Betroffenen sollte möglichst weit weg vom Eingang liegen, sodass sie sich auf dem Weg zur Tür schon „abreagieren" können.
- Günstig ist es, wenn ein gut markierter Ausgang in einen Innenhof führt, sodass ein kleiner Spaziergang möglich ist, ohne dass eine Gefährdung entsteht.
- Wenn die Ausgangstüren relativ unauffällig gestaltet sind, werden sie von Dementen weniger als solche erkannt und deshalb auch weniger genutzt.

- Durch einen kleinen Sender, der an der Kleidung oder in einem Schuh angebracht ist, kann an der Ausgangstür ein Signal ausgelöst werden, das das Weggehen bemerkbar macht (Technik wie bei der Diebstahlsicherung im Kaufhaus). Dann kann man Patienten, kurz nachdem sie den Ausgang passiert haben, wieder zurückholen.
- Wenn mehrere unruhige und weglaufgefährdete Patienten auf einer Station sind, kann eine Tür mit einem ungewöhnlichen Schließmechanismus (z.B. Klinke in Kopfhöhe) helfen, Patienten zurückzuhalten. Es kommt auch eine Tür, die mit einer einfachen Zahlenkombination zu öffnen ist, in Frage. Hier beginnen aber rechtliche Probleme, da eine solche Schließtechnik schon als freiheitsentziehende Maßnahme für alle auf der Station Untergebrachten angesehen werden kann.

Es gibt zahlreiche Methoden, um der Gefahr des Weglaufens dementer Patienten zu begegnen. Für den Umgang ist es wichtig, die Motive des Wegwollens zu analysieren.

6.3 Körperliche Zuwendung und physikalische Therapie

Welche Methoden der *physikalischen Therapie* sind bei psychisch Alterskranken sinnvoll einzusetzen? Wie kann man sie bei dementen Patienten anwenden, welche Möglichkeiten bestehen, an Depressive heranzukommen? Zumeist wird es dabei nicht um funktionelle Therapiemaßnahmen gehen, wie sie z.B. bei der Mobilisierung von Schlaganfallpatienten angezeigt sind.

Massage ist in der Alterspsychiatrie eine Form des Körperkontakts, die man medizinisch verordnen kann. Eine Nackenmassage beispielsweise ist nicht nur dann sinnvoll, wenn über Kopf- und Rückenschmerzen geklagt wird, sondern auch, wenn deutlich wird, dass Haut- und Körperkontakt fehlen. In diesem Fall muss die Massage nicht nach allen „Regeln der Kunst“ durchgeführt werden, verfolgen wir doch ein „heimliches Therapieziel“. Werden die entsprechenden Körperpartien durch Rotlicht vorgewärmt, so kann eine Nacken- und Rückenmassage als wohltuendes Streicheln empfunden werden. Entspannung, Nachlassen von Beschwerden und Kontaktaufnahme mit dem Massierenden sind zumeist ihre positiven Ergebnisse.

Therapeuten können berichten, wie so manchem depressiv verstimmten Patienten durch eine solche Massage plötzlich die Zunge gelöst worden ist und er zu sprechen anfing. Hat man dieses erreicht, so sollte der Masseur den Patienten auf die Station zurückbegleiten, um ihm zu helfen, die wiedererworbene Sprachfähigkeit im Kontakt mit Stationsmitarbeitern zu nutzen.

In Ausnahmefällen kann diese Therapie aber auch zu nicht angestrebten Reaktionen führen:

Eine fast 80-jährige Patientin, die ihr Leben lang allein gelebt hat, lässt bei der ersten Massage ihres Rückens den Masseur abblitzen: „Das will ich nicht. Das habe ich nie gewollt!"

Auch diesem Wunsch muss natürlich entsprochen werden. Wir sollten mit unseren sehr verschiedenen Patienten individuell umgehen.

Auch das Pflegepersonal hat in der Form von Einreibungen eine Möglichkeit des Haut- und Körperkontakts, die verordnet werden kann. Diese sollte in ähnlicher Weise wie die Massage genutzt werden.

Hockergymnastik ist eine weitere Methode, die sich bei alten Menschen bewährt hat. Da längeres Stehen für viele alte Patienten zu anstrengend ist, kommt für sie eine Gymnastik im Sitzen in Frage. Diese Bewegungsübungen im Sitzen werden meist in Gruppen mit 6–12 Patienten praktiziert. Ein Raum mit etwa 30 m^2 ist hierfür ausreichend. Das Werfen und Fangen eines Stoffballs eignet sich besonders für den Beginn der Gymnastik. Hierbei kann an frühere Erlebnisse angeknüpft werden, alle haben Ballspiele in ihrer Kindheit geübt. Die Patienten werden – spielend – weicher, aufgeschlossener. Wir haben den Eindruck, dass manche erst beim Ballspiel merken, dass sie in einer Gruppe sind. Nach einer Aufwärmphase kommen auch klassische Gymnastikübungen in Frage, die jedoch nicht zu anstrengend sein dürfen (Bewegung der Fußgelenke: strecken, beugen, drehen; dann Kniegelenke entsprechend; später mit den Händen auf dem Hocker abstützen und den Körper hochdrücken; schließlich Übungen der Hände, der Arme und des Halses). Geht man so vor, so reichen 20–30 Minuten für einen Gymnastikkreis aus.

Wir führen die Hockergymnastik in unserer Klinik allerdings 45–60 Minuten lang durch. Wir versuchen in dieser längeren Zeitspanne, Übungen zu integrieren, die Spaß bereiten. In der Weihnachtszeit kann man z. B. die Aufgabe stellen, etwas zu „Weihnachten" zu assoziieren, wenn man den Ball wirft. Mit einer solchen Methode wird oft eine ausgelassene Stimmung erreicht. Es sollten aber auch ruhigere Übungen eingeplant werden. Man kann beispielsweise irgendwelche Gegenstände im Kreis herumreichen, die es bei geschlossenen Augen zu raten gilt. Zum Schluss wird es bei uns allerdings zumeist wieder recht laut: Schlusssignal ist schnelles und lautes Trampeln der Teilnehmer.

Die gymnastischen Übungen sollten in einer regelmäßigen Abfolge durchgeführt werden. Das gibt den Patienten Sicherheit. Wir legen Wert darauf, dass sich möglichst alle Alterspatienten an der Hockergymnastik beteiligen. Bei Patienten mit schwerer Demenz ist das allerdings schwierig. Für sie ist es eine Hilfe, wenn ein Tisch im Kreis steht. Sie brauchen dann den Ball nicht werfen, sondern können ihn stoßen (vgl. S. 239–241).

Das *Bewegungsbad* (in einem Warmbad mit 33° C Wassertemperatur) ist nur bei einem Teil der älteren Patienten beliebt. Viele, die nie gelernt haben zu schwimmen, haben Angst vor dem Wasser, auch wenn es nur 1,45 m tief ist. Diese Angst wird übrigens in aller Regel nicht direkt geäußert. Steht unseren Patienten das Wasser sinnbildlich bis zum Hals, so entwickeln sie sehr viel Phantasie in Bezug auf „Ausreden“, urplötzlich kann etwa eine Erkältung eintreten. Für die, die eine Beziehung zum Wasser entwickelt haben, ist das Bewegungsbad aber eine wichtige Therapiemöglichkeit. Wir fahren zweimal pro Woche in das Bad eines nahegelegenen Altenzentrums. Bereits der Weg stellt Training und Belastung dar. Nach dem Umkleiden ist eine allmähliche Gewöhnung an das Wasser geboten. Obwohl sich die meisten Älteren lieber langsam im Wasser bewegen oder gar nur stehen würden, ist es notwendig, kleine gemeinsame Bewegungsspiele durchzuführen, um die Therapie kurzweilig zu gestalten. Man kann sich an den Händen fassen, sich einen Ball zuwerfen oder ein Spielzeugboot umherschieben. Hierzu bedarf es keiner ausgeklügelten Überlegungen. Die Erinnerung an das, was einem als Kind im Bad Spaß gemacht hat, ist völlig ausreichend. Jüngere Patienten sollten in solche Gruppen nicht einbezogen werden. Sie verbreiten soviel „action“, dass sich die älteren unzufrieden zurückziehen. Gleichwohl gilt es, andauernd Bewegung und Kontakt zu fördern, ohne zu überfordern. Je nach Art der Aktivitäten sind die Patienten etwa nach einer halben Stunde recht müde und relativ glücklich gestimmt.

Besonders für depressive Patienten sind Bewegungsbäder geeignet, soweit sie keine Angst vor Wasser haben. Sie fühlen sich durch die Bewegung im Wasser oft erstmals in ihrer Krankheitsphase „leicht“. Dieses Gefühl verstärkt sich, wenn man sich gegenseitig im Wasser trägt. Demente Patienten, insbesondere auch solche mit leichtem Parkinson-Syndrom, ziehen gleichfalls Nutzen aus dem Bad. Man muss aber darauf achten, dass sie kontinent sind, d.h. keine Probleme mit Stuhl- und Urinabgang haben.

Die physikalische Therapie psychisch kranker alter Menschen zielt neben der Funktionsverbesserung darauf, dass sie ihren Körper neu spüren lernen und über die körperliche Berührung Beziehung erfahren.

6.4 Sozialtraining und Orientierung in der sozialen Umwelt

In diesem Abschnitt werden unterschiedliche Aktivitäten zusammengefasst, die etwas mit Lernen und Üben zu tun haben. In der Klinik gehören

- die Stationsgruppe (oder Morgenrunde) und
- das Realitätsorientierungstraining

zu solchen Aktivitäten.

Andere Aktivitäten zielen darauf ab, dass Patienten sich wieder mit ihrer Realität zu Hause auseinandersetzen. Dazu kann der gemeinsame Besuch zu Hause (Übergangspflege, S. 178) und der Belastungsurlaub dienen.

Unter Sozialtraining verstehen wir alle Aktivitäten, bei denen Patienten eine realitätsgerechte Auseinandersetzung mit der Umwelt (neu) lernen.

6.4.1 Stationsgruppe oder Morgenrunde

Vorgehen

Zum Beginn eines gemeinsamen Tages auf einer Station, einer Tagesklinik oder einer anderen entsprechenden Einrichtung setzen sich alle hierzu fähigen Patienten und alle Mitarbeiter zusammen. Von einem Patienten oder Mitarbeiter geleitet, werden die sozialen Aktivitäten des Tages und alles, was weiter anliegt, besprochen. Kritik an gelaufenen

Aktivitäten und Veränderungsvorschläge können geäußert werden. Häufig geht es in diesen Gruppen um die Themen Ausgang und Belastungsurlaub am Wochenende. Konflikte werden angesprochen, störender Lärm, das Schnarchen eines Zimmernachbarn u.a.m. Ziel ist es, bewusste Konfliktlösungen zu erarbeiten. Die Ergebnisse werden protokolliert, um die Absprachen festzuhalten. Das Protokollbuch steht Patienten und Mitarbeitern zur Verfügung.

Wirkfaktoren

Kontakt wird gefördert und Konfliktaustragung wird erlernt. Patienten können sich auch in der Leitung einer Gruppe üben (Ichstärkung durch Kompetenzerwerb).

Sonstiges

Im Rahmen der Psychiatrie sind Stationsgruppen bzw. Morgenrunden als Basis für die Stationsgemeinschaft entwickelt worden. Es wird dabei versucht, Konflikte des Zusammenlebens zu besprechen und Lösungen (auch durch demokratische Abstimmung) in der Gruppe zu erarbeiten. Patientinnen und Patienten, die kognitiv eingeschränkt sind und die schlecht hören oder sehen, können in solche Gruppen nur schwer integriert werden. Wir achten darauf, dass möglichst jeweils ein Mitarbeiter neben ihnen sitzt, um ihnen in der Gruppe beizustehen.

6.4.2 Realitätsorientierungstraining (ROT)

Das Realitätsorientierungstraining ist zur Therapie dementer Patienten entwickelt worden. Die theoretischen Grundlagen liegen in der Lerntheorie und in der *Verhaltenstherapie*. Durch eine einfach und klar gestaltete Umwelt, die eine leichtere Orientierung ermöglicht, sowie durch häufiges Wiederholen von Informationen sollen die Erkenntnis- und Gedächtnisdefizite ein Stück weit ausgeglichen werden. Bei intensivem Training soll es zu einer Generalisierung kommen: Die Patienten werden aufmerksamer.

Technik

Nach Karotsch (1987) wird das Programm beispielsweise in miteinander korrespondierenden Stufen umgesetzt:

1. Das Pflegepersonal wird auf die Aufgabe eingestimmt, den Patienten bei einer Auseinandersetzung mit der ihn umgebenden Umwelt zu helfen.
2. Die Station wird so organisiert, dass sie für den Patienten zu einem durchschaubaren Ganzen wird. Beschriftungen, Symbole und Farbleitlinien ermöglichen ihm Orientierung.
3. In täglichen Gruppensitzungen von etwa 20 Minuten Dauer werden Basisinformationen so lange wiederholt, bis sie möglichst jeder Patient sich angeeignet hat.

Vorgehen

Die Trainingsumgebung wird so gestaltet, dass dort die Orientierung in Bezug auf Ort, Zeit und Personen so einfach wie möglich ist. Türen haben spezifische Kennzeichen, eine große Uhr hängt gut sichtbar im Flur. Mit einem „riesigen" Stundenplan kann die zeitliche Strukturierung des Tages auch optisch vermittelt werden. Das Personal trägt gut lesbare Namensschilder. Auch Patienten können solche Schilder tragen. Sie können dann von anderen leichter mit Namen angesprochen werden.

Das Training selbst erfolgt nach Möglichkeit täglich. Es werden Wochentag, Datum und Uhrzeit abgefragt. Die Patienten stellen sich gegenseitig vor. Man kann mit dem einen üben, über die eigene Lebensgeschichte zu berichten und dabei Daten korrekt anzugeben. Mit anderen kann man über Politik sprechen, in dem Sinne, wer z.B. gegenwärtig Bundeskanzler ist. Mit weiteren kann man übungsweise Gegenstände benennen oder Rätselspiele durchführen – wir müssen unterschiedliche Themen in Bezug auf unsere individuellen Patienten auswählen. Unabhängig vom jeweiligen Thema wird darauf geachtet, dass man sich gegenseitig mit dem Namen anspricht. Das Personal hat die Funktion, die Realität zu bestätigen oder bei Irrtümern erneut üben zu lassen.

Wirkfaktoren

Mit diesem Training wird an frühere Fähigkeiten angeknüpft. Durch das (Wieder-)Erlernen von Kompetenzen wird zur Ichstärkung beigetragen.

Kritisches zum Realitätsorientierungstraining

In der deutschen Fachliteratur wird häufig darauf hingewiesen, wie notwendig das Realitätsorientierungstraining sei. Konkretere Beschreibungen liegen aber kaum vor. Die Trainingsprogramme tragen wenig zur Lebenszufriedenheit der Patienten bei, erleichtern oft jedoch den Umgang mit ihnen. Sie werden selten regelmäßig durchgeführt. Wir kennen mehrere Einrichtungen, die den Anspruch erheben, Realitätsorientierungstraining durchzuführen. Besichtigt man sie, so fällt das Training zufällig aus den verschiedensten Gründen leider gerade aus.

Das Realitätsorientierungstraining (ROT) basiert auf der Lerntheorie. Allerdings fehlt häufig bei allen Beteiligten die Motivation, die Übungsprogramme regelmäßig durchzuführen.

Bei stationärer Unterbringung hat es, wie andere therapeutische Bemühungen um demente Patienten auch, nur einen mäßigen Effekt, da die Institution sich mit ihrem regelmäßigen Tagesablauf, ihrer Reizarmut, ihren verlängerten Ruhezeiten und der in ihr herrschenden Unmöglichkeit, an alltäglichen Lebensaufgaben teilzunehmen, negativ auswirkt.

Zudem haben wir einige inhaltliche Bedenken. Warum ist z.B. ein bestimmter Wochentag wichtig, wenn die Tage in der Institution gleichförmig an dem Patienten vorbeiziehen? Reicht die Motivation zu solch einem Training vielleicht deshalb nicht aus? Wir haben deshalb mit unserer „Gerontogruppe" (vgl. S. 239–241) einen anderen Weg eingeschlagen, der dauerhafter begehbar ist.

Allerdings hat die theoretische Fundierung unserer Tätigkeit auch positive Effekte. Durch sie wird der Arbeit mit Dementen mehr Sinn und Bedeutung zugemessen. Vielleicht ist es im Rahmen eines solchen Trainings auch leichter möglich, emotionale Zuwendung zu geben. So gesehen hat diese Theorie durchaus ihre Praxisrelevanz, wenngleich nicht nur die intendierte. Inzwischen ist die Wirksamkeit solcher Gruppenprogramme für Patienten mit mittelschwerer und schwerer Demenz empirisch nachgewiesen (Spector et al. 2003). In diesen Gruppen mit einem *kognitiv stimulierenden Programm* beginnt jede Sitzung mit einem Softballspiel. Dann gibt es unterschiedliche Aktivitäten – es geht um den Gebrauch von Geld, um Wortspiele und um bekannte Gesichter. Elemente des Realitätsorientierungstrainings und der Erinnerungspflege (Reminiscenze) werden oft einbezogen.

6.4.3 Belastungsurlaub

Vorgehen

Belastungsurlaube werden stundenweise, für einen ganzen Tag oder auch über eine Nacht gegeben, zumeist an Wochenenden, wenn in der Klinik nur wenig Therapie angeboten wird, oder an Tagen, an denen eine Betreuung zu Hause organisiert werden kann. Mal sind die Patienten in dieser Zeit allein, mal treffen sie sich mit Verwandten, Freunden oder Bekannten. Nach der Rückkehr in die Klinik gehört ein Gespräch darüber, wie sie die Zeit empfunden und was sie unternommen haben, zum Belastungsurlaub unbedingt hinzu.

Wirkfaktoren

Mit dem Belastungsurlaub wird an alte Fertigkeiten angeknüpft. Er ist in diesem Sinn ein Sozialtraining.

Sonstiges

Bei der Planung von Belastungsurlauben ist darauf zu achten, dass die Patienten zu Hause nicht eine ganz verzerrte, vom eigentlichen Alltag abweichende Situation vorfinden. Kommen beispielsweise an Urlaubswochenenden alle Verwandten zu Besuch, entgegen der bis dahin geübten Praxis, so wird der Patient nicht mit seiner alltäglichen Einsamkeit zu Hause konfrontiert.

Der Belastungsurlaub gibt die sichersten Aufschlüsse darüber, ob ein Patient aus der Klinik entlassen werden kann.

6.5 Freizeitaktivitäten

6.5.1 Ausflüge

Vorgehen

Während der stationären Behandlung werden mit den Patienten Ausflüge geplant und durchgeführt, genau so, wie es Freizeitvergnügen vieler alter Menschen ist. In der Stationsgruppe wird geklärt, wer an einem Ausflug teilnehmen möchte und wohin es gehen soll. Als Transportmittel steht ein Kleinbus der Klinik zur Verfügung. Man kann bekannte Ausflugsziele ansteuern oder auch einfach den nahegelegenen Geburtsort eines Mitpatienten aufsuchen, dessen Erinnerungen dadurch mobilisiert werden. Auch der Besuch eines Altenheims, in das einer der Patienten umziehen wird, bietet sich an. Die Busfahrt sollte nicht zu lang dauern, und auch der Spaziergang wird in der Regel eher kurz zu bemessen sein. Mit einem gemeinsamen Kaffeetrinken oder einem kleinen Picknick kann der Ausflug ausklingen.

Wirkfaktoren

Ausflüge bieten Ablenkung. Die Patienten können an frühere Aktivitäten anknüpfen, kommen dabei wieder in Kontakt und trainieren dadurch ihre sozialen Fähigkeiten.

Sonstiges

Anekdotenhaft sei an dieser Stelle von Frau A., 70 Jahre alt, berichtet.

Mehrere Wochen lang musste sie wegen einer Depression im Krankenhaus behandelt werden. Bei einem Ausflug wurde ein Flugplatz angesteuert. Frau A. war so couragiert, sich zu einem Rundflug zu entschließen. Aus dem Flugzeug heraus konnte sie auf unsere Klinik herabsehen. Danach war ihre Depression wie entflogen.

6.5.2 Kegeln

Vorgehen

Auch Kegeln als gemeinsame Freizeitaktivität hat sich bei alten Menschen bewährt. Es wird bei uns in der Stationsgruppe geplant. Nach Möglichkeit übernehmen einzelne Patienten die Organisation, buchen telefonisch eine Kegelbahn und sammeln bei den anderen Patienten das hierfür nötige Geld ein. Häufig ist es schwierig, genügend Mitkegler zu finden. Schön ist es, wenn zwei Mannschaften gebildet werden können. Es sind dann recht gemischte Teams. Blutige Anfänger und alte Hasen müssen sich arrangieren. Das verhindert aber nicht, dass oft eine „Wettbewerbsstimmung" aufkommt. Mitunter, auch dieses sei erwähnt, wird sie allerdings dadurch getrübt, dass die Wirte von Kegelbahnen sich unüberhörbar darüber beklagen, dass die Patienten zu wenig in die Kasse bringen. Aber auch mit dieser Realität muss man wohl leben.

Wirkfaktoren

Kegeln lenkt ab, schafft Kontakte und aktiviert die Erlebnisfähigkeit („kämpferische Gefühle“ im Wettbewerb). Für einzelne Patienten ergibt sich, indem sie die Organisation des Kegelns übernehmen, auch ein Sozialtraining.

Sonstiges

Der Erfolg einer Kegelgruppe hängt davon ab, dass zumindest ein bis zwei begeisterte Kegler mitmachen. Diese können aus dem Kreis der Patienten oder des Personals kommen.

6.5.3 Andere Freizeitaktivitäten

Das Spektrum an geeigneten Freizeitaktivitäten ist weit gefächert. Man kann sich daran orientieren, was alte Menschen „normalerweise“ gern tun. In unserer Klinik werden z.B. Geburtstage festlich begangen. Im Sommer macht das Grillen im Park auch älteren Patienten Freude. Wenn genügend Personal da ist, kann man auch gemeinsam einen Jahrmarkt besuchen.

Freizeitaktivitäten sind therapeutisch wirksam, wenn sie an die schicht- und altersspezifischen Interessen und Gewohnheiten der Betroffenen anknüpfen.

6.6 Therapeutische Gruppenarbeit

Während die bisher beschriebenen Aktivitäten in der Regel keiner speziellen Anleitung bedürfen, können nur Mitarbeiter mit spezifischer Aus- und Fortbildung die therapeutischen Gruppen leiten. Die hier beschriebenen Vorgehensweisen, die sich in unserer Klinik bewährt haben, sollen als Anregung dienen, wie Gruppenarbeit realisiert werden kann.

6.6.1 Kunsttherapie

Wir praktizieren zwei Formen der Kunsttherapie, nämlich therapeutisches Malen und therapeutisches Plastizieren.

a) Therapeutisches Malen

Techniken

Mit lasierenden Wasserfarben (Grundfarben Rot, Gelb und Blau) wird auf Papier, das mit einem feuchten Schwamm auf ein Kunststoffbrett aufgezogen wird, gemalt. Es ergeben sich intensive Farben, wobei durch Übermalen das gesamte Farbspektrum entwickelt werden kann (anthroposophischer Ansatz). Wenn es darum geht, Erinnerungen oder (Wunsch-)Träume zu gestalten, bekommt man mit Pastellkreiden schöne und farbige Bilder.

Indikation

Die Wasserfarbentechnik eignet sich für depressive Patienten, die erleben können, wie sie eigenständig ein großflächiges, farbiges Bild gestalten. Es ist erstaunlich, welch schöne Bilder mit dieser Technik entstehen. Eine Patientin, selbst von ihrem Bild beeindruckt, sagte z.B.: „Ich lebe ja noch!" Aber auch bei anderen psychischen Alterskrankheiten ist Malen überhaupt eine wirksame Therapie. Für Patienten mit schwerer Demenz ist sie jedoch nicht geeignet.

Vorgehen

Es hat sich bewährt, in Gruppen mit 5–6 Patienten zu arbeiten. Während der halben Stunde, die das Malen braucht, herrscht zumeist eine meditative Ruhe. Anschließend wird über die Bilder gesprochen, wobei dann auch das Bewundern seinen Platz hat. In einer Folge von Stunden kann z.B. eine Folge von Farbstimmungen, Tageszeitstimmungen etc. gemalt werden.

Das Malen mit Pastellkreiden wird in Gruppen eingesetzt, wenn es darum geht, Erinnerungen und Stimmungen zu einer Thematik der Kindheit (z.B. Baden gehen) zu mobilisieren.

Wirkfaktoren

Durch das Malen wird eine Ablenkung von Konflikten bewirkt. Über das Wiederanknüpfen an früher kommt es zu einer Aktivierung der Erlebnisfähigkeit. In der Gruppe werden Kontakte geknüpft.

Sonstiges

Es gibt zahlreiche weitere günstige Techniken, die zum Teil kommunikativer sind, wie z.B. das gemeinsame Malen eines Bildes.

b) Therapeutisches Plastizieren

Techniken

Verschiedene Techniken stehen zur Verfügung. Mit vorgewärmtem farbigen Bienenwachs, das noch weichgeknetet werden muss, können Phantasietiere, Blumen oder einfache geometrische Formen gestaltet werden, die bei Zimmertemperatur ziemlich hart werden und relativ haltbar sind.

Auch mit Ton können einfache geometrische Körper (Kugel oder Würfel), aber auch Phantasiefiguren oder kleine Gebrauchsgegenstände geformt werden. Der Ton wird meist nur an der Luft getrocknet und auf diese Weise hart. In Ausnahmefällen wird er mit einer Glasur versehen und im Tonbrennofen gebrannt. Dies ist beispielsweise dann notwendig, wenn kleine Geschenke zu Weihnachten hergestellt werden sollen – zudem gibt es in der Psychiatrie zu unserem Leidwesen einen hohen Bedarf an Aschenbechern.

Indikation

Das Plastizieren ist für alle älteren Patienten geeignet, die noch etwas Ausdauer entwickeln können. Diese Ausdauer ist nötig, weil annehmbare Produkte nur entstehen, wenn es gelingt, das Wachs allseitig weich zu kneten oder den Ton von allen Seiten zu bearbeiten. Im Vergleich zum Malen werden über den Materialkontakt intensivere Gefühle entwickelt, erinnern wir uns an das Spielen mit Knetmasse in der Kindheit.

Vorgehen

Die Plastiziergruppen sollten die Zahl von 10 Teilnehmern nicht überschreiten. Die Patienten sitzen an einem großen Tisch. Die Arbeitsmaterialien müssen vorbereitet und portioniert sein. Befriedigende Ergebnisse sind nicht so leicht wie beim Malen zu erzielen. Deshalb brauchen die Teilnehmer mehr Unterstützung und Anregungen. Gerade bei Tonarbeiten kommt es häufig vor, dass Patienten ihr soeben erstelltes Produkt gleich wieder zerstören.

Wirkfaktoren

Plastizieren aktiviert die Erlebnisfähigkeit. Die Arbeit in der Gruppe schafft Kontakt.

Sonstiges

Statt des teuren Bienenwachses kann auch einfache Knetmasse verwendet werden. Allerdings bleiben dann die geformten Figuren und Körper nicht erhalten.

Ton kann als ein regressives Gestaltungsmaterial besondere Gefühle aktivieren („im Dreck spielen"), und beispielsweise dementen Patienten Vergnügen bereiten. Depressive Patienten haben oft Schwierigkeiten mit diesem Material, z. B. wegen ihrer Angst, sie könnten sich beschmutzen.

Obwohl die Kunsttherapie als „vom täglichen Leben abgehoben" erscheint, erzielt sie oft eindrucksvolle therapeutische Wirkungen.

6.6.2 Beschäftigungstherapie

Techniken

Die Beschäftigungstherapie verfügt über ganz unterschiedliche Techniken im Sinne von Handarbeit bzw. leichter handwerklicher Arbeit. Tätigkeiten, die an alltägliche Verrichtungen anknüpfen, sollten in der Therapie bevorzugt werden.

Indikation

Beschäftigungstherapie ist bei allen psychischen Erkrankungen im Alter angezeigt. Bei depressiven Patienten sollten Techniken gewählt werden, die denen der Kunsttherapie nahekommen. Bei schwer dementen Patienten sind meist nur solche Aktivitäten sinnvoll, die an leichte Verrichtungen des Alltags anknüpfen.

Vorgehen

In der Regel wird die Beschäftigungstherapie in Gruppen durchgeführt, wobei es wichtig ist, einen Bezug zum Alltag herzustellen. Man kann beispielsweise mit Dementen in einer Stationsküche aktiv werden: gemeinsam Kaffee kochen und trinken oder einen Pudding zubereiten. Patientinnen, die ihr Leben lang Küchenarbeiten verrichtet haben, entwickeln oft noch erstaunliche praktische Fertigkeiten. An welche Alltagsaktivitäten bei alten Männern angeknüpft werden kann, muss individuell geklärt werden.

Es hat sich auch bewährt, in der Beschäftigungstherapie ganz unterschiedliche Materialien für leichte Bastelarbeiten anzubieten und die Auswahl den Einzelnen in der Gruppe zu überlassen.

Wirkfaktoren

Wie bei der Kunsttherapie geht es darum, die Erlebnisfähigkeit zu aktivieren und soziale Kontakte zu schaffen. Durch das Anknüpfen an frühere Fertigkeiten werden Patienten auch von ihren Krankheitsproblemen abgelenkt.

Sonstiges

Wichtig ist es, die Gestaltung der Gruppenarbeit an der früheren Lebenswelt alter Menschen zu orientieren. So kann ein sorgsam gedeckter Kaffeetisch mit Blumen und Kerze die Stimmung eines Kaffeekränzchens herbeizaubern.

6.6.3 Singen und Musiktherapie

Techniken

Das gemeinsame Singen von Volksliedern oder alten Schlagern ist bei alten Patienten sehr beliebt. Es ist schön, wenn ein Mitarbeiter ein Instrument beherrscht und das Singen begleiten kann.

Bewährt hat sich auch die Musiktherapie mit Orffschen Instrumenten (Triangel, Tamburin, Klanghölzern etc.). Mit diesen Instrumenten lassen sich Klangbilder und Rhythmen erzeugen.

Indikation

Das Singen hat eine wichtige Bedeutung in der Gruppenarbeit mit Dementen. Es kann als verbindendes Element auf Stationen, z.B. bei Geburtstagen, eingesetzt werden und ist in dieser Funktion für alle älteren Patienten geeignet.

Musiktherapie im engeren Sinne ist besonders geeignet für depressive und kontaktarme Menschen, kann aber auch in Gruppen mit Dementen durchgeführt werden.

Vorgehen

Singe, wem Gesang gegeben! – Und damit ist auf ein Problem verwiesen. Wir können diese Möglichkeit therapeutisch nur dann effektiv einsetzen, wenn wir unter den Mitarbeitern zumindest einen begeisterten Sänger haben, der möglichst auch ein Instrument beherrscht. Von ihm hängt es entscheidend ab, ob er etwas von seiner Begeisterung zu den Patienten „rüberbringt". Gelingt es ihm, sie in eine gute Stimmung zu versetzen, so ist man häufig erstaunt darüber, dass auch demente Patienten noch viele Liedertexte von früher mitsingen können.

Bei der Musiktherapie mit Orffschen Instrumenten werden die Instrumente verteilt und die Patienten zunächst aufgefordert, sie zum Klingen zu bringen. Anschließend kann man die Tonstärke reihum variieren. Ein meditativer Rahmen erhöht das Klangerlebnis. Wird ein Rhythmus vorgegeben, so kann die Gruppe in ein gemeinsames Musizieren kommen. Spielen wir zum Abschluss eine Tonbandaufnahme davon vor, so verstärken wir dadurch das Gruppenerlebnis.

Wirkfaktoren

Therapeutisches Singen und Musizieren schafft Ablenkung, aktiviert die Erlebnisfähigkeit und schafft Kontakte. Zudem wird an frühere Fähigkeiten angeknüpft.

Sonstiges

Das Singen hängt, wir haben bereits darauf hingewiesen, von den anleitenden Mitarbeitern und den Singerfahrungen der Patienten ab. Da früher viel gemeinsam gesungen wurde, ist das Singen eine der wirksamsten therapeutischen Aktivitäten für alte Menschen.

Für Musiktherapie bedarf es eines ausgebildeten Musiktherapeuten.

6.6.4 Bewegungstherapie und Tanztee

Technik

In der Psychiatrie finden zahlreiche Formen der *konzentrativen Bewegungstherapie* (KBT) und der Tanztherapie Anwendung. Ihnen ist gemeinsam, dass Bewegungen und Körperhaltungen geübt werden, die einen starken Einfluss auf die Aktivierung von Gefühlen haben. Man beginnt mit Gruppenübungen, in denen die Patienten untereinander in Kontakt kommen. Sie können auf andere zugehen oder sich abgrenzen. Erst dann sollten Übungen folgen, in denen die eigene Bewegung und Körperhaltung bewusst wird.

Unsere alten Patienten lassen sich auch im Rahmen eines Tanztees als „gesellschaftliche Veranstaltung" bewegen. Besonders beliebt sind natürlich die traditionellen Tänze.

Indikation

Die Bewegungstherapie ist nicht nur bei „jüngeren Alten" geeignet, die depressiv oder auch ängstlich sind und lernen sollen, sich auszudrücken. Im Rahmen der täglich stattfindenden Gruppentherapie für depressive ältere Patienten wird die Bewegungstherapie meist besonders positiv eingeschätzt.

Ein Tanztee wird von alten Patienten, soweit sie noch hinreichend beweglich sind, gern besucht. Der Tanztee ist auch für demente Patienten geeignet.

Vorgehen

Die konzentrative Bewegungstherapie bzw. die Tanztherapie erfordert eine festgefügte Gruppe, die sich ein- bis zweimal die Woche trifft und den zeitlichen Rahmen von etwa 60 Minuten nicht überschreitet. Ruhepausen und Möglichkeiten, über das Erlebte zu sprechen, gehören zu den zwar körperlich nicht anstrengenden, aber ungewohnten Übungen.

In den Gruppenübungen ist es den Teilnehmern möglich, aufeinander zuzugehen oder sich vehement gegen die anderen abzugrenzen. Da solche gleichsam aggressiven Äußerungen im Rahmen einer angeleiteten Gruppe auftreten, schädigen sie niemanden. Ein Beispiel hierfür: Die gestellte Aufgabe ist es, einen großen Ball weiterzureichen. Der eine wird ihn freundlich annehmen, der andere kann ihn brüsk zurückweisen.

Übungen, bei denen die Körperwahrnehmung im Vordergrund steht, können in ihrer Bewegungsabfolge wiederholt werden. Man kann sich beispielsweise vom entspannten Liegen allmählich erheben und sich schließlich als Aufrechtstehender empfinden.

Ein Tanztee sollte in einem „festlichen Rahmen" gut vorbereitet werden. Zum Gelingen trägt bei, wenn Männer zum Tanzen zu aktivieren sind. Die Stimmung der Veranstaltung hängt häufig vom Verlauf der ersten Minuten ab. Wenn sich in dieser Zeit einige Paare bei geeigneter traditioneller Tanzmusik aufs Parkett wagen, ergibt sich meist eine lockere, positive Atmosphäre, in der sich das Weitere wie von selbst entwickelt. Verschiedene Tanzspiele werden in der Regel gut angenommen. Nach etwa eineinhalb Stunden sind die Teilnehmer so ermüdet, dass ohne Schwierigkeiten dem Tanztee ein klares Ende gesetzt werden kann.

Wirkfaktoren

Die Bewegungstherapie beeinflusst das Körpergefühl positiv (Kipp et al. 2000), aktiviert die Erlebnisfähigkeit und schafft Kontakte. Sie kann auch als psychotherapeutische Methode angewandt werden, wenn das Besprechen des Erlebten einen wichtigen Stellenwert hat.

Der Tanztee schafft Ablenkung, knüpft an frühere Fähigkeiten an und kann natürlich gleichfalls die Patienten in Kontakt bringen.

Sonstiges

Die Möglichkeit einer spielerischen aggressiven Entladung ist für ältere Patienten in der Bewegungstherapie von besonderer Bedeutung. In solchen Übungen entwickeln auch depressive Patienten gute Fähigkeiten, sich auszudrücken.

Beim Tanztee haben, wie beim Singen, die nicht mehr ganz jungen Mitarbeiter mit Freude am Tanzen als Anleiter den größten Erfolg. Explizit therapeutische Intentionen sind eher störend. Bei Aktivitäten aber, die wie der Tanztee nicht von spezialisierten Therapeuten angeleitet werden, besteht die Gefahr, dass sie bei fehlender Begeisterung und mangelndem Zuspruch bald einschlafen.

6.6.5 Beispiel für eine integrierte therapeutische Gruppenarbeit mit Dementen

Ziel dieser Gruppenarbeit ist es, dass die Patienten sich in der Gruppe zufrieden fühlen. Es kommt dabei nicht wie im Realitätsorientierungstraining darauf an, Gedächtnis und Orientierung direkt zu üben.

Um Zufriedenheit zu erzeugen, ist es notwendig, dass die Patienten in der Gruppe *Bedürfnisse* und *Wünsche* befriedigen. Dazu gehört auch, dass sie ihr Leben als *sinnvoll* empfinden können. Durch die Wunscherfüllung werden die Patienten wacher und lebendiger; die Orientierung wird dadurch besser.

Techniken

Die meisten beschriebenen Methoden der aktivierenden Pflege und Soziotherapie werden hier angewandt. Gemeinsames Essen als direkte Wunscherfüllung hat einen hohen Stellenwert. Die Reaktivierung früherer Lebenswelten hat für die Sinnfindung eine große Bedeutung.

Indikation

Die Gruppe eignet sich für schwerstdemente Patienten, aber auch depressive Patienten können daraus Nutzen ziehen, wenn sie als „Helfer" ein höheres Leistungsvermögen haben als die dementen Patienten.

Vorgehen

Die dementen Patienten von mehreren Stationen unserer Klinik werden in der täglich stattfindenden „Gerontogruppe" für 2–3 Stunden zusammengefasst. Bis zu 12 Patienten, die vom Pflegepersonal zum Gruppenraum begleitet werden müssen (Orientierungstraining), können hier von zwei Pflegekräften betreut werden.

Im Gruppenraum angelangt, nehmen die Patienten möglichst ihren „Stammplatz" ein. Als Erstes werden Saft, Kaffee oder andere Getränke angeboten. Es braucht eine Weile, bis Ruhe eintritt. Es folgen dann Wechsel zwischen kleinen Aktivitäten und Pausen. Neben der Beschäftigungstherapie hat sich gemeinsames Singen und Musizieren besonders bewährt. Auch zuvor verstummte Patienten singen häufig alte Lieder mit und werden wieder lebendig. Kleine Lernspiele, wie z. B. das Sätzeergänzen, werden manchmal lustvoll praktiziert. Manchmal gelingt es auch, einzelne Patienten zum Erzählen von Episoden aus ihrem Leben zu bewegen.

Bei dieser Gruppenarbeit ist es wichtig, das Programm so zu gestalten, dass an die individuellen Fähigkeiten der Patienten angeknüpft wird. So wird mit Begeisterung einmal in der Woche gemeinsam gekocht und gegessen. Alle sind an der Zubereitung des Mahls beteiligt.

Wirkfaktoren

Neben der Pflege geht es um das Wiederanknüpfen an frühere Fähigkeiten, um die Aktivierung der Erlebnisfähigkeit, um das Herstellen von Kontakten und um das Training sozialer Fertigkeiten.

Mitarbeiter

„Gruppenmanager" sind zwei Pflegekräfte. Es hat sich gezeigt, dass ältere Mitarbeiterinnen auch ohne spezielle Ausbildung für diese Arbeit besonders geeignet sind – wenn sie Spaß an geselligen Gruppen in ihrer Freizeit haben. Fortbildungen in der Validation sind jedoch hilfreich.

Die Gruppenleitung wertet die Mitarbeiter beruflich auf; sie ist jedoch nicht besonders beliebt, da sie sehr anstrengend ist. Es ist sicherlich sehr schwer, Patienten so anzuleiten, dass sie alle, zumindest zeitweise, in der Gruppe mitarbeiten und sich nicht durch Unruhe und irgendwelche Aktivitäten gegenseitig stören.

Die Kunst- und Bewegungstherapeuten geben in den laufenden Gruppen gewissermaßen kurze Gastspiele von etwa halbstündiger Dauer. Es kann z.B. plastiziert werden, oder es werden Bälle über den Tisch gerollt (Hockergymnastik S. 223). Durch die Kooperation von Pflegekräften und Therapeuten ergeben sich Anregungen für die Gruppenleitung, sodass die Ermüdung, jeden Tag diesselbe Gruppe zu leiten, nicht so stark wird. Ein Arzt ist für diese Gruppe außerdem zuständig – regelmäßig werden auftretende Probleme besprochen. Er hat auch die Aufgabe, ständig zu ermutigen, sodass diese Arbeit über Jahre durchgehalten werden kann. Nach unserer Beobachtung ist eine ständige Unterstützung und Ermutigung notwendig, wenn eine sinnvolle Arbeit mit Dementen durchgeführt werden soll.

Sonstiges

Die Mitarbeiter der Stationen sind von der Wirksamkeit der Gruppe überzeugt. Die Patienten sind wacher. Es ist erstaunlich, dass Patienten, die in der Gruppe nebeneinander sitzen, sich auch auf der Station wiederfinden, auch wenn sie sonst andere Menschen kaum wiedererkennen können. Das Personal erlangt durch die Gruppenarbeit eine intensive Kenntnis der Patienten, was einen verständnisvolleren Umgang mit ihnen ermöglicht. Aber auch Patienten reagieren bewusst auf die Gruppenarbeit. So äußerte eine ältere Frau stolz auf der Station, sie habe jetzt ihren Kreis gefunden.

In allen Institutionen, in denen alte Menschen untergebracht sind, ist tägliche aktivierende Gruppenarbeit unabdingbar.

6.7 Medikamentöse Therapie

Ob Medikamente eingenommen werden, hängt von der Einnahmezuverlässigkeit (Compliance) des Patienten und seiner sozialen Umgebung ab. Zu Hause ist die Compliance bei alten Menschen meist gering – sie vergessen ihre Medikamente; im Heim dagegen ist die Einnahmeverlässlichkeit hoch – das Personal stellt die Medikamente und kontrolliert z.T. auch die Einnahme.

Die fehlende Zuverlässigkeit bei der Einnahme hat noch andere Gründe: Medikamente, die mehrfach am Tag genommen werden sollen, werden häufiger vergessen als solche, die man nur einmal täglich einnehmen muss. Sind Beschwerden vorhanden, so denkt man leichter an die Medikamenteneinnahme, als wenn diese sich schon gebessert haben. Treten Nebenwirkungen auf, so werden Medikamente häufig weggelassen.

Schwierig ist es, eine medikamentöse Therapie zu steuern, wenn Medikamente nicht eingenommen werden. Eine Patientin beispielsweise, die unter schweren Depressionen litt, bei der „kein Mittel half", hat, wie wir zufälligerweise herausbekamen, alle verordneten Medikamente kaum eingenommen; sie dachte, sie müsse von selbst wieder gesund werden.

Um eine verlässliche Einnahme zu erreichen, ist eine ausführliche Aufklärung notwendig. Schon in der Klinik sollte trainiert werden, dass Patienten selbst an die Medikamenteneinnahme denken. Hilfsmittel, wie Wochendosetts, die einen leichten Überblick über eingenommene bzw. noch nicht eingenommene Medikamente ermöglichen, verbessern die Compliance.

Eine niedrige Compliance hat aber in der Praxis nicht nur Nachteile. Je weniger Medikamente eingenommen werden, desto weniger kommt es zu Nebenwirkungen und gegenseitigen Wirkungsbeeinflussungen (Interaktionen). Bei multimorbiden Patienten im Alter, bei denen Ärzte unterschiedlicher Fachrichtung unabhängig voneinander Medikamente verordnen, kann dies von Vorteil sein. Wird aber eine solch fehlende Compliance deutlich, so muss in einem Assessment erklärt werden, welche Medikamente in welcher Dosierung lebenswichtig sind.

Gerade bei alten Patienten ist das Pflegepersonal häufig Mittler zwischen Patient und Arzt („Frau X. ist fortwährend unruhig." „Frau Y muss häufig auf die Toilette."), da in den Visiten das Verhalten nur ausschnittsweise beurteilt werden kann. Die Angaben des Pflegepersonals beeinflussen mit Recht das weitere Verordnungsverhalten des Arztes. Deshalb müssen Pflegekräfte in die Verantwortung für die medikamentöse Therapie mit einbezogen werden.

Medikamente sind primär Markenprodukte und bekommen Namen (im Text in Klammern) von den Firmen, die sie entwickelt haben. Wichtig ist aber der Name der Wirksubstanz insbesondere dann, wenn man auf preisgünstige Nachahmerpräparate ausweichen will.

Um die Folgen der Medikamentenverordnung bei alten Menschen einschätzen zu können, ist es wichtig, ein Grundwissen über Wirkungen, Nebenwirkungen, Wirkungsdauer und Dosierung zu haben.

- Wirkungen und Nebenwirkungen: Nicht für alle Medikamente, die verordnet werden, gibt es überzeugende Wirkungsnachweise. Dies gilt z. B. für Nootropika (S. 248). Deshalb sollte nicht nur aus ökonomischen Gründen auf ihre Verordnung verzichtet werden. Bedeutungsvoll bei der medikamentösen Therapie sind Nebenwirkungen (side effects), die Krankheitssymptome bei alten Menschen hervorrufen können. So können trizyklische Antidepressiva z. B. zu Herzrhythmusstörungen und zu Delirien führen. Aus diesem Grund sind sie besonders vorsichtig einzusetzen und ihre Dosierung ist nach der Stärke der Nebenwirkungen zu steuern (bei trizyklischen Antidepressiva z. B. danach, ob die Zunge etwas trocken oder schon ganz trocken ist).
- Halbwertszeit und Dosierung: Die Dosierungsvorschriften im Beipackzettel von Medikamenten gelten in der Regel für die Therapie von Erwachsenen unter 60 Jahren. Durch den langsameren Abbau in der Leber und die verzögerte Ausscheidung in der Niere verbleibt

bei alten Menschen mehr wirksame Substanz im Körper. Maß für die Wirkungsdauer ist die Zeit, bis zu der sich die Konzentration des Arzneimittels im Blutserum halbiert hat. Diese Halbwertszeit (HWZ) ist im Alter bei vielen Medikamenten verlängert, wodurch es zu verstärkten Nebenwirkungen kommen kann, wenn man die Medikamente nicht geringer dosiert. Diazepam (z.B. Valium) wird beispielsweise immer noch bei alten Menschen als Schlafmittel eingesetzt, was bei einer verlängerten Halbwertszeit von bis zu einer Woche nicht sinnvoll ist und die Sturzgefahr erhöht.

6.7.1 Psychopharmaka

Es gibt zahlreiche fundierte Bücher über Psychopharmaka (z.B. Benkert u. Hippius 2005). Über den Einsatz dieser Mittel bei älteren Menschen wurde jedoch wenig publiziert. Auch hier kann keine pharmakologisch fundierte Anleitung erfolgen, sondern es können nur einige praxisnahe Gesichtspunkte herausgestellt werden.

Neuroleptika

Neuroleptika werden in hoher Dosierung zur Behandlung von Psychosen und in niederer Dosierung als Beruhigungsmittel eingesetzt. Problem der traditionellen Neuroleptika sind starke, z.T. bleibende Nebenwirkungen. Schwachpotente Neuroleptika wie Pipamperon (Dipiperon) und Melperon (Eunerpan) wirken vor allem dämpfend und schlafanstoßend, sie senken jedoch auch den Blutdruck im Stehen (Orthostase) und erhöhen so die Fallneigung. Noch mehr als diese Medikamente haben die hochpotenten Neuroleptika wie Haloperidol (z.B. Haldol) und Fluphenazin (z.B. Lyogen), die zwar gut wirksam sind, besonders im Alter starke extrapyramidale Nebenwirkungen (Parkinsonsyndrom) mit Erhöhung der Muskelspannung, Zittern und anderen spezifischen Symptomen. Auch Bewegungsunruhe (Akathisie) kann durch sie erzeugt werden. Die Nebenwirkungen sind häufig so einschneidend, dass sie nur ganz vorsichtig, d.h. in niederer Dosierung, verordnet werden sollten.

Die mittelpotenten Neuroleptika wie Perazin (z.B. Taxilan) und Zuclopenthixol (Ciatyl Z) eignen sich manchmal besser. Sie zeigen die Nebenwirkungen des gesamten Spektrums der Neuroleptika, jedoch in der Regel nicht so stark.

Die neuen atypischen Neuroleptika wie Risperidon (Risperdal), Olanzapin (Zyprexa) und Quetiapan (Seroquel) haben bei relativ hoher Wirksamkeit deutlich weniger Nebenwirkungen. Sie schränken alte Menschen kognitiv auch nicht so stark ein. Bei psychotischen Symptomen im Alter sollten sie häufiger angewandt werden, obwohl sie zum Teil die Gefahr von Schlaganfällen erhöhen.

Bei Patienten, die wegen fehlender Krankheitseinsicht oder aus Angst vor Nebenwirkungen verordnete Neuroleptika nicht regelmäßig einnehmen, kommen Depot-Neuroleptika in Frage. Diese hochpotenten Neuroleptika haben unterschiedliche Spritzenintervalle: Beispielsweise muss Fluspirilen (Imap) jede Woche, Haloperidol-Decanoat nur alle vier Wochen gegeben werden. Mit der Depotinjektion des atypischen Neuroleptikums Risperidon (Risperdal Consta) bei älteren Menschen haben wir noch wenig Erfahrung.

Neuroleptika sind hochwirksame Medikamente, die bei psychotischen Erkrankungen verordnet werden. In niederer Dosierung finden sie in der Gerontopsychiatrie auch noch als Beruhigungsmittel Anwendung, ein Indikationsbereich, der wegen der Nebenwirkungen immer fragwürdiger erscheint.

Antidepressiva

Die Wirkung der Antidepressiva ist nicht sehr sicher. Sie wirken bei ca. 70 % der Patienten nach einer Latenz von 10–14 Tagen stimmungsaufhellend, antriebssteigernd und angstlösend. Jedoch zeigen Placebos in Untersuchungen auch bei 30–50 % der Fälle eine antidepressive „Wirkung“. Die traditionellen trizyklischen Antidepressiva unterscheiden sich nach der primär schlafanstoßenden Wirkung; sie erzeugen also unterschiedlich stark Müdigkeit. In Dosierungen, wie sie für die Depressionstherapie gebraucht werden, entfalten sie meist starke Nebenwirkungen: Sie erzeugen neben Müdigkeit oft Schwindel, Mundtrockenheit, Herzrhythmusstörungen, Verstopfung und Blasenstörungen. In seltenen Fällen kann auch ein Delir auftreten. Im Alter ist die HWZ verlängert, sodass dies bei der Dosierung berücksichtigt werden muss.

Obwohl diese Antidepressiva gut wirksam sind, sind sie im Alter wegen der Nebenwirkungen nicht mehr Mittel der Wahl. Ganz niedrig dosiert, können sie als Beruhigungsmittel wegen der müdemachenden Nebenwirkungen ausgenutzt werden, z.B. Trimipramin (Stangyl), 12,5 mg.

Es gibt zahlreiche neue Antidepressiva, vor allem die sogenannten Serotonin-re-uptake-Hemmer (SSRI), die in der Regel keine erheblichen Nebenwirkungen hervorrufen. Nach wissenschaftlichen Untersuchungen sind sie gleich gut antidepressiv wirksam wie die traditionellen Antidepressiva. Citalopram (z.B. Cipramil) und Sertralin (z.B. Zoloft) haben mit anderen Medikamenten am wenigsten Wechselwirkungen.

Für die Therapie der Altersdepression kommt auch ein sogenannter Monoaminooxidase-Hemmer (MAO-Hemmer), nämlich Moclobemid (Aurorix), in Frage. Bei Unruhe wird Mirtazapin (Remergil), das auf die Überträgerstoffe Serotonin und Noradrenalin einwirkt, eingesetzt.

Bei Depressionen im Alter sollten bevorzugt die neuen Antidepressiva angewandt werden.

Da Depressionen (und Manien) meist phasenhaft verlaufen, ist es nach Abklingen der Depressionssymptomatik angeraten, die Verordnung eines Antidepressivums für mindestens 6 Monate und bei rezidivierenden Depressionen auch für ein bis mehrere Jahre fortzusetzen, um Rückfälle zu verhindern. Bei jüngeren Menschen gibt man zur Prophylaxe manisch-depressiver Erkrankungen Lithium (z.B. Quilonum retard). Bei über 65-jährigen Patienten wird man eine solche Prophylaxe weiterführen; eine Neueinstellung wird in diesem Alter wegen der Nebenwirkungen (Niere, Schilddrüse) kaum mehr vorgenommen. Dann ist es sinnvoll, auf Valproat (z.B. Ergenyl) auszuweichen.

Benzodiazepine

Die Benzodiazepine wirken beruhigend, (Muskel-)entspannend und angstdämpfend. Damit ist auch eine mehr oder weniger stark schlafanstoßende Wirkung verbunden.

Einige Präparate, wie Lorazepam (Tavor), wirken bei starker psychotischer Angst und Unruhe kurzfristig entspannend. Subjektiv werden die Benzodiazepine angenehm empfunden, sodass sich leicht eine Low-dose-Abhängigkeit entwickelt, d.h. Patienten nehmen über Jahre z.B. zum Schlafen ½ bis 1 Tablette. Es handelt sich dabei aber nicht um eine Sucht oder Abhängigkeitsstörung (vgl. S. 82). Mit der Beruhigung geht eine Verminderung der Aufmerksamkeit einher; in Kombination mit Alkohol oder bei vorgeschädigtem Gehirn wird die Funktionsfähigkeit eingeschränkt. Die höhere Fallneigung tritt jedoch nur auf, wenn lang wirksame Benzodiazepine wie Diazepam kumulieren (Förstl 2003). Deshalb sind die lang wirksamen Benzodiazepine im Alter nicht indiziert! Bei langfristiger, regelmäßiger Einnahme (über 10 Jahre) kann es zu Jammerdepressionen kommen, die nach dem vorübergehenden Absetzen wieder zurückgehen.

Wir empfehlen folgende Benzodiazepine, deren HWZ im Alter nicht verlängert ist:

- Oxazepam als leichtes Beruhigungs- und Schlafmittel in Dosierungen von 5–10 mg. Der Wirkungseintritt ist langsam, die Halbwertszeit liegt zwischen 5 und 18 Stunden.
- Lorazepam (z.B. Tavor) als starkes Beruhigungs- und angstlösendes Mittel in Dosierungen von 0,5 bis 2,5 mg. In Expidet-Form zerschmilzt die Tablette auf der Zunge und die Wirkung tritt auch bei starker Erregung und Spannung umgehend ein. Halbwertszeit 8 bis 18 Stunden.
- Lormetazepam (z.B. Noctamid) als Schlafmittel in Dosierungen von 0,5 bis 1 mg. Halbwertszeit 9 bis 15 Stunden.

Bei akuten Psychosen, Unruhe und Angst sind Benzodiazepine mit kurzer bis mittellanger Halbwertszeit indiziert. Allerdings sollten sie wegen der Abhängigkeitsproblematik in der Regel nicht langfristig verordnet werden.

6.7.2 Schlafmittel

Über Schlafstörungen wird im Alter häufig geklagt. Ältere Menschen gehen oft schon sehr früh zu Bett, werden entsprechend bereits in den frühen Morgenstunden munter und können dann nicht mehr einschlafen. Solche Schlafstörungen stellen keine Indikation für die Gabe von Schlafmitteln dar. Von Bedeutung ist weiterhin, dass der Schlaf im Alter zumeist oberflächlicher wird, d.h., ältere Menschen erreichen seltener die erholsamen Tiefschlafphasen, die zudem verkürzt sind. Daneben treten manchmal Schlafstörungen in den zwei bis dreimal pro Nacht auftretenden Traumphasen auf. Führt der Traum zum Erwachen, ist das Wiedereinschlafen oft schwierig.

Häufig sind nächtliche Unruhezustände auf einen starken Harndrang zurückzuführen. Besonders zu Beginn des Krankenhausaufenthaltes kommt es auf dem noch unbekannten Weg zur Toilette zu Stürzen. Diese nächtliche Unruhe darf u. E. nicht mit Medikamenten behandelt werden: Sind die Patienten durch Beruhigungsmittel eingeschränkt, erhöht sich die Gefahr!

Grundsätzlich wird zwischen Einschlafstörungen und Durchschlafstörungen unterschieden. Bei Einschlafstörungen sollte darauf geachtet werden, dass nachmittags bzw. abends kein Kaffee oder schwarzer Tee mehr getrunken wird. Stattdessen hilft vielleicht ein Beruhigungstee, ein Bad mit beruhigendem Zusatz (Lavendel) oder ein sonstiges Hausmittel. Erst wenn die Verkürzung der angestrebten Schlafdauer und diese Hausmittel nicht ausreichen, kann die Einnahme von Schlafmitteln sinnvoll sein, beginnen doch Depressionen und Psychosen häufig mit Schlafstörungen. Bei Durchschlafstörungen mit nächtlicher Unruhe können auch schlaffördernde Mittel mit kurzer HWZ eingenommen werden, jedoch nicht am Abend, sondern erst nach dem Wiederaufwachen – auch noch um drei Uhr morgens.

Als Schlafmittel kommen die neuen Medikamente Zopiclon (Ximovan) mit ca. 5-stündiger HWZ und Zolpidem (Stilnox) mit 2,5-stündiger HWZ in Frage. Aber auch Benzodiazepine wie Oxazepam (5 – 10 mg) oder Lormetazepam (0,5 – 1 mg) können eingesetzt werden.

Beim Einsatz der schwachpotenten Neuroleptika wie Melperon und Pipamperon sind wir zurückhaltender geworden, da Kreislaufprobleme und Stürze ein Problem sind.

Clomethiazol (Distraneurin) mit einer HWZ von 3 – 6 Stunden kann verabreicht werden, hat sich im Indikationsbereich Schlafstörungen bei dementen Patienten jedoch nicht als Mittel der Wahl bewährt.

Je nach Präparat muss die Dosis individuell bestimmt werden. Bei hartnäckigen Unruhezuständen und Schlafstörungen soll nicht ein Medikament hoch dosiert, sondern mehrere Medikamente kombiniert werden.

Erst wenn die Verkürzung der Ruhezeiten nicht ausreichend die Schlafstörung beeinflusst, kann der Einsatz von Schlafmitteln sinnvoll sein.

6.7.3 Medikamente zur Behandlung der Demenzerkrankung

Die Altersdemenz ist meist durch eine Degeneration der Gehirnzellen bedingt (Demenz vom Alzheimer-Typ) (S. 123). Durchblutungsstörungen allein führen nur selten zur Demenz (Multiinfarktdemenz). Es wird immer wieder propagiert, dass durch die Verbesserung der Durchblutung, der Sauerstoffausnutzung und des Stoffwechsels die Symptomatik gebessert werden könnte. Die Wirkung der angebotenen Mittel (Nootropica) ist aber fraglich.

Neben den sogenannten durchblutungsfördernden Mitteln und Nootropica sind neuerdings Cholinesterasehemmer zur Therapie der leichten bis mittelgradigen Demenz eingeführt worden. In einem Teil der Fälle verlangsamen sie das Fortschreiten der Demenz. Besonders gut wirken sie bei Demenzformen mit Parkinson-Symptomen und wechselnden psychischen Zuständen (Levy-body-Demenz). Die recht teuren, relativ nebenwirkungsarmen Mittel (Aricept, Exelon, Remergyl) sollten häufiger eingesetzt, aber nach wenigen Wochen auf ihre Wirksamkeit im individuellen Fall überprüft werden. Bei Patienten mit Demenz, deren Antrieb sehr gering ist, kommt auch Memantin (Ebixa oder Axura) in Frage.

6.7.4 Antiparkinson-Mittel

Bei alten, insbesondere dementen Patienten, finden sich Symptome der Parkinson-Erkrankung teils aufgrund einer Gehirndegeneration, teils als Folge einer Neuroleptika-Medikation. Bei den Parkinson-Symptomen wird unterschieden zwischen

- Plussymptomen wie Zittern (Tremor) und
- Minussymptomen wie Rigor (verstärkte Muskelanspannung) und Akinese (Bewegungseinschränkung).

Falls Neuroleptika gegeben wurden, ist erste therapeutische Maßnahme, diese abzusetzen. Die Plussymptomatik kann durch die Gabe von Anticholinergika wie Biperiden (Akineton) reduziert werden. Bei der Minussymptomatik können L-Dopa-Präparate (z.B. Madopar, Nacom) eingesetzt werden. Diese Mittel können aber Halluzinationen hervorrufen.

Als Prinzip der Behandlung von Parkinson-Symptomen gilt: Lieber mehrere Medikamente niedrig dosiert kombinieren, als eines in höherer Dosierung geben.

6.7.5 Herz-Kreislauf-Mittel

Internistisch wirksame Medikamente haben zahlreiche Nebenwirkungen, die das Befinden der Patienten beeinträchtigen können. Psychische Nebenwirkungen werden leider von Ärzten anderer Fachrichtungen nicht ernst genommen. Weniger Medikamente bedeuten häufig mehr Lebensqualität.

Wenn nur eine leichte kompensierte Herzinsuffizienz (Herzmuskelschwäche) ohne Bluthochdruck vorliegt, können alle Herz-Kreislauf-Mittel – unter internistischer Kontrolle – abgesetzt werden. Treten dann Knöchelödeme (durch Fingerdruck kann das gestaute Wasser unter der Haut weggedrückt werden, der Abdruck bleibt kurze Zeit sichtbar) oder andere deutliche Zeichen der Herzmuskelschwäche auf (Atemnot, insbesondere bei Bewegung; nächtlich gehäuftes Wasserlassen), so ist als Erstes eine Behandlung mit Diuretica (Wassertabletten) angezeigt. Vorsicht ist geboten, wenn alte Menschen zu wenig trinken. Besteht gleichzeitig ein schneller Pulsschlag, sollte ein ACE-Hemmer eingesetzt werden. Ein Digitalispräparat kann ebenfalls Anwendung finden.

Bei Bluthochdruck ist erst die Therapiebedürftigkeit festzustellen. Blutdruckwerte über 160/95 mm Hg sollten behandelt werden, es sei denn, dass sich beim Messen im Stehen wesentlich niedrigere Werte zeigen.

Bei der Behandlung mit Antihypertensiva (Blutdrucksenkern) besteht die Gefahr des Blutdruckabfalls im Stehen und einer damit verminderten Gehirndurchblutung. Mittel erster Wahl sind auch beim Bluthochdruck Diuretica und ACE-Hemmer.

Bei der Einstellung auf Medikamente sollte eine optimale Lebensqualität für alte Menschen angestrebt werden.

6.8 Schlafentzug und Lichttherapie zur Depressionsbehandlung

Schlafentzug

Wenn depressive Patienten eine Nacht nicht schlafen, haben 60–70 % von ihnen am folgenden Tag eine deutlich bessere Stimmung und einen gesteigerten Antrieb. Selbstmordgedanken gehen zurück (Pflug 1987). Es wird zwischen totalem und partiellem Schlafentzug unterschieden.

Beim totalen Schlafentzug bleiben die Patienten den Tag, die Nacht und den Folgetag wach. Beim partiellen Schlafentzug werden sie gegen 1 Uhr nachts geweckt und müssen bis zum folgenden Abend wach bleiben.

Wir praktizieren den partiellen Schlafentzug. Hierbei brauchen Patienten Animateure, um nicht wieder einzuschlafen. Alte Patienten haben häufig Schwierigkeiten, sich auf den Schlafentzug einzulassen – auch wenn sie darüber klagen, die ganze Nacht nicht schlafen zu können.

Die Schlafentzugstherapie kann stationär und ambulant angewandt werden und ruft keine ernsthaften Nebenwirkungen hervor. Sie ist nur wirksam, wenn die Patienten durch Unterhaltung durchgehend wach bleiben und keine Minute schlafen.

Schlafentzug wird von älteren depressiven Patienten meist abgelehnt, ist aber als nebenwirkungsarme Therapie sinnvoll.

Lichttherapie

Die Einwirkung von hellem Licht (über 2.500 Lux) fördert die Besserung der in der sonnenarmen Jahreszeit auftretenden Depressionen (Pflug 1987). Am günstigsten ist eine Lichteinwirkung durch helle Lampen in der Zeit von 6–8 Uhr morgens und 1–2 weitere Stunden abends. Bei ungefähr der Hälfte der Patienten bessert sich der Zustand nach 3–4 Tagen. Neben Kopfschmerzen treten keine weiteren Nebenwirkungen auf.

Wir haben sowohl in der Klinik als auch in der Tagesklinik für Psychogeriatrie Lichttherapieräume eingerichtet, in denen Halogenscheinwerfer die Zimmerdecke beleuchten und die Patienten in sehr hellem indirektem Licht sitzen und sich entspannen können. Diese Form der Lichttherapie wird von einem Teil der depressiven Patienten als angenehm empfunden. Eigentliche Winterdepressionen, bei denen die Wirkung der Lichttherapie nachgewiesen ist, kommen in unseren Breiten kaum vor.

Helles Licht wirkt sich in der Regel positiv auf die Stimmung aus.

6.9 Psychotherapie

Unter Psychotherapie verstehen wir allgemein die Bearbeitung der seelischen (inneren) Realität eines Menschen – im Unterschied zur Soziotherapie, bei der das Verhältnis zur äußeren Realität bearbeitet wird.

Obwohl mehr als 20 % der über 60-jährigen Menschen an psychischen Erkrankungen leiden, die psychogen bedingt bzw. mitbedingt sind, wird Psychotherapie im Alter nur sehr zögernd eingesetzt. Nach den ersten grundlegenden Veröffentlichungen (Radebold et al. 1973) hat sich die Anwendung der Psychotherapie bei älteren Menschen in den letzten 25 Jahren fortentwickelt. In der Praxis herrscht die psychoanalytisch orientierte Vorgehensweise vor. Außerdem sind Konzepte der Verhaltenstherapie für ältere Patienten inzwischen modifiziert worden (Hautzinger 1997).

Zur verspäteten Anwendung der Psychotherapie trug die Ansicht Freuds bei, dass Menschen, die das Alter von 45 Jahren überschritten haben, aufgrund ihrer langen Entwicklungszeit kaum mehr wandlungs- und therapiefähig seien. Die praktischen Erfahrungen, die wir vor allem im Arbeitskreis um Prof. Hartmut Radebold in Kassel gewonnen haben (Radebold 1987), zeigen aber, dass diese Auffassung nicht stichhaltig ist; vielmehr lassen sich oft in kurzer Zeit durch Psychotherapie große positive Veränderungen bewirken.

Mit der Durchführung der Psychotherapie älterer Patienten sind zahlreiche zusätzliche Schwierigkeiten im Unterschied zur Therapie jüngerer Patienten verbunden.

- Ältere Menschen haben altersgemäße Entwicklungsaufgaben, die jüngeren Therapeuten noch nicht bekannt sind. Dazu gehört beispielsweise das Problem, von den Kindern verlassen zu werden (Empty-nest-Syndrom). Auch die Berentung oder Pensionierung ist eine solche Aufgabe und erfordert eine entsprechende Veränderung (Radebold 1992).
- Mit den altersgemäßen Verlusten wird Objektlibido (Triebwünsche, die auf andere Menschen ausgerichtet sind) von den Objekten notwendigerweise abgezogen und auf das eigene Ich gerichtet. Dadurch kommt es zu einer Verstärkung der narzisstischen Züge (tertiärer Narzissmus) mit den dazugehörigen Beziehungsschwierigkeiten, die häufig in der Entwertung der jüngeren Therapeuten zum Ausdruck kommen.

- Auf die veränderte Übertragungs-/Gegenübertragungsproblematik haben wir in Kapitel 2 ausführlich hingewiesen. Übertragung und Gegenübertragung gestalten nicht nur die Beziehungen in der Psychotherapie, sondern einen Teil der Beziehungen allgemein.
- Das Schwinden der Kräfte, das Stärkerwerden von körperlichen Symptomen führt zu einer veränderten Bedeutung körperlicher Funktionen im seelischen Leben. Heuft (1997) spricht von einem „somatogenen Organisator".

In diesem Kapitel kann kein Überblick über die psychotherapeutischen Methoden vermittelt werden; es geht vielmehr um die Veranschaulichung von Vorgehensweisen in der Psychotherapie älterer Menschen. Deren Anwendung setzt Selbsterfahrung, Theoriekenntnisse und Therapie unter Supervision voraus. In der seit 2004 erscheinenden Zeitschrift „Psychotherapie im Alter" werden in Themenheften die unterschiedlichen Aspekte bei der Psychotherapie Älterer abgehandelt.

6.9.1 Analytische Einzeltherapie

Begegnung

Frau S., 73 Jahre alt, leidet seit 8 Jahren unter einem Schmerzsyndrom. Nach mehreren Lendenwirbelsäulenoperationen quälen sie noch immer schwerste Beinschmerzen. Nach der Einweisung von Frau S. in unsere Klinik entwickelt sich einige Tage später das folgende Therapiegespräch:

Frau S.: „Heute sind die Schmerzen noch schlimmer als gestern, ich kann kaum mehr aufstehen."

Therapeut: „Dann sind Sie ja ganz auf Hilfe angewiesen."

Frau S. schweigt, dann sagt sie: „Bei der letzten Operation ist sicher etwas falsch gemacht worden."

Therapeut: „Es ist schlimm, wenn einem nicht richtig geholfen wird. Sie sind jetzt schon lange hier im Krankenhaus. Helfen wir Ihnen auch nicht richtig?"

Frau S. schweigt wiederum; nun für eine längere Zeit. Als der Therapeut spürt, dass Frau S. wieder anfangen möchte zu klagen, interveniert er: „Hatten Sie in Ihrer Kindheit Hilfe und Unterstützung erfahren?"

Frau S. (abwehrend): „In meiner Kindheit war alles in Ordnung!"

Therapeut (nach langer Pause): „So?"

Frau S.: „Meine Mutter musste im Metzgerladen mithelfen."

Therapeut: „Dann hat sie nicht viel Zeit gehabt."

Frau S.: „Doch, schon – es gab aber viel Arbeit."

Therapeut: „Erzählen Sie doch einmal, wie war es bei Ihnen zu Hause?"

Frau S.: „Mein Vater hatte viel Arbeit und musste auch noch in der Metzgerei meines Großvaters mithelfen."
Therapeut: „Mhm!" (i.S. eines bestätigenden Lautes)
Frau S.: „Ich konnte ja in den Laden gehen."
Therapeut: „Mhm."
Frau S.: „Außerdem hat sich mein Großvater um mich gekümmert."
Therapeut: „Weil sich Ihre Eltern keine Zeit für Sie nahmen?"
Frau S. nach einer kurzen Pause: „Meine Schmerzen sind so stark, ich halte es nicht mehr aus."

Der Therapeut hat mit der letzten Frage offensichtlich zu direkt die Enttäuschung und die Enttäuschungswut angesprochen, sodass diese abgewehrt wurde und das Symptom wieder zum Vorschein kommt.

Bei analytisch orientierten Gesprächen zur Diagnostik oder Therapie muss der Therapeut sich über folgende Fragen klar werden:

- Um welchen unbewussten Konflikt geht es? Der Therapeut kann mit seiner Intervention diesen unbewussten Konflikt klarifizierend ansprechen („Dann sind Sie wohl ganz auf Hilfe angewiesen?").
- Was wird abgewehrt? Im geschilderten Therapiegespräch wurde die Enttäuschung abgewehrt, wenn Frau S. abwehrend sagt: „In meiner Kindheit war alles in Ordnung!" Hier könnte man sagen: „Sie sagen das, weil Sie Angst haben, wieder enttäuscht zu werden?"
- Um welche *Übertragungswünsche* geht es? Diese Wünsche sind nur zum Teil bewusst. So verfällt Frau S. ins Schweigen, als der Therapeut viel zu früh die Enttäuschungswut anspricht: „Helfen wir Ihnen auch nicht richtig?"

Vorgehen

Psychotherapie beginnt immer mit einem diagnostischen Gespräch, dem Erstinterview, das vom Therapeuten anfangs kaum strukturiert wird; der Patient kann dadurch die Gesprächsszene gestalten.

Kommt es zu einer Therapievereinbarung, werden regelmäßige Therapietermine angestrebt. Dabei ist es günstig, wenn man als Therapeut nicht unter Leistungsdruck steht und nichts aktiv am Patienten verändern möchte. Die Einstellung des Psychotherapeuten sollte, um ein Bild zu gebrauchen, vielleicht der eines Geburtshelfers gleichen, der selbst nicht gebären kann, der gebärenden Mutter aber beisteht. In dem geschilderten Therapiegespräch ist dem Therapeuten die Reduktion des Leistungsdruckes nicht gelungen.

Gesprächspausen sind bei Patient und Therapeut mit Phantasien gefüllt. Sie sind für den Fortgang des Gesprächs sehr wichtig. Nur wenn sie sich zu lange ausdehnen, können sie als trotzige Verweigerungshaltung verstanden und als Widerstand angesprochen werden. In der psychoanalytisch orientierten Psychotherapie sollte der Therapeut wenig fragen, sondern stattdessen Aussagen formulieren. Fragen sind nur empfehlenswert, wenn der Therapeut einen speziellen Sachverhalt wissen will. Das Stellen von Fragen beinhaltet die Gefahr, dass nur mit ja oder nein geantwortet wird. Aussagen, die in Möglichkeitsform formuliert werden, besonders wenn diese noch durch ein „Vielleicht" verstärkt wird, sind hingegen sehr gut geeignet, Phantasien, Gefühle und Ängste anzusprechen.

Das Ansprechen (Deuten) erfordert viel Fingerspitzengefühl und Takt hinsichtlich Zeit und Formulierung. Deutungen sind auch Unterstellungen, in dem Sinne, dass der bewussten Äußerung auch vorbewusste oder unbewusste Motive zugrunde gelegt werden. Deutungen sind dann besonders angezeigt, wenn repetitive Muster (Wiederholungen) in den Beziehungen und bei Konflikten erkannt werden. Daraus kann im Laufe der ersten Gespräche der zentrale Beziehungskonflikt (Luborsky 1988) herausgearbeitet werden, der aus drei Komponenten besteht:

- dem frühkindlichen Konfliktanteil, der sich in unserem Beispiel in der Enttäuschung über den fehlenden Vater ausdrückt.
- den krankheitsauslösenden Konfliktanteilen, die bei Frau S. als Enttäuschung über den Ehemann zutage kommen. Vor 8 Jahren wurde er beruflich stärker beansprucht und so wiederholte sich ihre Erfahrung, dass die Arbeit wichtiger ist als sie.
- dem Übertragungskonfliktanteil, der als Enttäuschung über den Therapeuten deutlich wird.

In einer Psychotherapie kann sich also die Enttäuschung – bzw. auch die dazugehörige Enttäuschungswut – in der Beziehung zu dem Therapeuten wiederholen. Der Therapeut wird in der Übertragungsbeziehung so behandelt wie früher der enttäuschende Vater. Eine solche Übertragungskonstellation muss vom Therapeuten erkannt werden. Dann ist es möglich, fixierte kindliche Konflikte und Enttäuschungen in der Therapiebeziehung zu bearbeiten. Im zitierten Beispiel ging es darum, dass die schmerzende Enttäuschung nicht mehr als Körperschmerz ausgedrückt werden muss.

Analytisch orientierte bzw. tiefenpsychologisch fundierte Psychotherapie geht vom Erkennen sich wiederholender Beziehungsmuster aus, die krankheitsauslösend waren und die sich in der Beziehung zum Therapeuten als Übertragung wiederholen. Durch Deutungen können die sich daraus ergebenden Konflikte durchgearbeitet werden.

Techniken

Die folgenden Formen der analytischen bzw. analytisch orientierten Einzeltherapie können unterschieden werden:

a) Bei Kurztherapien, die vor allem zur Krisenintervention dienen und auch unter stationären Bedingungen angewandt werden, geht es darum, dem Patienten positive Zuwendung zu bieten. Intensives Zuhören und Verständnis sind wichtig. Patienten, die sich in bestimmte Vorstellungen verrannt haben oder durch aktuelle Belastungen beeinträchtigt sind, können durch solch eine Unterstützung oft in kurzer Zeit wesentliche Fortschritte erzielen.
b) Unter Fokaltherapie versteht man eine Kurztherapie mit einem streng konzeptualisierten Vorgehen. Alle Interpretationen und Deutungen sind auf den zentralen Beziehungskonflikt (Fokus) ausgerichtet.
c) In der Regel dauern Psychotherapien aber 40–100 (oder auch 120 Stunden), also bei einem Termin wöchentlich mindestens 1–2 Jahre. Therapeut und Patient sitzen sich gegenüber, jedoch so, dass sie sich nicht ständig anschauen müssen.
d) Die Durchführung von Psychoanalysen im Alter wird noch recht selten praktiziert (Radebold u. Schweitzer 2001). Hierbei liegt der Patient auf der Couch und der Therapeut sitzt hinter ihm, sodass er nicht vom Patienten angeblickt werden kann. Es finden pro Woche 3–4 Stunden statt. Die Therapie hat eine Dauer von insgesamt 200–300 Stunden. Durch das Setting wird die Regression verstärkt und frühkindliche Konflikte kommen in der Übertragungsbeziehung deutlich zum Ausdruck.

Indikation

Einzeltherapie ist bei den psychischen Alterskrankheiten indiziert, die psychogen verursacht sind bzw. deren Verlauf durch psychogene Faktoren beeinflusst wird. Psychotherapie ist auch bei leichten Fällen von Demenz möglich. Die Therapietechnik muss entsprechend der Problematik modifiziert werden.

Sonstiges

Interessanterweise kommt man in Therapien mit älteren Patienten viel schneller „auf den Punkt“. Dies gilt auch für den Bereich der Sexualität, wenn jüngere Therapeuten es sich zutrauen, darüber zu sprechen.

In der Psychotherapie mit Älteren geht es zwar auch um Sterben und Tod. Unseres Erachtens wird dies jedoch von Therapeuten zu häufig im Mittelpunkt gesehen, wobei verkannt wird, dass beispielsweise ein 65-jähriger Patient noch eine durchschnittliche Lebenserwartung von 10–20 Jahren hat. Es kommt hierbei vielleicht die eigene Angst vor dem Alter zum Ausdruck (Gegenübertragungsproblematik).

Da die Beziehungsalternativen eingeschränkt sind, besteht insbesondere in der Therapie mit Älteren die Gefahr, dass sie sich aus einer therapeutischen Beziehung nicht lösen können oder dass es am Therapieende zu schweren Rückschlägen kommt. Die Patienten müssen daher auf das Ende der Therapie zeitig vorbereitet werden. Die Bereitschaft, als „gutes Objekt“ auch nach Abschluss der Therapie z.B. telefonisch zur Verfügung zu stehen, mildert die Abschieds- und Verlustsituation.

Durch Verlustsituationen im Alter und vermehrte körperliche Einschränkungen kann es auch zu psychogenen Alterskrankheiten kommen, bei denen die repetitiven Muster fehlen, da die Belastungen erstmalig in dieser Stärke auftreten. Dann kommt es in der Psychotherapie darauf an, Verständnis für diese Belastungen zu haben und mit dem Patienten gemeinsam Bewältigungsmöglichkeiten (Coping) zu entwickeln. Hierbei ist es hilfreich, vorhandene Kompetenzen, mit Konflikten umzugehen, in der Lebensgeschichte des Patienten herauszuarbeiten und zu versuchen, diese zu stärken.

6.9.2 Analytisch orientierte Gruppentherapie

Begegnung

Therapiegruppen finden hinter geschlossenen Türen statt. Lassen wir uns deshalb von einem Therapeuten eine Gruppensitzung schildern (Wagner 1988):

Die Gruppe besteht aus sechs Frauen und zwei Männern sowie einem Therapeuten, der von einer Kotherapeutin unterstützt wird. Die Therapeuten sind 30 bzw. 40 Jahre jünger als die anderen Gruppenmitglieder. Die Gruppensitzung beginnt mit einem „Blitzlicht", einer Technik, bei der sich alle Gruppenmitglieder nacheinander äußern, um das eigene Befinden auszudrücken.

Frau D.: „Heute geht es mir wieder ganz schlecht. Seit dem Aufstehen ist mir wieder dauernd schwindlig, ich kann gar nichts mehr machen. Ich weiß überhaupt nicht, wo der Schwindel herkommt. Aber die Frau Doktor meint immer, das geht auch ohne die Medikamente."

Frau L.: „Ich habe wieder so ein Druckgefühl im Hals, dann kann ich gar nicht richtig sprechen. Außerdem geht die Unruhe überhaupt nicht weg. Ich fühle mich tagsüber wie zerschlagen. Aber auf der Station wird man ja auch nachts immer wieder gestört. Als ich gekommen bin, ging es mir viel besser."

Herr W.: „Bei mir geht es auch immer bergab. Ich habe nun seit Wochen keine Verdauung mehr. Sie versuchen mir alle zu helfen, aber bei mir hilft alles nichts. Es gibt nichts, was mir helfen könnte."

Frau G.: „Ich muss den ganzen Tag diese Schmerzen ertragen. Da muss es doch etwas dafür geben. Wenn ich doch manchmal etwas Ruhe hätte. Wie soll denn das nur weitergehen?"

Frau W.: „Mein Problem ist, dass meine Familie die Wirklichkeit nicht so sieht, wie sie ist. Werde ich denn auch mal bald wieder entlassen? Zahlt die Krankenkasse denn eigentlich für meinen Aufenthalt hier?" (Das war eine Patientin mit einer paranoiden Alterspsychose.)

Frau F.: „Seit bei mir die Untersuchung an meinem Darm, diese Darmspiegelung, gemacht wurde, da haben sie mir Luft eingepumpt, seitdem geht es mir immer schlechter, da muss irgendwas kaputtgegangen sein. Mit diesem Druck im Bauch kann ich überhaupt nichts mehr machen."

Frau H.: „Ich weiß nicht, was noch werden soll. Mir geht es schlecht. Das liegt wohl daran, dass ich immer in meinem Leben so viel gearbeitet habe. Und jetzt habe ich keine Kraft mehr."

Nach dem Blitzlicht wurde das Gruppengespräch nur minimal strukturiert, entwickelte sich aber in ähnlicher Weise weiter. Vielleicht kann das einen Eindruck davon vermitteln, wie „erschlagend" eine solche Gruppe für die Therapeuten sein kann. Entsprechend fühlen sich die Therapeuten nach der auszugsweise geschilderten Gruppensitzung. Sie phantasieren, beim nächsten Termin würde niemand mehr erscheinen. So weit die Schilderung.

Vorgehen

Auch bei unseren kliniksinternen analytisch orientierten Gruppentherapien, die ein- bis zweimal in der Woche jeweils 60 Minuten lang durchgeführt werden, wird mit einem „Blitzlicht" begonnen. Häufig ergibt sich aus dem Blitzlicht das weitere Thema der Gruppensitzung. Der Therapeut kann in ähnlicher Weise wie in der Einzeltherapie intervenieren. Es ist für ihn wichtig, sowohl den Einzelnen mit seinen Themen und Phantasien als auch die Gruppe (Gruppenphantasie) im Blick zu haben.

Das geschilderte Gruppengespräch mit depressiven Patienten im Alter ist recht typisch. Nach der „Klagemauer", der klagend-anklagenden Beschäftigung mit dem Hier und Jetzt, wendet sich die Gruppe in darauffolgenden Gruppenstunden oft der Vergangenheit (Schlesinger-Kipp u. Warsitz 1984; Kipp 1995) zu („früher war es besser", „wir haben mehr zusammengehalten" usw.). Dadurch treten die Beschwerden in den Hintergrund. In einem dritten Stadium entsteht allmählich eine Beziehung zum Therapeuten, die oft auch liebevoll geprägt sein kann. Erst in dieser Atmosphäre können die übertragungsbezogenen Konflikte bearbeitet werden.

Zum Verständnis der theoretischen Hintergründe trägt Abbildung 1 (S. 95) zu Trauer und Depression bei. Nach psychoanalytischen Vorstellungen können depressive Patienten das aufgegebene Objekt, das introjiziert wurde, in der Erinnerung an die Vergangenheit wieder von sich als getrennt erleben.

Schwierig ist das Abschiedsstadium. Am Ende einer Gruppentherapie kann es zu vorübergehenden Rückfällen mit Symptombildung oder zur Rückkehr ins Stadium der „Klagemauer" kommen.

Techniken

In der stationären analytisch orientierten Gruppentherapie hat sich das „Anfangsblitzlicht" bewährt. Die ersten Sitzungen einer Gruppe mit depressiven älteren Patienten ist meist schwer durchzuhalten (Klagemauer). Man darf sich nicht entmutigen lassen. Der Einsatz eines Kotherapeuten hat sich als sinnvoll erwiesen. Durch ihn wird die Tendenz zur ödipalen Strukturierung von Konflikten verstärkt; Konflikte können im Sinn einer triangulären Beziehung als sich wiederholende Vater-Mutter-Kind-Konflikte ausgetragen werden.

Erst wenn die Patienten nach der Phase der „Klagemauer" zu dem Therapeuten bzw. dem Therapeutenpaar Beziehung aufnehmen, ist es möglich, die therapeutischen Techniken der analytisch orientierten Gruppentherapie anzuwenden.

Ein Problem dieser Gruppentherapie ist jedoch, dass der Anfangswiderstand, die „Klagemauer", für Therapeuten und Patienten nur schwer auszuhalten ist. In den letzten Jahren haben wir deshalb unser Gruppentherapieangebot für depressive ältere Patienten intensiviert, indem dieselben Menschen, die früher nur in der analytisch orientierten Gruppe zusammenkamen, jetzt viermal wöchentlich zu Gruppensitzungen zusammenkommen, und zwar bei unterschiedlichen Therapeuten mit unterschiedlichen Techniken (Kipp 1995; Kipp u. Groß 2004). Vor allem die Gestaltungs- und Bewegungstherapie haben sich als Methoden bewährt, älteren Menschen, die sich verbal meist nur klagend einbringen können, alternative Ausdrucksmöglichkeiten zu bieten.

Die Bewegungstherapiegruppe (montags) findet in einer möglichst entspannten Atmosphäre statt. Ein kurzes „Blitzlicht" am Anfang ermöglicht, sich gegenseitig in der Gruppe wahrzunehmen. Dann beginnt die Arbeit der konzentrativen Bewegungstherapie. Eine Tanztherapeutin leitet diese Gruppe.

Bei der Märchengruppe (dienstags), die von einer Kunsttherapeutin durchgeführt wird, gehen wir davon aus, dass die meisten Patienten mit Märchen aufgewachsen sind und über die Märchen, die ihnen vorgelesen werden, an frühere Gefühle, Wünsche und Vorstellungen erinnert werden. Nach dem Vorlesen setzen sich die Patienten häufig mehr oder weniger konkret mit den Grausamkeiten in diesen Texten auseinander, während sie auf die positiven Seiten der Märchen kaum eingehen. Das sind Anzeichen, welche archaisch-zerstörerische Gefühlsimpulse in ihrem Inneren bestehen, die in der Projektion auf das Märchen durchgearbeitet werden können.

In der Gesprächstherapiegruppe (donnerstags) sind die Zeiten, in denen die „Klagemauer" auftritt, nicht mehr so ausgedehnt wie früher. Patienten gehen schneller, jedoch auch ambivalentere Beziehungen zum Psychotherapeuten ein. Dies wird z.B. dadurch deutlich, dass sie ihn mit den anderen Therapeuten der Gruppe vergleichen und bewerten.

Die Kunsttherapiegruppe (freitags, S. 231–234) ermöglicht wieder eine meist ruhige und meditative Arbeit. Zeitweise werden durch diese Technik freudige Erinnerungen über den Akt des Gestaltens im gegenwärtigen Erleben der depressiven Patienten wirksam.

An der Gruppentherapie sind also drei Therapeuten (Tanztherapeut, Kunsttherapeut und Psychotherapeut) beteiligt, die jetzt jeweils die Gruppe allein leiten, jedoch wöchentlich zu einer kurzen Teamsitzung und zu einer Supervision zusammenkommen.

Gruppentherapien, bei denen tiefenpsychologisch fundierte Gesprächstechniken mit Gestaltungstherapie und Bewegungstherapie kombiniert werden, sind bei der Therapie von depressiven Menschen gut wirksam!

Indikation

Die stationäre Gruppentherapie ist angezeigt bei neurotischen und depressiven Erkrankungen sowie bei leichteren wahnhaften Störungen. Sie ist nicht geeignet, wenn das Hörvermögen (auch mit Hörgerät) der alten Patienten zu stark gemindert ist. Leichter gestörte Patienten können im Alter ambulant mit den üblichen therapeutischen Gruppenmethoden behandelt werden.

Sonstiges

In Gruppen mit Älteren kann relativ rasch und offen über Triebwünsche gesprochen werden. Die Gruppensitzungen verlaufen meist sehr lebhaft und sind für die Therapeuten sehr strapaziös, da es häufig um Destruktionskonflikte geht. Eine regelmäßige Supervision ist notwendig.

6.9.3 Stationäre Verhaltenstherapie mit depressiven älteren Menschen

Kognitive Verhaltenstherapie hat sich zur Therapie depressiver Menschen (Hautzinger 1997) bewährt. Sie wird inzwischen auch in der stationären Gerontopsychiatrie angewandt (Struwe 1999). Zur kognitiven Verhaltenstherapie gehören drei Elemente, nämlich der *Aufbau positiver Aktivitäten,* die *Veränderung von Kognitionen* und die *Verbesserung sozialer Fertigkeiten.*

Klinische Erfahrungen zeigen, dass schwerstdepressive Patienten in stationärer Behandlung mit Lernprogrammen in „verhaltenstherapeutischer Sprache“ und mit klar geplanten Interventionsschritten nicht gut zurechtkommen. Verhaltenstherapeutisch konzipierte Aufgabenstellungen werden von den Patienten dann besser angenommen und zur persönlichen Veränderung genutzt, wenn diese quasi spielerisch in die Abläufe des stationären Alltags integriert sind. Unter stationären Bedingungen ist es möglich, die dadurch eintretenden Veränderungen der Emotionen und deren Einfluss auf das Denken (Kognition) und umgekehrt zu beobachten.

Zum *Aufbau positiver Aktivitäten* ist es notwendig, in der Erinnerungsarbeit auf frühere Kompetenzen und Erfolge zurückzugreifen. Anknüpfend an diese Ressourcen gilt es, Aktivitäten anzubieten, die erfolgreich bewältigt werden und so zu einer positiveren Sichtweise beitragen. Auf einer gerontopsychiatrischen Station für depressive ältere Patienten werden beispielsweise von pflegerischen Mitarbeitern Aktivitäten in Gruppen organisiert, die individuelle Erfolgserlebnisse vermitteln können. Wichtig dabei ist es, dass die Mitarbeiter in ihren Gruppen solche Aktivitäten anbieten, die sie gerne machen und für die sie die Patienten daher gut motivieren können.

In psychotherapeutischen Einzelgesprächen und in Gruppentherapien sowie durch Rückmeldungen im Stationsalltag wird auf die *depressiven Denkstörungen* eingegangen und versucht, positivere Denkansätze zu entwickeln. Die häufigsten gedanklichen Verzerrungen sind das Alles-oder-nichts-Denken (z. B. „Entweder bin ich perfekt oder ich kann überhaupt nichts."), die emotionale Beweisführung (z. B. „Weil ich es gefühlt habe, verachtet mich der andere.") etc. Diese Form der Therapie ist allerdings bei schwer depressiven Patienten sehr schwierig. Sie verharren meist bei ihren Klagen und Anklagen und können kaum positivere Denkweisen übernehmen.

Zur *Verbesserung sozialer Fähigkeiten* wird wie zum Aufbau positiver Aktivitäten auf die Gruppenarbeit gesetzt. Als Gruppenaktivitäten eignen sich gemeinsames Kartenspielen, Ausflüge, Tanzveranstaltungen usw.

Obwohl also verhaltenstherapeutische und psychoanalytische Konzepte aus völlig unterschiedlichen theoretischen Quellen stammen, ähnelt sich die Alltagspraxis im Umgang mit alten depressiven Menschen bei beiden stationären therapeutischen Konzepten relativ stark.

6.9.4 Angehörigenarbeit und Familientherapie

Angehörigenarbeit

Während die Angehörigenarbeit in der Gerontopsychiatrie einen hohen Stellenwert hat, ist die Familientherapie eher vernachlässigt worden (Radebold u. Schlesinger-Kipp 1982; Weakland u. Herr 1984; Johannsen 1997).

Angehörige sollten regelmäßig in die Diagnostik einbezogen werden (Fremdanamnese). Eine Familientherapie kommt nur selten zustande, da es schwer ist, die Angehörigen zu aktivieren.

Interessant ist eine Form der Angehörigenarbeit, die in anderen Kliniken (z.B. Gummersbach) als wöchentliche Angehörigenvisite durchgeführt wird. Zu der sehr ausführlichen und sprechstundenartigen Visite können sich Angehörige (in der Regel ein bis zwei pro Patient) anmelden. Der Patient steht mit seinen Krankheiten und Problemen im Mittelpunkt, es werden jedoch auch die Eindrücke von Angehören, zum Beispiel nach Belastungsurlauben, besprochen. Die Angehörigen werden auch einbezogen, wenn es um Fragen der Weiterbetreuung geht.

Eine weitere Form der Angehörigenarbeit besteht in der Bildung von Angehörigengruppen. Bruder (1982) hat solche Gruppen mit pflegenden Angehörigen von dementen Patienten geleitet und diese Arbeit eindrücklich beschrieben. Mit der Betreuung dementer Eltern (bzw. Schwiegereltern) werden vor allem Töchter, aber auch Schwiegertöchter belastet. Durch die Pflegearbeit, durch die mehr oder weniger ständig erforderliche Kontrolle der Patienten, isolieren sich die Pflegenden. Die Gruppe ist für sie häufig die einzige Zeit in der Woche, in der sie sich von zu Hause entfernen, um Entlastung zu finden.

In Pflegeheimen lassen sich Angehörigengruppen gut organisieren, wenn sich das Pflegepersonal daran beteiligt. Ein wichtiges Thema dieser Gruppen sind die Schuldgefühle, die Angehörige wegen der Heimunterbringung plagen. Aber auch ein weiterer Aspekt ist von Bedeutung. Wenn Angehörige und Pflegekräfte sich austauschen, ist die Gefahr geringer, dass die Betreuten sie gegeneinander ausspielen.

Systemische Familientherapie

Familientherapie mit Älteren wird im Rahmen der Mehrgenerationentherapie praktiziert; dabei geht es meist um Probleme der mittleren oder jüngeren Generationen. Die systemische Perspektive der Familientherapie bei der Beratung älterer Menschen und ihrer Angehörigen, wie dies von Weakland u. Herr (1984) beschrieben wurde, ist besonders geeignet für die handlungsorientierte Lösung von Konflikten. Es kommt im Gegensatz zur klassischen Familientherapie nicht darauf an, alle Familienmitglieder in einer Sitzung zusammenzubringen. Vielmehr geht es um die familientherapeutische Sichtweise: Das Verhalten eines Familienmitgliedes beeinflusst das Verhalten anderer Familienmitglieder, die mit ihrem Verhalten wieder auf dieses eine Familienmitglied einwirken. Es kann ein Gleichgewicht im Sinne eines Regelkreises entstehen. Ein Konflikt kann sich jedoch auch so aufschaukeln, dass ein Teufelskreis entsteht und einzelne Familienmitglieder krank werden. Nach Weakland u. Herr liegt die Ursache hierfür in dem Versuch, den Konflikt zu lösen. An einem Beispiel kann man das veranschaulichen:

Eine etwa 50-jährige Frau lebt mit ihrem 75-jährigen Vater zusammen. Sie bemerkt, dass er immer vergesslicher wird: Wichtige Dinge muss sie ihm jetzt dreimal sagen oder diese gleich selbst in die Hand nehmen. Dadurch fühlt sich der Vater entwürdigt, und aus Trotz kümmert er sich um überhaupt nichts mehr – schließlich hat er ja doch nichts zu sagen. Die Tochter verkennt dieses Trotzverhalten als Zeichen dafür, dass ihr Vater immer „seniler" wird. Ihr Bestreben, seine Defizite durch erhöhte Aktivität auszugleichen, mündet in den besagten Teufelskreis, in dem ihr Vater sich immer mehr entmündigt fühlt.

Das Beispiel zeigt, dass der Versuch der Tochter, ihren Vater zu entlasten, gleichzeitig das Problem ist. Mit einfachem Zureden allein kann dieser Prozess nicht umgekehrt werden. Hilfreich können paradoxe Interventionen sein, z.B. im Sinne einer „Symptomverschreibung". Ein Therapeut könnte in unserem geschilderten Beispiel zu beiden sagen: (zum Vater gewandt): „Ich habe den Eindruck, Sie sind sehr bemüht, durch Ihre Passivität Ihrer Tochter zu einem neuen Lebensinhalt zu verhelfen. Sie fühlt sich jetzt endlich gebraucht und kann Ihnen die Hilfe und Zuneigung geben, die sie früher von Ihnen bekommen hat."

Auf diese Weise könnte es dem Vater ermöglicht werden, seine Trotzhaltung aufzugeben. Die Tochter könnte in der Auseinandersetzung ihrem Vater deutlich machen, dass sie auch andere Lebensinhalte hat.

6.10 Pflege, Umgang und Therapie – ein Überblick

Pflege: Bei der Pflege psychisch kranker alter Menschen muss deren Multimorbidität berücksichtigt werden. Durch die aktivierende Pflege, die durch Anleitung und Unterstützung, möglichst aber nicht durch Übernahme von Tätigkeiten gekennzeichnet ist, soll die Teilhabe der Patienten an den Aktivitäten des Lebens in der Gesellschaft ermöglicht werden. Mit der Übergangspflege bereitet man alte Patienten schon während der stationären Behandlungszeit auf die Wiederaufnahme von täglichen Aktivitäten zu Hause vor.

Bei der Pflege ist die Einstellung wichtig. Unter Validation versteht man eine methodisch reflektierte Einstellung zu dementen Menschen. Hierbei geht es darum, wie diesen Würde und Wertschätzung gegeben werden kann. Zur Validation gehört, dass man wörtliche Mitteilungen, auch wenn sie für unseren Verstand unklar sind, gefühlsmäßig zu erfassen und zu bestätigen versucht, um über dieses emotionale Verstehen der inneren Erlebniswelt dem Patienten Vertrauen, Sicherheit und Anerkennung zu schaffen, die das Selbstwertgefühl heben.

Soziotherapie: Die *Soziotherapie*, die hier als Auseinandersetzung mit der äußeren Realität (im Unterschied zur Psychotherapie, die sich mit der seelischen Realität auseinandersetzt) definiert wird, entspricht methodisch der aktivierenden Pflege, wird jedoch den Berufsgruppen der Ergotherapeuten und Sozialarbeiter zugeordnet. In der soziotherapeutischen Gruppenarbeit mit alten Menschen wird versucht, an frühere Lebenserfahrungen anzuknüpfen und verschüttete Fähigkeiten und Gefühle wieder zu fördern. Die soziotherapeutische Einstellung beinhaltet, dass alte Menschen bei täglichen Entscheidungen mitbestimmen, Fertigkeiten trainieren und an Freizeitaktivitäten teilnehmen.

Auch die *Physiotherapie* hat in der Gerontopsychiatrie eine ähnliche Relevanz. Die körperliche Berührung bei Massagen und Einreibungen hat hierbei eine größere Bedeutung als die funktionelle Übung.

Insgesamt können die verschiedenen Berufsgruppen in der Gerontopsychiatrie voneinander lernen. *Ergo-, Kunst- und Bewegungstherapie* können mit ihren Methoden bei depressiven älteren Patienten deren Erlebnisfähigkeit steigern. Tagesstrukturierende Aktivierungsprogramme sind in der Betreuung und Pflege alter Menschen (auch mit Demenz) von wesentlicher Bedeutung. Die Methodik dieser Gruppenarbeit soll von den Fähigkeiten und Erfahrungen alter Menschen ausgehen. Sie soll außerdem Wünsche befriedigen und damit die Aufmerksamkeit erhöhen. Einzelne Methoden des Realitätsorientierungstrainings, das von der Lerntheorie abgeleitet ist, haben sich als hilfreich erwiesen.

Medikamentöse Therapie: Die folgenden grundsätzlichen Überlegungen sind bei der medikamentösen Therapie im Alter zu berücksichtigen:

- Pflegekräfte sind häufig Mittler zwischen kommunikationsunfähigen Patienten und Arzt. Durch diese Vermittlungsrolle beeinflussen sie das Verordnungsverhalten des Arztes. Sie tragen damit eine Mitverantwortung für die medikamentöse Therapie.
- Durch die oft bestehende Multimorbidität alter psychisch kranker Menschen ist die Zahl der gegebenen Medikamente meist höher als in jüngeren Lebensaltern. Dadurch steigt die Gefahr von Nebenwirkungen und Wechselwirkungen (Interaktionen).
- Außerdem ist die Halbwertszeit (HWZ) vieler Medikamente durch einen langsameren Abbau in der Leber bzw. eine verzögerte Ausscheidung in der Niere verlängert, wodurch bei gleicher Dosierung die Konzentration des Pharmakons im Blut höher wird.
- Diese Gefahr der Kumulation steigt insbesondere bei Medikamenten mit langer Halbwertszeit an. So tritt im Alter eine erhöhte Sturzneigung, z.B. durch die Kumulation von Benzodiazepinen mit langer HWZ auf.
- Bei im Alter vorgeschädigten Organen (z.B. Gehirn) ist die Medikamententoleranz geringer, sodass oft nicht erwartete Nebenwirkungen auftreten.
- Die Bindung für Medikamente an das Bluteiweiß wird im Alter geringer, und dadurch erhöhen sich die Nebenwirkungen.
- Die medikamentöse Therapie sollte nach den Nebenwirkungen gesteuert werden.
- Die Einnahmezuverlässigkeit (Compliance) ist bei alten Menschen zu Hause häufig gering, im Pflegeheim aber hoch. Die Compliance kann durch Aufklärung und Medikamententraining oder durch Kontrolle gesteigert werden.

Wirkung der Medikamente:

- *Neuroleptika* haben eine antipsychotische und eine beruhigende Wirkung. Bei den hochpotenten Neuroleptika (z.B. Haloperidol) ist die antipsychotische Wirkung stark, die extrapyramidal-motorische Nebenwirkung im Sinne eines Parkinson-Syndroms jedoch ebenfalls. Bei den schwachpotenten Neuroleptika (z.B. Dipiperon) steht bei geringer antipsychotischer Wirkung die Sedierung im Vordergrund. Zu deren Nebenwirkungen gehört die Orthostase, d.h. der Blutdruckabfall im Stehen. Neue Neuroleptika (Risperdal, Zyprexa) sind nach den bisherigen Praxiserfahrungen relativ nebenwirkungsarm, jedoch gut antipsychotisch wirksam.
- *Antidepressiva* führen in 60–70 % (Placebos aber auch in 30–50 %) der Fälle zu einer Besserung der Depressionssymptomatik (Stimmungsaufhellung, Antriebssteigerung, Angstlinderung). Die traditionellen Antidepressiva (trizyklische Antidepressiva) haben starke Nebenwirkungen (trockener Mund, Herzrhythmusstörungen, Darm- und Blasenstörungen etc.). Deshalb sind sie im Alter nicht mehr Mittel der ersten Wahl. Die neuen Antidepressiva sind gleich gut wirksam und haben geringere Nebenwirkungen.
- Bei Schlafstörungen und starker Unruhe können *Schlafmittel* eingesetzt werden. Neben den neuen Schlafmitteln (z.B. Ximovan) kommen Benzodiazepine (Oxazepam, Lormetazepam) in Frage. Schwachpotente Neuroleptika werden häufig als Schlafmittel empfohlen. Dieser Empfehlung können wir wegen der Nebenwirkungen nicht zustimmen. Distraneurin kommt bei dementen Patienten als Schlafmittel in Frage.
- Lorazepam (Tavor), ein starkes Benzodiazepin, kommt bei Angst und Unruhe, z.B. in akuten Psychosen oder bei wahnhaften Depressionen, zum Einsatz. Es wirkt meist angenehm, macht müde, kann auf Dauer aber zu Abhängigkeit führen.
- Nootropika haben bei der Demenzerkrankung keine relevante, klinisch nachgewiesene Wirkung. Die neuen Cholinesterasehemmer verlangsamen aber bei leichten Demenzen bei einem Teil der Patienten die Verschlechterung.

Andere Therapieprinzipien: Zur Depressionsbehandlung eignet sich auch die Schlafentzugs- bzw. Wachtherapie, die jedoch von älteren Patienten häufig abgelehnt wird, weil sie an ihrem Schlaf hängen. Die Lichttherapie wird dagegen von dieser Patientengruppe als angenehm empfunden.

Psychotherapie: Psychotherapie, die als Auseinandersetzung mit der seelischen Realität verstanden wird, ist auch im Alter wirksam. Psychoanalytisch orientierte bzw. tiefenpsychologisch fundierte Methoden werden als Einzel- oder Gruppentherapie angewandt. Zur Diagnostik wird das Erstinterview durchgeführt, eine Gesprächsform, in der der Therapeut die Gesprächssituation wenig strukturiert, sodass sich der unbewusste Konflikt in der Übertragung szenisch darstellt. Krankmachende Konfliktmuster müssen erkannt und können dann in der Übertragung durchgearbeitet werden. Verhaltenstherapie wird in der Gerontopsychiatrie vorwiegend in Form der kognitiven Therapie angewandt. Depressive Verzerrungen des Denkens können so beeinflusst werden.

Wesentlich in der Gerontopsychiatrie ist auch die Angehörigenarbeit durch Beratung, durch Angehörigenvisiten und durch Angehörigengruppen (Alzheimer-Gruppen). Die Familientherapie, bei der das systemische Denken im Mittelpunkt steht, findet in der Gerontopsychiatrie bisher nur wenig Anwendung.

7 Wichtige Adressen

Deutschland:

Deutsche Alzheimer Gesellschaft e.V.
Friedrichstraße 236
10969 Berlin
Tel.: (0 18 03) 17 10 17 (für Beratung)
Tel.: (0 30) 2 59 37 95-0
Fax: (0 30) 2 59 37 95-29
www.deutsche-alzheimer.de
info@deutsche-alzheimer.de

Deutsches Zentrum für Altersfragen
Manfred-von-Richthofen-Straße 2
12101 Berlin
Tel.: (0 30) 2 60 74 00
Fax: (0 30) 7 85 43 50
www.dza.de
dza@dza.de

Kuratorium Deutsche Altershilfe
An der Pauluskirche 3
50677 Köln
Tel.: (02 21) 93 18 47-0
Fax: (02 21) 93 18 47-6
www.kda.de
info@kda.de
(Umfangreiche Schriftenreihe, Magazin „Pro Alter“, Informationsmöglichkeiten)

Deutsche Gesellschaft für Gerontologie und Geriatrie e.V.
Geschäftsstelle
Alte Jakobstraße 7
10179 Berlin

Tel.: (0 30) 28 44 99-24
Fax: (0 30) 28 44 99-34
www.dggg-online.de
gs@dggg-online.de
(Wissenschaftliche Gesellschaft mit mehreren Sektionen
von den Grundlagenwissenschaften bis zur Anwendung)

Deutsche Gesellschaft für Gerontopsychiatrie und -psychotherapie
(DGGPP)
c/o Prof. Dr. Hans Gutzmann
Krankenhaus Hedwigshöhe
Höhensteig 1
12526 Berlin
Tel.: (0 30) 67 41 30 01
Fax: (0 30) 67 41 30 02
www.dggpp.de
h.gutzmann@alexius.de

Österreich:

Alzheimer Angehörige Austria
Medizinisches Selbsthilfezentrum
Obere Augartenstraße 26–28
A-1020 Wien
Tel.: (00 43) 01/3 32 51 66
Fax: (00 43) 01/3 34 21 41
www.alzheimer-selbsthilfe.at
alzheimeraustria@via.at

Schweiz:

Schweizerische Alzheimervereinigung
Rue des Pecheurs 8
CH-1400 Yverdon-les-Bains
Tel.: (00 41) 0 24/4 26 20 00
Fax: (00 41) 0 24/4 26 21 67
alz@bluewin.ch
www.alz.ch

Literatur

Durch Fettdruck hervorgehobene Literatur ist besonders empfehlenswert!

Adams RE, Victor M (1985) Principles of Neurology. McGraw-Hill, New York

Adler R (1986) Anamneseerhebung in der psychosomatischen Medizin. In: Uexküll T v (Hrsg) Psychosomatische Medizin. 3. Aufl., S. 184-207. Urban & Schwarzenberg, München/Wien/Baltimore

Ariès P (1981) Studien zur Geschichte des Todes im Abendland. dtv, München

Baltes BP, Baltes MM (1989) Erfolgreiches Altern: Mehr Jahre und mehr Leben. Zeitschrift für Gerontopsychologie und -psychiatrie 2: 5-10

Battegay R (1983) Angst als Ausdruck neurotischen Erlebens. In Peters UH (Hrsg) Psychiatrie Bd II. Kindlers „Psychologie des 20. Jahrhunderts". S. 170-186. Beltz, Weinheim/Basel

Beauvoir S de (1972) Das Alter. Rowohlt, Reinbek

Beck D (1987) Krankheit als Selbstheilung. Insel, Frankfurt a. M.

Benkert O, Hippius H (2005) Psychiatrische Pharmakotherapie. Springer, Berlin/Heidelberg/New York

Benton AL (1986) Der Benton-Test. 4. Aufl. Huber, Bern/Stuttgart/Wien

Bergener M (1989) Depressive Syndrome im Alter. Thieme, Stuttgart/New York

Blöink M, Husser J (1984) Depressive Erkrankungen. In Oswald WD et al. Gerontologie. S. 343-349. Kohlhammer, Stuttgart

Böhm E (1988) Verwirrt nicht die Verwirrten. Psychiatrie, Bonn

Böker K. (1982) Tagesklinische Behandlung in der Gerontopsychiatrie. Psychiat. Praxis 9: 67-75

Böker B, Bremer HD (1983) Selbstheilungsversuche Schizophrener. Psychopathologische Befunde und Folgerungen für Forschung und Therapie. Nervenarzt 54: 578-589

Bruder J (1982) Zur Gruppenarbeit von Angehörigen von dementen und nicht dementen alten Menschen. In Radebold H (Hrsg) Gruppenpsychotherapie im Alter. S. 98-109. Vandenhoeck & Ruprecht, Göttingen

Buck E, Kipp J (2004) Das Aufnahmegespräch in der Klinik für Psychiatrie u. Psychotherapie. Psychotherapie im Alter 1(1): 71-82

Bueb E (1987) Kritik der bundesrepublikanischen Altenpolitik. In Zander M (Hrsg) Anders Altsein. Klartext, Essen

Bundesministerium für Jugend, Familie, Frauen u. Gesundheit (BMJFFG) (Hrsg.) (1988) Empfehlungen der Expertenkommission der Bundesregierung

zur Reform der psychiatrischen Versorgung im psychiatrischen und psychotherapeutisch/psychosomatischen Bereich. Bonn
Bundesministerium für Familie, Senioren, Frauen und Jugend (2001) Dritter Altenbericht. http://www.bmfsfj.de/Kategorien/Publikationen/Publikationen,did=3174.html (Letzter Zugriff: 2.11.2005)
Cooper B, Sosna U (1983) Psychische Erkrankungen in der Altenbevölkerung. Nervenarzt 54: 239-249
Deutscher Bundestag (Hrsg) (1975) Bericht über die Lage der Psychiatrie in der Bundesrepublik Deutschland – Zur psychiatrischen und psychotherapeutisch/psychosomatischen Versorgung der Bevölkerung – BTD 7/4200. Heger, Bonn
Dilling H, Mombour W, Schmidt MH (Hrsg) (1991): Internationale Klassifikation psychischer Störungen. ICD-10 Kap. V (F). Huber, Bern/Göttingen/Toronto
Döll, HKA (1987) Philosoph im Krankenhaus. Syndikat, Frankfurt a. M.
Eberhardt EG (1995) Die Wechselwirkung von Raumplanung und therapeutischem Konzept. In Kipp J, Wehmeier PM (Hrsg) Handeln und Atmosphäre im therapeutischen Raum psychiatrischer Abteilungen. S. 8-11. Roderer, Ravensburg
Esser R (1997) Endlich oder „lebenslänglich"? Erfahrungen mit der Langzeitbetreuung einer Gruppe chronisch Depressiver. In Radebold H, Hirsch RD, Kipp J, Kortus R, Stoppe G, Struwe B, Wächtler C (Hrsg) Depressionen im Alter. S. 314-317. Steinkopff, Darmstadt
Feil N, Klerk-Rubin V de (2005) Validation. Ein neuer Weg zum Verständnis verwirrter alter Menschen. 8. Aufl. Ernst Reinhardt, München/Basel
Feldmann L (1989) Leben mit der Alzheimer-Krankheit. Piper, München/Zürich
Folstein MF, Folstein SE, McHugh PR (1975) „Mini-Mental-State": A practical method for grading the cognitive state of patients for the clinicians. J. Psychiatr. Res. 12: 189-198
Förstl H (2003) (Hrsg) Lehrbuch der Gerontopsychiatrie. Enke, Stuttgart
Freud S (1916) Trauer und Melancholie. GW Bd 10, S. 428-446. Fischer, Frankfurt a. M.
– (1920) Jenseits des Lustprinzips. GW Bd 13 S. 1-69. Fischer, Frankfurt a. M.
– (1923) Das Ich und das Es. GW Bd. 13, 237-289. Fischer, Frankfurt a. M.
Gerontopsychiatrische Tagesstätte (1989) 2. Arbeitsbericht vom 1.4.1989. Bielefeld
Göbel H, Kipp J, Struwe B (1997) Symptomatik der Altersdepression und die Diagnose der Depression nach ICD-10. In **Radebold H, Hirsch RD, Kipp J, Kortus R, Stoppe G, Struwe B, Wächtler C (Hrsg) Depressionen im Alter.** Steinkopff, Darmstadt
Grohjohann K (1989) Tagespflege in der Bundesrepublik Deutschland. Kohlhammer, Stuttgart/Berlin/Köln

Grond E (1984) Die Pflege verwirrter alter Menschen. Lambertus, Freiburg i.Br.
Groß M, Kipp J, Dixon N (1997) Erfahrungen mit einer intensiven Gruppentherapie für Altersdepressive. In Radebold H, Hirsch RD, Kipp J, Kortus R, Stoppe G, Struwe B, Wächtler C (Hrsg) Depressionen im Alter. S. 166-167. Steinkopff, Darmstadt
Haag A (1985) Psychosomatische Aspekte funktioneller Störungen bei der Bewältigung von Verlusten im Alter. In Bergner M, Karg B (Hrsg) Psychosomatik in der Geriatrie. S. 25-31. Steinkopff, Darmstadt
Hautzinger M (1997) Psychotherapie im Alter. In Förstl H (Hrsg) Lehrbuch der Gerontopsychiatrie. S. 197-209. Enke, Stuttgart
Helmchen H, Baltes MM, Geiselmann B, Kanowski S, Linden M, Reischies FM, Wagner M, Wilms HU (1996) Psychische Erkrankungen im Alter. In **Mayer KU, Baltes PB (Hrsg) Die Berliner Altersstudie.** S. 185-220. Akademie-Verlag, Berlin
Herda C, Kipp J, Schwarz HJ (2000) Wirkfaktoren der Ergotherapie – Ergebnisse einer Pilotstudie. Ergotherapie & Rehabilitation 6: 17-21
Heuft G (1997) Auf dem Weg zu einem empirisch gestützten psychoanalytischen Entwicklungsmodell der zweiten Hälfte des Erwachsenenlebens. In Radebold H (Hrsg) Altern und Psychoanalyse. Psychoanalytische Blätter Bd. 6, S. 41-53. Vandenhoeck & Ruprecht, Göttingen
Heuft G, Kruse A, Radebold H (2006) Lehrbuch der Gerontopsychosomatik und Alterspsychotherapie. Reinhardt, München/Basel
Hinze E (1984) Übertragung und Gegenübertragung in der Psychotherapie mit älteren Patienten. In Radebold H (Hrsg) Gerontopsychiatrie 12. S. 21-35. Janssen, Neuss
Hirsch RD (1999) Lernen ist immer möglich. Verhaltenstherapie mit Älteren. 2. Aufl. Ernst Reinhardt, München/Basel
Höltmann B, Tausche P (1996) Pflegegesetzadaptiertes geriatrisches Basis-Assessment. Medizin-Verlag, München
Irninger W (1986) Probleme im Umgang mit betagten Patienten in der täglichen Praxis. In Kielholz P, Adams C (Hrsg) Der alte Mensch als Patient. S. 31-44. Deutscher Ärzteverlag, Köln
Janzarik W (1974) Über das Kontaktmangelparanoid des höheren Lebensalters und den Syndromcharakter schizophrenen Krankseins. Nervenarzt 44: 515-526
Jellinek EM (1960) The Disease Concept of Alcoholism. New Haven
Johannsen J (1997) Systemische Therapie mit Älteren – Quo vadis? In Heuft G, Teising M (Hrsg) Alterspsychotherapie – Quo vadis? S. 48-62. Westdeutscher Verlag, Opladen/Wiesbaden
Joraschky P, Köhle K (1979) Maladaption und Krankheitsmanifestation. Das Streßkonzept in der psychosomatischen Medizin. In Uexküll T v (Hrsg) Lehrbuch der psychosomatischen Medizin. S. 170-202. Urban & Schwarzenberg, München/Wien/Baltimore

Jüngling G (1988) Magen und Seele sind befriedigt. Eine Senioren-Selbsthilfegruppe hatte eine gute Idee. Frankfurter Rundschau vom 16.1.88, S. M10
Kaiser HJ (1988) Handlungs- und Lebensorientierung alter Menschen. Teil I: Erlebte Subjektrolle und ihre Konsequenzen für die Gestaltung der Lebensumwelt Älterer. Zeitschrift für Gerontopsychologie und Gerontopsychiatrie 1: 243-255
Karotsch D (1987) Möglichkeiten und Grenzen der Interventionsgerontologie auf einer gerontopsychiatrischen Station. In Reimer F (Hrsg) Gerontopsychiatrie im psychiatrischen Krankenhaus. S. 127-131. Waisenhof, Weinsberg
Kernberg OF (1988) Borderline-Störungen und pathologischer Narzißmus. Suhrkamp, Frankfurt a. M.
Kipp J (1982) Bemerkungen zu familien- und paartherapeutischen Möglichkeiten mit älteren Patienten in einer gerontopsychiatrischen Abteilung. In Radebold H, Schlesinger-Kipp G (Hrsg) Familien- und paartherapeutische Hilfen bei älteren und alten Menschen. S. 127-131. Vandenhoeck & Ruprecht, Göttingen
– (1984) Wunscherfüllung und Frustration als Determinanten des Alterns. In Radebold H (Hrsg) Gerontopsychiatrie 12. S. 1-10. Janssen, Neuss
– (1988 a) Psychodynamik der Somatisierung bei psychischen Alterserkrankungen. In Kalousek ME (Hrsg) Gerontopsychiatrie 13. S. 31-44. Janssen, Neuss
– (1988 b) Qualitätsanforderungen in der Gerontopsychiatrie. In Hoffmann A, Klie T (Hrsg) Gerontopsychiatrische Qualifikation in der Altenpflege. Schriftenreihe HAFA, Bd 2. S. 1-26. Hamburg
– (1988 c): Sterbebegleitung – affektive Schwierigkeiten und Möglichkeiten. Die Schwester/Der Pfleger 27: 329-332
– (1991) Therapeutische Konzepte psychiatrischer Abteilungen. In Wolpert E, Kipp J (Hrsg) Die therapeutische Arbeit psychiatrischer Abteilungen. S. 17-29. Rheinland, Bonn
– (1992) Imaginäre Lebenswelten. Bewältigungsstrategien bei akuten psychischen Alterserkrankungen. In Petzold C und Petzold HG (Hrsg) Lebenswelten alter Menschen. S. 218-225. Vincentz, Hannover
– (1995) Stationäre Gruppentherapie mit depressiven Menschen im Alter. In: Jovic NJ, Uchtenhagen A (Hrsg) Psychotherapie und Altern. S. 249-260. Fachverlag, Zürich
– (1997) Wahn bei alten Menschen aus psychiatrischer Sicht – ein verstehender Umgang. In Blonski H (Hrsg) Wahn und wahnhafte Störungen im Alter. S. 25-42. Ernst Reinhardt, München/Basel
– (2004) Angst im Alter – eine Übersicht. Psychotherapie im Alter 1(2): 9-22
– (2004) Die Struktur eines Erstgesprächs mit Älteren. Psychotherapie im Alter 1 (1): 15-34
– (2005 a) Zwangsstörungen im Alter – eine Übersicht. Psychotherapie im Alter 2(2): 33-48

– (2005 b) Zur Polarität von Ordnung und Vermüllung – Psychodynamik des Sammelzwangs im Alter. Psychotherapie im Alter 2(2): 73-88
– Groß M (2004): Tägliche Gruppentherapien für ältere Patienten in einer Klinik für Psychiatrie und Psychotherapie. Gruppenpsychotherapie, Gruppendynamik 40: 148-163.
–, Herda C, Schwarz (2000) Wirkfaktoren der Ergotherapie. – Ergebnisse einer Pilotstudie. Ergotherapie & Rehabilitation 6: 17-21
–, **Unger HP, Wehmeier PM (2006) Beziehung und Psychose.** Psychosozial, Giessen
–, Schmied HP, Stolzenburg HJ (1999) Praxis der Entzugsbehandlung Alkoholabhängiger in einer psychiatrischen Abteilung im Allgemein-Krankenhaus. Spektrum d. Psychiatrie, Psychotherapie und Nervenheilkunde 28(6): 154-157
–, Stolzenburg HJ (2000) Sucht und Abstinenz im Zusammenhang mit der Aktivierung früher Persönlichkeitsstrukturen. Psychotherapeut 45(1)
Kitwood T (2000) Demenz: der personzentrierte Umgang mit verwirrten Menschen. Huber, Bern/Göttingen
Köhle K, Simons C, Kubane KB (1990) Zum Umgang mit unheilbar Kranken. In Uexküll T v (Hrsg) Lehrbuch der Psychosomatischen Medizin 4. Aufl., S. 1199-1244. Urban & Schwarzenberg, München/Wien/Baltimore
Korte W (1987) Die mühselige Professionalisierung. Sozialarbeit und Pflege in der ambulanten Gerontopsychiatrie. KDA-Forum 7, Kuratorium Deutsche Altenhilfe, Köln
Kretschmann R, Radebold H (1989) Versorgung psychisch Alterskranker durch Sozialstationen – Ergebnisse eines Modellversuchs. In Kretschmar C (Hrsg) Gerontopsychiatrie 15: Möglichkeiten und Modelle der Versorgung psychisch Alterskranker. S. 151-161. Janssen, Neuss
Kübler-Ross E (1996) Über den Tod und das Leben danach. Verlag die Silberschnur, Güllesheim
Laplanche J, Pontalis JP (1973) Das Vokabular der Psychoanalyse. Suhrkamp, Frankfurt a. M.
Lau I (1988) Zu Hause leben und trotzdem nicht alleingelassen sein. Betreutes Einzelwohnen im LNV. LNV-Info 2/2, S. 1-6
Lehr U (1991) Psychologie des Alterns. 7. Aufl. Quelle & Meyer, Heidelberg
–, Thomae H (Hrsg) (1987) Formen seelischen Alterns. Ergebnisse der Bonner Gerontologischen Längsschnittstudie (BOLSA). Enke, Stuttgart
Luborsky L (1988) Einführung in die analytische Psychotherapie. Springer, Berlin/Heidelberg/New York
Mace NL, Rabins PV (1986) Der 36-Stunden-Tag: die Pflege der verwirrten älteren Menschen, speziell der Alzheimer-Kranken. 2. Aufl. Huber, Bern/Stuttgart/Toronto

Mahoney FI, Barthel DW (1965) Functional Evaluation. The Barthel Index. Md State Med J 14(2): 61-65
Masters WH, Johnson VE (1966) Human sexual response. Little, Brown & Co, Boston
–, – (1970) Human sexual inadequacy. Little, Brown & Co, Boston
Meiner E (1987) Beruhigungsmittel in der ärztlichen Praxis. Deutsches Ärzteblatt 84 (B): 921-924
Mitscherlich A, Mitscherlich M (1967) Die Unfähigkeit zu trauern. Piper, München/Zürich
Nemiroff RA, Colarusso CA (1985) The Race Against Time. Plenum, New York/London
Peters M (2004) Klinische Entwicklungspsychologie des Alters. Vandenhoeck & Ruprecht, Göttingen
Pflug B (1987) Rhythmusfragen bei affektiven Psychosen. In Kisker KP (Hrsg) Psychiatrie der Gegenwart, Bd. 5: Affektive Psychosen. S. 3-29. Springer, Berlin Heidelberg/NewYork/Tokyo
Platt D (Hrsg) (1988) Pharmakotherapie im Alter. Springer, Berlin/Heidelberg/New York
Podsiadlo D, Richardson S (1991) The timed „up & go": a test of basic functional mobility for frail elderly persons. J AmSoc 39: 142-148
Pohlen M, Krauß E, Wittmann L (1984) Der „Therapeutische Raum" als psychotherapeutisches Behandlungsprinzip im klinischen Feld. In Heigl-Evers A (Hrsg) Gruppendynamik und Gruppentherapie. Kindlers „Psychologie des 20. Jahrhunderts" (Sozialpsychologie, Bd. 2, S. 919-927). Beltz, Weinheim/Basel
Poppe HG (1984) Bedeutung und Konsequenzen des psychoanalytischen Zugangs für ältere Patienten in einer Sozialpsychiatrischen Beratungsstelle. Fragmente 10: 141-147
Radebold H (1979) Psychosomatische Probleme in der Geriatrie. In Uexküll T v (Hrsg) Lehrbuch der psychosomatischen Medizin. S. 728-744. Urban & Schwarzenberg, München/Wien/Baltimore
– (1987) Regression im Altern und Alter unter psychosomatischen Aspekten. In Krauß B, Schumacher M, Hirsch RD (Hrsg) Gerontopsychiatrie 11. S. 1-18. Janssen, Neuss
– (1988) Warum behandeln wir als Psychoanalytiker keine Älteren? Psychosozial 11(34): 44-53
– (1989) Alter und Altern aus psychoanalytischer Sicht. In Werthmann H v (Hrsg) Unbewusste Phantasien. S. 59-69. Pfeiffer, München
– (1990) Die psychosomatische Sicht alternder Patienten. In Uexküll T v (Hrsg) Psychosomatische Medizin. 3. Aufl. S. 1099-1121. Urban & Schwarzenberg, München/Wien/Baltimore

– **(1992) Psychodynamik und Psychotherapie Älterer.** Springer, Berlin/Heidelberg/New York
–, Bechtler H, Pina J (1973) Psychosoziale Arbeit mit älteren Menschen. Lambertus, Freiburg i. Br.
–, Rassek M, Schlesinger-Kipp G, Teising M (1987) Zur psychotherapeutischen Behandlung älterer Menschen. Lambertus, Freiburg i.Br.
–, Schlesinger-Kipp G (Hrsg) (1982) Familien- und paartherapeutische Hilfen bei älteren und alten Menschen. Vandenhoeck & Ruprecht, Göttingen
–, Schweitzer R (2001) Der mühselige Aufbruch. Eine Psychoanalyse im Alter. 2. Aufl. Ernst Reinhardt, München/Basel
Rassek M (1988) Konversionssymptome im Alter. In: Kalousek ME (Hrsg.) Gerontopsychiatrie 13. S. 91-102, Janssen, Neuss
Riemann F (2004) Grundformen der Angst. Eine tiefenpsychologische Studie. 36. Aufl. Ernst Reinhardt, München/Basel
Romero B (1997) Selbst-Erhaltungs-Therapie (SET): Betreuungsprinzipien, psychotherapeutische Interventionen und Bewahren des Selbstwissens bei Alzheimerkranken. In: Weis S, Weber G (Hg) Handbuch Morbus Alzheimer. S. 1209-1251. Psychologie Verlags Union, Weinheim
Saß H, Wittchen HV, Zaudig M (Hrsg) (1996) Diagnostisches und statistisches Manual Psychischer Störungen (DSM-IV) Hogrefe, Göttingen
Saupe R, Diefenbacher A (1996) Praktische Konsiliarpsychiatrie und Psychotherapie. Enke, Stuttgart
Schlesinger-Kipp G, Warsitz P (1984) Der Sog des Schweigens und die unwillkürliche Erinnerung. Fragmente 10: 40-93
Schmitz-Scherzer R (1984) Sterbebegleitung. In Oswald WD Gerontologie. S. 465-476. Kohlhammer, Stuttgart/Berlin/Köln/Mainz
Schneider HD (1980) Sexualverhalten in der zweiten Lebenshälfte. Kohlhammer, Stuttgart/Berlin/Köln/Mainz
Schumann HJ v (1980) Erotik und Sexualität in der zweiten Lebenshälfte. Leitfaden für Gesunde und Kranke sowie deren Ärzte und Psychotherapeuten. Hippokrates, Stuttgart
Schützendorf E (2004) Das Recht der Alten auf Eigensinn. Ein notwendiges Lesebuch für Angehörige und Pflegende. 3. Aufl. Ernst Reinhardt, München/Basel
Sheik JI, Yesavage JA (1986) Geriatric Depression Scale (GDS): Recent evidence and development of a shorter version. Clin Gerontol 5: 165-173
Shulman KI, Gold DE et al. (1993) Clock-drawing and dementia in the community: a longitudinal study. Int J Geriatr Psychiatry 8: 487-496
Soeder M (1989) Abhängigkeit und Sucht. In Platt D, Oesterreich K (Hrsg) Handbuch der Gerontologie, Bd. 5: Neurologie, Psychiatrie. S. 337-355. Fischer, Stuttgart/New York

Spector A, Thorgrimsen L, Woods B, Royan L, Davies S, Butterworth M, Orell M (2003) Efficacy of an evidence-based cognitiv stimulation therapy programme for people with dementia. Randomised controlled study. Brit J Psychiatry 183: 248-254

Statistisches Bundesamt (Hrsg) (1982) Statistisches Jahrbuch 1982 für die Bundesrepublik Deutschland. Kohlhammer, Stuttgart

Struwe B (1999) Stationäre Behandlung depressiver älterer Menschen in der Klinik für Psychiatrie und Psychotherapie Merxhausen. Unveröff. Manuskript

Sydow, K von (1994) Die Lust auf Liebe bei älteren Menschen. 2. Aufl. Ernst Reinhardt, München/Basel

Teising M (1992) Alt und lebensmüde. Ernst Reinhardt, München/Basel

Uexküll T v (Hrsg) (1990) Psychosomatische Medizin, 3. Aufl. Urban & Schwarzenberg, München/Wien/Baltimore

Vollhardt BR, Hirsch RD (1997) Situation der Gerontopsychiatrischen Zentren – Einführung. In Radebold H. et al. (Hrsg.) Depression im Alter. S. 320-326. Steinkopff, Darmstadt

Wachs S, Kipp J (2004) „Womit habe ich das verdient?" Pflegerische Aufnahme von älteren psychisch kranken Patienten. Psychotherapie im Alter 1 (1): 47-57

Wächtler C, Lauter H (1981) Die Erkennung von Depressionen und Demenzprozessen bei Patienten der zweiten Lebenshälfte. In Schütz RM (Hrsg) Praktische Geriatrie 1, S. 80-115. Selbstverlag, Lübeck. Zit. n. Bergener M (1989) Symptomatik, Klinik und Differentialdiagnostik. In Bergener M (Hrsg) Depressive Syndrome im Alter. S. 71-79. Thieme, Stuttgart/New York

Wagner T (1988) Körperliche Beschwerden und ihre Bearbeitung in einer Gruppentherapie mit Älteren. In Kalousek ME (Hrsg) Gerontopsychiatrie 13. S. 112-125. Janssen, Neuss

Warsitz P, Kipp J (1985) „Aus der Not eine Tugend machen" – Fünf Jahre Kooperation einer psychiatrischen Abteilung mit einem Altenzentrum bzw. Altenpflegeheim. Psychiatr. Praxis 12: 33-42

Weakland JH, Herr JJ (1984) Beratung älterer Menschen und ihrer Familien. Huber, Bern/Stuttgart/Wien

Wichmann-Jentzen U (2005) Professionell unterstützte Selbsthilfegruppe – Erfahrungen mit einem gemeindepsychiatrischen Projekt mit psychiatrieerfahrenen Älteren. Psychotherapie im Alter 2(1): 119-130.

Wojnar J (2995) Gewohnheit, Ritual und Zwang im Leben Demenzkranker. Psychotherapie im Alter 2 (2): 63-72

Zeitschrift zur Thematik

Psychotherapie im Alter – Forum für Psychotherapie, Psychiatrie, Psychosomatik und Beratung. Psychosozial-Verlag, Goethestraße 29, 35390 Gießen. info@psychosozial-verlag.de

Sachregister

Durch Fettdruck hervorgehobene Seitenzahlen verweisen auf Definitionen oder auf ausführliche Beschreibungen.